MW00979724

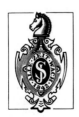

Felix Anschütz (Hrsg.)

Anamneseerhebung und allgemeine Krankenuntersuchung

Unter Mitarbeit von
W. Firnhaber   J. Grifka   M. Hagedorn
D. Hofmann   C. von Ilberg
V. von Loewenich   A. Nover   W. Schüffel

5., völlig überarbeitete und aktualisierte Auflage
Mit 119 Abbildungen und 6 Tabellen

Springer-Verlag
Berlin Heidelberg New York
London Paris Tokyo
Hong Kong Barcelona
Budapest

Professor Dr. med. Felix Anschütz
Ehem. Direktor der Medizinischen Kinik I
der Städtischen Kliniken Darmstadt
Seitersweg 23
W-6100 Darmstadt

ISBN 3-540-54691-X Springer-Verlag Berlin Heidelberg New York

ISBN 3-540-13208-2   4. Auflage   Springer-Verlag Berlin Heidelberg New York
(Vormals „Heidelberger Taschenbücher, Band 94")

Die Deutsche Bibliothek – CIP-Einheitsaufnahme
Anamneseerhebung und allgemeine Krankenuntersuchung: mit 6 Tabellen / Felix An-
schütz (Hrsg.). Unter Mitarb. von W. Firnhaber . . . – 5., völlig überarb. und aktualisierte Aufl. –
Berlin ; Heidelberg ; New York ; London ; Paris ; Tokyo ; Hong Kong ; Barcelona ; Budapest :
Springer, 1992 (Springer Lehrbuch)
ISBN 3-540-54691-X
NE: Anschütz, Felix [Hrsg.]; Firnhaber, W.

Einbandgestaltung: W. Eisenschink, Heddesheim
Satzarbeiten: Appl, Wemding: Druck- und Bindearbeiten: Clausen & Bosse, Leck
15/3145 – 5 4 3 2 1 0 – Gedruckt auf säurefreiem Papier

Vorwort zur 5. Auflage

Die Erhebung der Anamnese und die Durchführung einer körperlichen Untersuchung sind die Grundlage, um ein Krankheitsbild zu durchschauen. Nur so kann eine Diagnose gestellt und eine Therapie abgeleitet werden.

Daher muß der Arzt die Technik der Anamneseerhebung und die der körperlichen Untersuchung beherrschen.

Die körperliche Untersuchung und vor allem das ärztliche Gespräch bei einer Anamneseerhebung bringen den Arzt in eine unmittelbare und körperliche Berührung mit dem leidenden Menschen. Darauf kann kein Arzt verzichten. Hier spinnt sich der erste Faden zwischen Arzt und Patient, hier wächst das Vertrauen, hier entsteht im Notfall die erste Hilfe, hier wird ein Leitsymptom entdeckt, hier wird die Begründung für weitere technisch-apparative diagnostische Maßnahmen und vor allem für die Therapie abgeleitet. Hier wird in immer weiteren Gesprächen bei wechselnder Beschwerde und Symptomatik Hilfe, Erleichterung und ärztliche Führung erlebt. Hier, nicht in der technisch-apparativen Untersuchung, erfüllt sich die ärztliche Aufgabe.

Diese hohe Bedeutung muß deutlich angesprochen werden, da bei fortschreitender Technisierung der Medizin die Erhebung der Anamnese und die Durchführung der körperlichen Untersuchung vernachlässigt werden. Es ist als ein Glück anzusehen, daß durch die Prüfungsordnung im ersten Abschnitt und den dazu erstellten Gegenstandskatalog diese so zentralen Untersuchungsmethoden eindeutig in ihrem Wert festgelegt sind, so daß sich jeder Student damit befassen muß.

Die nunmehr 5. Auflage dieser Anleitung zur Anamneseerhebung und körperlichen Untersuchung ist völlig überarbeitet worden und berücksichtigt den aktuellen Gegenstandskatalog. Die Darstellung folgt dem Ziel, die Techniken der körperlichen Untersuchung ganz in den Vordergrund zu stellen, sei es beispielsweise die rationelle Durchführung eines ärztlichen Gesprächs oder die Anweisung zur Durchführung einer Blutdruckmessung. Klinische Belange, wie Darstellung von Krankheitsbildern oder pathophysiologischer Zusammenhänge, werden nur soweit berücksichtigt, als sie für das Verständnis des Untersuchungsganges oder für die Erklärung von erhobenen Befunden unbedingt notwendig sind. Der Anfänger wird daher zum vollen Verständnis für manche Begriffe seine klinischen und pathophysiologischen Lehrbücher aus den verschiedenen Fachgebieten hinzuziehen müssen.

Ich wünsche ihm bei der Ausübung seines ärztlichen Berufs viel Freude und Erfolg.

Darmstadt, Juli 1992   Felix Anschütz

Zur Didaktik

Rot unterlegt sind im Text solche Passagen, die praktische Anweisungen für die Untersuchungstechniken geben.

Inhaltsverzeichnis

Mitarbeiterverzeichnis

Anschütz, F., Professor Dr.
Ehem. Direktor der Medizinischen Klinik I
der Städtischen Kliniken Darmstadt
Seitersweg 23, W-6100 Darmstadt

Firnhaber, W., Professor Dr.
Neurologische Klinik, Städtische Kliniken Darmstadt
Heidelberger Landstraße 379, W-6100 Darmstadt-Eberstadt

Grifka, J., Dr.
Orthopädische Universitätsklinik, St. Josef-Hospital
Gudrunstraße 56, W-4630 Bochum

Hagedorn, M., Professor Dr.
Hautklinik, Städtische Kliniken Darmstadt
Heidelberger Landstraße 379, W-6100 Darmstadt-Eberstadt

Hofmann, D., Professor Dr.
Zentrum der Kinderheilkunde
Klinikum der Johann Wolfgang Goethe-Universität
Theodor-Stern-Kai 7, W-6000 Frankfurt am Main 70

von Ilberg, C., Professor Dr.
Abteilung Allgemeine Hals-Nasen-Ohrenheilkunde
Klinikum der Johann Wolfgang Goethe-Universität
Theodor-Stern-Kai 7, W-6000 Frankfurt am Main 70

von Loewenich, V., Professor Dr.
Zentrum der Kinderheilkunde
Klinikum der Johann Wolfgang Goethe-Universität
Theodor-Stern-Kai 7, W-6000 Frankfurt am Main 70

Nover, A., Professor Dr.
Ehem. Direktor der Universitätsaugenklinik Mainz
Hebbelstraße 65, W-6500 Mainz 31

Schüffel, W., Professor Dr.
Abteilung Psychosomatik, Zentrum für Innere Medizin
Klinik der Philipps-Universität Marburg
Baldingerstraße, W-3550 Marburg

1 Geistige Voraussetzungen

F. Anschütz und W. Schüffel

Diagnostisches Vorgehen und therapeutisches Handeln des Arztes müssen nach *überprüfbaren Regeln* ablaufen. Dies gilt für die ärztlichen Handlungsziele allgemein, nämlich für Retten, Heilen, Erhalten, Leidensverminderung, aber auch für das Verhindern von Krankheiten und – jedenfalls zum Teil – sogar für die Sterbebegleitung. Für diese Regeln liefern sowohl die *naturwissenschaftlich-biologischen wie die verhaltenswissenschaftlichen Disziplinen* Handlungsanweisungen. Je deutlicher bei der Befunderhebung und bei der Therapie diese wissenschaftlichen Bezüge berücksichtigt werden, um so mehr wird die ärztliche Tätigkeit dem Anspruch gerecht, wissenschaftlichen Einsichten verpflichtet zu sein und sich vom Standpunkt des Vertreters eines ungeordneten Erfahrungswissens zu unterscheiden.

Mit der Betonung des wissenschaftlichen Ansatzes in der ärztlichen Tätigkeit muß aber gleichzeitig die Bedeutung der *Ethik,* der Sittenlehre für das Wollen und Handeln des Arztes hervorgehoben werden. Für den Arzt heißt ethisch handeln, daß er sein Wissen, Können und Wollen beurteilt, Vor- und Nachteile des Handelns für den Patienten abschätzt und hierbei ebenso die Erwartungen des Patienten wie die eigenen vor Augen hat. Das hört sich kompliziert an. Vielleicht sollte man einfach sagen: Ethisch handeln heißt für den Arzt, Verantwortung auch für die Selbstverantwortung des Patienten tragen. Ärztliches Wollen und Handeln wird ebenso nachhaltig beeinflußt durch vorgegebene Normen im Rahmen des *ärztlichen Rollenverhaltens* wie durch solche Normen, die der heranwachsende Mensch im Elternhaus und während der Ausbildung erwirbt. Sie sind von Bedeutung, wenn sich der Arzt mit schwerwiegenden Fragen auseinanderzusetzen hat, die Tod und Leben, Willensfreiheit und Aufklärung des Leidenden betreffen.

Moderne ärztliche Tätigkeit bedeutet, daß physikalische, chemische und psychosoziale Methoden und Erkenntnisse unter spezifisch ärztlicher Fragestellung angewandt werden, um ethisch gerechtfertige Entscheidungen zu treffen: nämlich Menschen zu helfen.

1.1 Grundelemente ärztlichen Vorgehens

Durch die ärztliche Tätigkeit wird eine Verbindung zwischen Patient und Arzt, d. h. zwischen zwei aufeinander reagierenden Menschen hergestellt, die ihre Subjektivität einbringen. *Trotz dieser vorgegebenen Subjektivität ist der Arzt wissenschaftlichem Vorgehen verpflichtet.* Sein Vorgehen beinhaltet zeitlich nacheinander ablaufende, aber sich immer überschneidende Stufen, nämlich:

1. *Sammeln von Befunden* im Rahmen einer bewußten Interaktionsgestaltung, (s. S. 10)
2. *geistig-theoretische Verarbeitung* im Sinne einer Bezugnahme auf verschiedene Wissensbereiche und Modellvorstellungen,
3. das *Ziehen von Konsequenzen,* d. h. Abwägen und therapeutisches Handeln.

Zu 1: Der Arzt sammelt Befunde, indem er die Anamnese erhebt und die körperliche Untersuchung durchführt. Die Beschreibung dieser Verläufe ist ein wesentlicher Anteil des Buches. Nur durch das Erheben von Einzeldaten und Tatsachen ist es möglich, ein Krankheitsbild zu erkennen. Die Ergebnisse der Anamneseerhebung und der körperlichen Untersuchung werden in der modernen Klinik durch die zusätzlichen Methoden vielfältiger technisch-apparativer Diagnostikmaßnahmen ergänzt. Diese Untersuchungsergebnisse gehören in den ersten Teil des wissenschaftlich-medizinischen Gedankengangs.

Immer handelt der ärztliche Untersucher subjektiv; sei es, daß er einen Patienten bei grober Einschätzung als gesund, krank, kräftig oder schwach bezeichnet oder nach differenziertem Befragen als ängstlich, depressiv. Es ist wesentlich, daß sich der ärztliche Untersucher seiner Maßstäbe vergewissert, diese mit anderen bespricht und Stellung dazu bezieht, wie er zu immer einmal möglichen Fehleinschätzungen kommt.

Dieses Vorgehen ist als *reflektierendes Verhalten* zu bezeichnen. Es umschreibt, daß wir zwar immer um eine leidenschaftslose, unvoreingenommene Wahrnehmung bemüht sind, aber immer durch eigene Leidenschaften und diejenigen unserer Partner sowie durch unsere gedanklichen Vorwegnahmen beeinflußt werden.

Zu 2: Die Fülle der Einzeldaten wird aufgrund vorbestehender Kenntnisse des Arztes von (patho)physiologischen Abläufen des Organismus und (patho)psychosozialen Aspekten der Gesamtpersönlichkeit geordnet und beurteilt. Wesentlich sind hier die ärztliche Erfahrung und die Erkenntnisse, die in der *wissenschaftlichen Medizin* gewonnen wurden. Es ist keine Selbstverständlichkeit, Symptome zu ordnen und zu einer *Diagnose* zu kommen. Diese Fähigkeit wird erst allmählich erlernt und wird durch ständige Fortbildung lebenslang vertieft. Das sog. Sammeln von *Erfahrung* ist nichts anderes, als daß ein vorhandenes Wissen durch neue Beobachtung von Tatsachen und deren logische Verarbeitung erweitert wird.

Zur Sichtung der Befunde und ihrer Einordnung stehen uns Konzepte zur Verfügung, die den *Naturwissenschaften* und den *Verhaltenswissenschaften* entstammen. So können die Symptome eines Linksherzversagens durch hämodynamisch bezogene, also naturwissenschaftliche Überlegungen erklärt und somit erkannt werden; andererseits sind Qualität und Quantität von Schmerzzuständen als subjektive Mitteilungen nur dann verständlich, wenn neben seiner Ursache der Schmerz als Kommunikationsmittel, d. h. verhaltenswissenschaftlich orientiert verstanden wird.

Zum Stand der Theorienbildung im medizinischen Bereich ist kritisch anzumerken, daß die Medizin bis zum heutigen Zeitpunkt keine eigenständige und allgemein anerkannte Theorie einer Heilkunde vorzulegen hat, wenngleich Entwürfe hierzu vorliegen (v. Uexküll, Wesiack).

Zu 3: Die Konsequenz ist: Die Gesamtsituation des Patienten wird erfaßt, die Therapie wird eingeleitet, und u. U. entwickelt sich eine *lebensbegleitende Arbeitsbeziehung* zwischen Patient und Arzt. – Anamneseerhebung und körperliche Untersuchung verfolgen zum einen das Ziel, zu einer Beziehungsentwicklung zu kommen, zum anderen, eine Diagnose zu erstellen. Erst die Integration aller Befunde unter Berücksichtigung der persönlichen Umwelt des Patienten ergibt die Diagnose, ein Begriff, der nicht so scharf definiert ist, wie man meinen sollte, und dessen Problematik am Schluß dieses Buches abgehandelt wird. Aus der umfassenden Diagnose schließlich, der Gesamtdiagnose, wird eine begründbare Therapie ableitbar.

Nach Anamneseerhebung und körperlicher Untersuchung können in der Klinik wie in der freien Praxis zunächst eine Reihe weiterer *technischer Maßnahmen* vorgenommen werden, die heute die Befunderhebung ergänzen und oft erst die Diagnosestellung ermöglichen; dazu zählen das chemische und immunologische Labor, das EKG, die Ultraschall- und Röntgenuntersuchung und weitere, z. T. auch eingreifendere gezielte Maßnahmen wie Organpunktion, Laparoskopie, Endoskopie und Katheteruntersuchungen oder Probelaparatomien. In der Praxis des Allgemeinarztes spielt sich die erlebte Anamnese ab, d. h. der Arzt verfolgt die Entwicklung seines Patienten, dessen Gesundheits- und Krankheitsabschnitte, über Jahre.

Diese Überlegungen zur Doppelaufgabe einer Beziehungsentwicklung und der Diagnosestellugn im Rahmen der Anamneseerhebung besagen, daß der Arzt vor der Aufgabe steht, die Gesamtsituation des Patienten zu erfassen, wie sie aufgrund seiner biographischen Entwicklung zu verstehen ist *(lebensgeschichtlicher Ansatz).* Der Arzt hat aber auch die krankheitsbezogenen Aspekte zu beurteilen und im Hinblick auf die Krankheit Differentialdiagnosen zu erstellen *(krankheitsbezogener Aspekt).* Schließlich hat der Arzt zu realisieren, daß im Rahmen der modernen arbeitsteiligen Medizin in sehr vielen Fällen Überweisungen, Beratungen etc. erforderlich werden. Damit werden zufriedenstellende Formen des Austausches und der Zusammenarbeit unerläßlich, um Vorbedingungen für die berufliche Zusammenarbeit im Gesundheitswesen zu schaffen.

1.2 Zum Verhalten des Arztes

Bei der Befunderhebung, bei der Anamneseführung wie bei der körperlichen Untersuchung ist ein reflektierendes Vorgehen unerläßlich. Andernfalls kann der Arzt dazu verleitet werden, sich im weiteren Untersuchungsverlauf nur seine eigene, voreingenommene Meinung bestätigen zu lassen und gegen diese Meinung sprechende Interaktionen und Symptome zu übersehen, ja vielleicht zu negieren. Es kann gar nicht genügend betont werden, daß alles theoretische Wissen, auch um die Zusammenhänge von interaktionellen Abläufen, von pathophysiologischen Bezügen und auch die Kenntnis von Krankheitsbildern, alles in Vorlesungen Gelernte und Gepaukte nichts nützt, wenn die zur Erkenntnis der Gesamtsituation und des Krankheitsbildes notwendigen Einzeldaten nicht erfaßt worden sind.

Eine alte Erfahrungsweisheit sagt, daß man nur das sieht, was man kennt. Mit dieser einfachen Feststellung sind die beiden grundlegenden Elemente der Beobachtung definiert, nämlich die sinnliche Wahrnehmung und der geistige Verarbeitungsprozeß. Im Grunde sind beide Tätigkeiten untrennbar miteinander verbunden. Der Beispiele sind viele: Wer nicht weiß, daß depressive Verstimmungen des Patienten im Arzt distanzierende Reaktionen (wie Überaktivität, Desinteresse, Gereiztheit) auslösen, der wird dazu neigen, Depressionen zu übersehen. Wer nicht weiß, wo eine Roseole sitzt und wie sie aussieht, wird sie bei einem hoch fiebernden, leicht benommenen Patienten nicht erkennen und die Diagnose Typhus nicht stellen. Dasselbe gilt für Uhrglasnägel bei septischen Prozessen und auch für das genaue Hinhören, ja Hören-Wollen eines diastolischen leisen Geräusches bei einem blassen Patienten mit auffallend klopfendem Puls bei einer Aorteninsuffizienz auf dem Boden einer bakteriellen Endocarditis. Alle diese Befunde können nur von einem Wissenden erhoben werden. Nur dauernde Übung, dauerndes Lernen, *dauernde Fortbildung* garantieren, daß die möglicherweise erkennbaren Befunde wirklich festgehalten werden. Hierher gehört auch der feste Wille zu und die Gewöhnung an Fortbildung durch Lesen und Besuchen entsprechender Veranstaltungen auch nach der ärztlichen Approbation.

Die ärztliche Tätigkeit bei der Erhebung einer Anamnese, bei der Durchführung der körperlichen Untersuchung, v. a. aber bei der Führung eines Patienten während der Therapie, die sich bei chronischen Erkrankungen oft über Jahre und Jahrzehnte hinzieht, erfordert noch weitere menschliche Eigenschaften als nur fundiertes Wissen und klaren Verstand: nämlich Takt, Einfühlungsvermögen, Güte, Mitleid, Anpassungsfähigkeit an die verschiedenen Menschen in Sorge und Not. Man kann auch sagen, es geht um: Annehmen, Empathie, Selbstkongruenz, entsprechend einer Formulierung der Gesprächspsychotherapie. Diese Eigenschaften gehen vielfältig und oft unbemerkt in den praktischen Bereich des ärztlichen Alltags ein oder auch nicht. Werden dann Entscheidungen zum Wohle des Patienten getroffen, so entstammen sie viel öfter dem *ärztlich-menschlichen Bereich des Denkens und Handelns,* als dies der wissenschaftlich vorgebildete Student, der jüngere oder auch der einer ausschließlich exakten Wissenschaft verhaftete Arzt glauben und wahrhaben will.

So sind Bereitschaft zu vermehrtem beruflichem Einsatz, Verzicht auf viele private Freizügigkeiten (vgl. Nachtdienst, Bereitschaftsdienst, Wochenenddienst und hieraus resultierendes eingeschränktes Familien- und Freizeitleben) sowie das Tragen einer besonderen Verantwortung auch weiterhin Charakteristika ärztlicher Tätigkeit.

Im folgenden sollen sich einige Überlegungen zur Entwicklung des Arztes anschließen, unter besonderer Berücksichtigung seiner Ausbildungsbedingungen.

1.3 Entwicklung zum Arzt

Besprechen wir geistige Voraussetzungen ärztlicher Untersuchungstätigkeit, so gehört hierzu auch eine kurze Besinnung auf **Merkmale des Arzt-Werdens.** Was in der psychosozialen Fachsprache als ärztliche Sozialisation bezeichnet wird, bedeutet, daß sich jeder Medizinstudent während seiner Ausbildung bestimmte Wertvorstellungen zu eigen macht. Es handelt sich um einen Prozeß, der in der Regel unbemerkt abläuft, aber tiefgreifende Folgen hat. Das zugrundeliegende Lernen wird als einstellungsmäßiges Lernen bezeichnet.

Es scheint, als liefe diese Entwicklung – über die letzten Generationen – in Ländern mit einem hohen Grade technischer Zivilisation weltweit in vorgegebenen Bahnen ab. Hierbei ist zu beobachten, daß Medizinstudenten anfänglich eine hohe Bereitschaft zeigen, anderen helfen zu wollen. Während des Studiums ziehen sie sich jedoch von den (psychosozialen, d. h. den „menschlichen") Alltagsproblemen ihrer Umwelt zurück. Zunehmend zeigen sie eine ausgesprochen sachlich-abstrahierende und gleichzeitig distanzierende Form des zwischenmenschlichen Umgangs. Ein bekanntes Beispiel sind die vielzitierten Medizinerwitze; ein anderes Beispiel für hierbei verdrängte Ängste sind die Befürchtungen höherer klinischer Semester, an Krebs und anderen schwer oder nicht heilbaren Krankheiten zu leiden. Am Ende des Studiums pflegen sich Medizinstudenten schließlich so zu distanzieren, daß sie bei oberflächlicher Betrachtung „zynisch" wirken.

Läßt man es nicht bei dieser Betrachtung bewenden und untersucht das Phänomen, so lassen sich drei *zwischenmenschliche Probleme* aufzeigen, die mit Nähe/Ferne, Aufgehobensein/Abgelehntwerden sowie mit Helfenmüssen/Helfenkönnen zu tun haben. Diese Probleme beziehen sich auf den Patienten wie auf die akademische Umwelt des Studenten in Form von dessen ärztlichen Dozenten und Kommilitonen. Der Patient wird als entferntstehend geschildert. Der Dozent wie der Kommilitone werden ebenfalls als fernstehend, z. T. als mißtrauisch-ablehnend empfunden. In dieser Situation wird es praktisch unmöglich, über zwischenmenschliche Dinge zu reden. Der Ausweg ist dann das viel einfachere Gespräch über technische Inhalte.

Versuche einer Bearbeitung dieser Situation mit dem Ziel, daß zwischenmenschliche Beziehungen aufgenommen wurden, griffen auf Elemente problembezogener Selbsterfahrung in Kleingruppen zurück. Hieraus entstand das Konzept der *Anamnesegruppe*. In diesen Gruppen wird angestrebt, während jeder Sitzung in einem Gespräch mit einem organisch Kranken gleichermaßen dessen Beziehungspathologie wie vor diesem Hintergrund seine Organpathologie zu erfassen. Zur Verblüffung der Beteiligten ergaben sich die größten Lernfortschritte nicht im Bereich verändert eingeschätzter Student-Patient-Beziehungen, sondern in der verändert eingeschätzten Student-Student-Beziehung. Es war bemerkenswert, wieviel näher sich die Studenten gekommen waren, die sich bis dahin anonym oder abgelehnt gefühlt hatten. Parallel hierzu verbesserten sich dann in der Tat ihre anamnestischen Fertigkeiten ganz beträchtlich.

Aus diesen Beobachtungen und den Ergebnissen der medizinischen Sozialisationsliteratur insgesamt ziehen wir zunächst folgende allgemeine Schlüsse:

- Während des Studiums werden die Grundlagen zum späteren ärztlichen Verhalten gelegt.
- Die Beziehung zwischen naturwissenschaftlichem und psychosozialem, menschlichen Denken bedarf tiefgreifender Bearbeitung.
- Affektive und hiermit zusammenhängende ethische Probleme und Lernziele bedürfen einer stärkeren Gewichtung.

2 Drei Hauptfunktionen der Anamneseerhebung

W. Schüffel

Anamneseerhebung ist als Prozeß vom Begriff der Anamnese als Ergebnis dieses Prozesses zu unterscheiden. Die Anamnese ist die gesundheitliche Vorgeschichte des Kranken. Sie erfaßt dessen für Krankheit und Gesundheit relevanten Persönlichkeitszüge, Bewältigungsstrategien und Abwehrmechanismen zusammen mit der Krankheit als organischen Prozeß in dessen anatomischen, physiologischen und biochemischen Dimensionen. Ferner geht es um den Umgang des Kranken mit seiner Krankheit vor allem auf dem Boden eines gelernten Rollenverständnisses, zu dem u. a. auch eine gelernte Hilflosigkeit und Hoffnungslosigkeit kommen kann.

Beim Prozeß der Anamneseerhebung hingegen handelt es sich um drei Aufgaben bzw. Funktionen des Arztes:

- Arzt und Patient gehen einen Kontakt ein, den sie gemeinsam zu einer Beziehung gestalten, die sich problemzentriert entwickelt. Es handelt sich um die *Interaktionsfunktion.*
- Im Rahmen dieser Beziehungsgestaltung werden nach einem vorgegebenen Muster Informationen gesammelt. Diese Informationen sind kritisch zu sichten, d. h. Wichtiges ist von Unwichtigem zu trennen, wobei die Informationen unter Beachtung festgelegter Kategorien erhoben werden. Es handelt sich um die *Informationsfunktion.*
- Schließlich müssen vor dem Hintergrund der ablaufenden Interaktion die gewonnenen Informationen interpretiert werden. Sie werden in ein Gesamtbild des Patienten integriert. Es handelt sich um die *Integrationsfunktion,* die während der Anamneseerhebung verfolgt wird.

Es ist immer anzustreben, die Anamnese direkt vom Betroffenen zu erhalten, d. h. die Fremdanamnese zunächst zurückzustellen. Diese gewinnt erst bei Personen bedingt Gewicht, die, wie kleine Kinder, psychisch Kranke, im Bewußtsein eingeschränkte Patienten in ihrer Mitteilungsfähigkeit behindert sind. Je nach bevorzugtem Befragungstil sind unterschiedliche *Standardisierungsgrade der Anamnese* zu unterscheiden, die im hier beschriebenen Falle als freie Form der Anamneseerhebung zu bezeichnen sind; davon unterscheiden sich Befragungsformen, die halbstandardisiert oder sogar ganz standardisiert wie im Falle computerisierter Fragebögen ablaufen. Es ist wichtig, die selbst erhobenen Daten und Befunde in eindeutiger Weise zu kennzeichnen und sie zu unterscheiden von denjenigen Befunden, die aufgrund vorhergehender Untersuchungen erhoben wurden. Keinesfalls sollte man sich also darauf einlassen, vom Patienten mitgeteilte medizinische Diagnosen ungeprüft zu übernehmen. Vielmehr müssen die zum damaligen Zeitpunkt wahrgenommenen Empfindungen erfragt werden.

Schließlich eine wichtige Feststellung: Das hier beschriebene Vorgehen in Art des wechselseitigen Sprechens, das einen Wechsel von offenen und geschlossenen Fragen fördert, kann in nahezu allen Praxis- und Kliniksituationen eingesetzt werden, so lange der Patient kommunikationsfähig ist. Dieses Vorgehen ist bei einem Beinbruch ebenso angebracht wie bei pektanginösen Beschwerden auf dem Boden einer generalisierten Gefäßerkrankung und langjährigem Diabetes. Unterschiede sind nur dadurch bedingt, daß ein Gespräch einmal 10 min, ein anderes Mal 50 min dauern kann. In jedem Falle wird es aber darum gehen, bewußt die *Beziehung zu gestalten,* die Information zu erheben, zu einem *therapeutischen Abwägen* zu kommen und hierbei die *Eigeninitiative* des Patienten zu fördern.

2.1 Interaktionsfunktion der Anamnese

Während der Anamneseerhebung wechseln die Aktivitäten der beiden Gesprächspartner. Die Aktivität des Patienten entfaltet sich in Form einer Sanduhr mit 2 Engen, nämlich den beiden Abschnitten „Abklärung der Beschwerden" sowie „Pflichtfragen und Zusammenfassung". Die Aktivitätsphasen werden durch die spezielle Form der *„offenen Frage"* bewirkt. Sie ist das entscheidende Merkmal in der Untersuchung eines Arztes/Studenten, der sich auf seinen Patienten konzentrieren will, den er ja nicht kennt, und den er daher „offen" befragen muß. Andererseits sind dem Arzt natürlich Krankheiten und deren regelhaft ablaufende Prozesse bekannt, so daß auf diesem Gebiet wieder überwiegend mit *„geschlossenen"* Fragen vorgegangen wird (z. B. bei den Pflichtfragen). Es spielt sich

also während der Anamneseerhebung ein Wechsel zwischen „offenem"
und „geschlossenem" Vorgehen ab, dessen Zusammenspiel über die Qualität und damit über die klinischen und praktischen Fähigkeiten des Arztes und Studenten Auskunft gibt.

In diesem Wechselspiel werden verschiedene Frageformen eingesetzt,
die zwei Hauptkategorien (I, II) angehören:
- (I) offene Fragen, die in der Regel mehr als nur einen Satz zur voll-
  ständigen Beantwortung verlangen;
- (II) geschlossene Fragen, die mit wenigen Worten oder in einem
  Satz beantwortet werden können.

Zu geschlossenen Fragen (II) gehören: Fragen vom Identifikationstyp,
z. B. die Fragen, die auf die Kennzeichnung von Personen, Ort, Gruppen,
Zeit, Anzahl usw. zielen. Fragepronomina wie „Wo", „Wann", „Wer",
„Wieviel" usw. leiten diesen Typ häufig ein. Derartige Fragen sind für den
vierten Abschnitt der Anamneseerhebung kennzeichnend. – Fragen vom
Selektionstyp: Fragen, die die Antwortalternativen seitens des Befragen-
den festlegen, in denen zwei oder mehrere Alternativen dem Befragten
zur Auswahl vorgelegt werden. Bei Schmerz fragt man z. B. nach drücken-
dem, bohrendem oder stechendem Schmerz. – Fragen, vom Ja-Nein-Typ:
Eine Frage, die in der Regel durch kurze Zustimmung oder Ablehnung
vom Patienten beantwortet wird. Als Antwort ist zu erwarten das „Ja",
„Nein" oder Phrasen wie „Ich glaube". Kennzeichnend für diesen Fra-
getyp sind hier die Pflichtfragen. – Suggestiv-Fragen: Diese Frage ist eine
Unterform des Ja-Nein-Typs, bei der die eine Alternative dem Patienten
besonders nahegelegt wird. Beispiel: „Sie haben regelmäßig Stuhlgang?"
– „Als Kind waren sie wohl auch ängstlich?"
    Durch drei Techniken kann der Gesprächsablauf gestaltet werden.
Diese Techniken sind:
- Aktives Zuhören
- Eingehen auf körperliche Empfindungen
- Eingehen auf Gefühle

Aktives Zuhören
Der Student bemüht sich intensiv darum, den Patienten zu verstehen und
macht dieses Bemühen sprachlich, gestisch, mimisch, also verbal und nonverbal deutlich. Er wendet sich dem Patienten zu, sucht den Kontakt, wiederholt die Aussagen des Patienten in eigenen Worten, um das Verständnis zu überprüfen. Bei Unklarheiten fragt er nach, auch dann wenn man

damit zeigt, daß man etwas nicht verstanden hat oder gerade nicht bei der Sache war. Ein Beispiel: Die Beschwerden des Patienten und evtl. daraus folgende Behinderungen werden abschnittweise zusammengefaßt. Dieses Vorgehen wird immer dann behindert, wenn der Untersucher zu schnell ein Schema findet, Unklarheiten nicht nachgeht und eigene Fragen unterdrückt. Eine weitere Falltür ist, daß vorschnell nach vermeintlichen Auslösern gefragt wird, etwa im Falle von herzbezogenen Beschwerden schon zu Beginn der Anamnese evtl. nach Auslösern durch körperliche Belastung geforscht wird.

Eingehen auf körperliches Empfinden
Dies bedeutet, daß der Student in seiner Aufmerksamkeit und seinen Fragen großes Gewicht auf die Körperempfindungen des Patienten legt. Er sucht nachzuvollziehen, detailliert und genau zu verstehen, wie es dem Patienten körperlich geht, wie er sich körperlich *fühlt und befindet*. – Technisch heißt dies, daß bei nicht klarer Beschwerdeschilderung präzisierend nach dem Empfinden gefragt wird. Beispiel: „Können Sie mir Ihre Herzbeschwerden genauer beschreiben" Oder: „Ich kann mir noch nicht recht vorstellen, wie sich Ihre Kopfschmerzen bemerkbar machen." – Die Grenzen des Vorgehens sind scheinbar dann gegeben, wenn der Patient vorzieht, ihm bereits mitgeteilte Diagnosen oder über die bei ihm durchgeführten Untersuchungsprozeduren zu berichten. Der Untersucher tendiert, hierauf einzugehen, dies sollte aber nicht geschehen; vielmehr sollte der Untersucher immer wieder darauf drängen, daß der Patient seine Beschwerden in seinen **eigenen** Worten schildert und hierzu nicht die Begriffe der Voruntersucher verwendet.

Eingehen auf Gefühle; die Pause und das Weinen
Der Student achtet sehr genau auf die Gefühle und Stimmungen, die der Patient nonverbal oder durch die Stimmführung mitteilt. Technisch geschieht dies, indem wahrgenommene Gefühle benannt werden, ggf. wird explizit hiernach gefragt, oder zur Verdeutlichung werden eigene Gefühle aus analogen Situationen angesprochen. – Ein Beispiel: „Verstehe ich Sie richtig, daß Sie einfach über den Verlust Ihrer Frau nicht hinweggekommen sind?" Oder: „Ich habe den Eindruck, daß Sie auch jetzt noch sehr traurig sind." – Hier kann es geschehen, daß der Untersucher nur vorgebliche Fakten gelten läßt, d. h. Gefühle faktisch nicht anerkennt. Er tut, als verstünde er die mitgeteilten Gefühle nicht und schaltet innerlich ab.

Bei dem hier beschriebenen Vorgehen ergeben sich vor allem aufgrund der offenen Fragen häufig *längere Pausen.* Derartige Pausen werden oft überaus lang und belastend empfunden. Fragt man genauer nach, so empfindet häufig der Untersucher sie als lang, während der Patient in diesen Pausen nichts Unangenehmes empfindet, vielmehr hierin eine Möglichkeit des Nachdenkens und Sammelns sieht. Das Pausenproblem ist geradezu das Kardinalproblem des klinischen Anfängers. Die Anamnese in Gesprächsform führen, heißt geradezu, Pausen ertragen zu können. Beginnt ein Patient zu weinen, ist der (studentische) Untersucher in der Regel besonders beunruhigt. Hier ist zu bedenken, daß *Weinen* in der Regel *entlastend* wirkt. Wenn Patienten zu weinen beginnen, sollte man hierüber geradezu froh sein und das Verhalten in dem Sinne interpretieren, daß der Patient zuläßt, angesichts eines anderen Menschen sich lockern zu können, sich selbst das Lassen zu erlauben.

Nur ständiges Üben hilft, allmählich die Sicherheit zu gewinnen, sich der verschiedenen Techniken zu bedienen und gleichzeitig den Gesprächsablauf vor Augen zu haben. Hierbei sind zwei einstellungsmäßige Hauptprobleme zu berücksichtigen, die aufgrund unterschiedlicher Erwartungen zustande kommen, nämlich den Erwartungen von Seiten des Patienten an den Arzt bzw. den Studenten und den Erwartungen des Arztes an sich selbst.

Vom Arzt wird erwartet, daß er hilft, daß er be-handelt. Er soll in den Augen des Patienten (aber auch vielfach in seinem eigenen Verständnis) das richtige Medikament und die richtige Operationstechnik, die richtige psychotherapeutische Technik für die jeweilige Beschwerde oder Krankheit zur Verfügung haben. Tatsächlich ist es aber so, daß es für die Mehrzahl der Patienten einer Allgemeinpraxis, Poliklinik oder Fachklinik keine sofort wirksame Behandlung gibt. Gleichzeitig läßt diese Erwartung außeracht, daß nahezu in jeder Situation die persönlichen Kräfte des Patienten und seiner Umwelt mitwirken müssen, will der Arzt erfolgreich sein. Der Wunschvorstellung von einem allwissenden und alleskönnenden Arzt müssen sich also sowohl Patient als auch Arzt entgegenstemmen. In noch stärkerem Maße gilt das für den Studenten, der keine speziellen beruflichen Kenntnisse und Erfahrungen einsetzen kann. Die Ansprüche des Studenten an sich selbst unterstützen in der Regel die latente Bereitschaft, auf die Wünsche nach einer umfassenden Hilfe zunächst einzugehen.

Hier ist erforderlich, daß der Student auf den behandelnden Arzt verweist. Oft ist es aber der Wunsch nach einer persönlichen Nähe, d. h. sich mitzuteilen. Wenn der Student dies spürt, sollte er das beantworten, was er guten Gewissens für beantwortbar hält, das gilt besonders für *persönliche Fragen,* wenn er etwa gefragt wird, ob er selbst schon einen schweren Verlust gehabt hat, jemals verliebt war oder schwer krank war. Nahezu jeder von uns hat die seelische Situation des Kranken schon einmal durchgemacht, in der man sich hilflos und gleichzeitig hilfsbedürftig fühlt. Je nach Vermögen kann man in sich hiermit verbundene Erinnerungen, Bilder oder gar Phantasien aufsteigen lassen, sie mit einem „inneren Ohr" hören oder sehen oder sie gar mit dem Patienten besprechen. Die *Rollenerwartungen des Patienten gegenüber dem Arzt* sind von Parsons (1951) sehr eindrücklich beschrieben worden. Inwieweit Erwartungen an die eigene Person das Verhalten beeinflussen, wurde zunächst allgemein durch psychoanalytische Untersuchungen aufgeklärt und dann von Balint (1957) speziell auf den Arzt bezogen beschrieben. Balint hat regelrecht von der *„Droge" Arzt* gesprochen, wobei es sicherlich auch eine Pharmakologie und Toxikologie dieser „Droge" gibt. Für die aktuelle Arzt-Patient-Situation haben diese Erwartungen weitreichende Auswirkungen, wobei man 3 Formen der Arzt-Patient-Interaktion unterscheiden kann. Es handelt sich aus der Sicht des Arztes entweder um

- *ausgeprägte Aktivität* (z. B. verordnet der Internist ein spezielles Antibiotikum bei Sepsis und fragt hierzu nicht nach der Meinung des Patienten, der passiv ist),
- *mittlere Aktivität* (z. B. der Patient mit Asthma cardiale berichtet in regelmäßigen Abständen über sein Befinden, woraus eine differenzierte medikamentöse Verordnung resultiert; d. h. der Patient anerkennt eine Führung, kooperiert aber seinerseits aktiv) oder um
- *wechselseitige Aktivität* (z. B. ein Diabetiker findet selbst die geeignete Kalorienmenge und Insulindosierung und kommt nur in größeren Zeitabständen zum Arzt, um seinen Gesundheitszustand einschließlich der Stoffwechsellage beurteilen zu lassen).

Aus den Beispielen mag auch ersichtlich werden, wie schwimmend u. U. die Grenzen dieser Einteilung einer berufsmäßigen Beziehung sind und wie sie gleichzeitig durch die Art des Problems wie durch die Art der Erwartungen bestimmt werden.

Häufige Fehler des Untersuchers
Häufig wiederkehrende Fehler des anamnestisch untersuchenden Studenten sind
- Zentrierungsfehler,
- falsche Rollendefinition und
- vermeintliche Erleichterung der Kommunikation.

Fehler der thematischen Zentrierung des Gesprächs. Der Untersucher
- zentriert auf irrelevantem Material.
  Beispiel: Er läßt es zu, daß der Patient zu lange über diagnostische Vorerfahrungen spricht, statt über seine Beschwerden zu reden.
- unterläßt oder stoppt trotz Anknüpfungspunktes die Exploration.
  Beispiel: Die Patientin erwähnt in Zusammenhang mit herzbezogenen Beschwerden, daß sie schon früher unter Durchblutungsstörungen gelitten habe. Der Untersucher fragt: „Haben Sie auch Kopfschmerzen gehabt?"
- vollzieht einen harten Themenwechsel.
  Beispiel: Die Patientin erzählt, sie fühle sich wie eine alte Oma. Der Interviewer: „Welche Untersuchungen wurden denn gemacht?"
- zeigt Äußerungen, die auf mangelndes Verständnis des Befragten schließen lassen; das Gespräch wird dadurch oft in falsche Bahnen gelenkt.
- strukturiert ungenügend, so daß der Befragte abschweift.
  Beispiel: Der Patient berichtet Details der Vorgeschichte, während die Hauptbeschwerden noch nicht abgeklärt sind.

Falsche Rollendefinition. Der Untersucher
- streitet mit dem Patienten oder verhält sich autoritär.
  Beispiel: Ein Patient vermutet Zusammenhänge zwischen seiner Colitis und einem Unfall. Der Arzt kann keinen Zusammenhang sehen und setzt sich darüber hinweg/teilt dies dem Patienten unaufgefordert mit.
- kritisiert oder setzt den Patienten herab.
- gibt unangemessene Ratschläge.
- gibt unangemessene Information.
- spricht unbefragt über sich.
- beruhigt, tröstet den Patienten oder pflichtet ihm bei, ohne das Problem ernst zu nehmen.
- schmeichelt dem Patienten.
- verletzt die Gefühle des Patienten, in dem er z. B. in einem unangemessenen Kontext lacht.
- zeigt starke Bewertungen der Patientenäußerungen, indem er Ärger, Unmut oder Erstaunen ausagiert.
- konfrontiert den Patienten in destruktiver Weise mit dessen Schwächen.

Vermeintliche Erleichterung der Kommunikation. Der Untersucher
- unterbricht den Patienten.
- unterbricht ein Schweigen zu schnell.

- läßt zu langes Schweigen zu.
- spricht zu lange.
- stellt schon zu Beginn des Gesprächs oder beim Einstieg in einen neuen Themenkomplex geschlossene Fragen.
- bringt Fachausdrücke oder diagnostische Äußerungen.
  Beispiel: Eine Patientin erwähnt, wie wichtig ihr Mann als Stütze für sie sei. Der Untersucher spricht dies an, indem er fragt: „Dann hatten Sie sicher auch Depressionen?" (Diese Äußerung spricht Wesentliches so an, daß die Patientin nicht darauf eingehen kann.)

2.2 Informationsfunktion

Diese Funktion ist durch zwei Hauptaufgaben gekennzeichnet:
- Zum einen sollen klare und vollständige Informationen eingeholt werden, die sich auf den biologischen, psychischen und sozialen Bereich beziehen.
- Zum anderen sollen die Informationen unter diagostischem und therapeutischem Aspekt gewichtet werden.

Die erste Hauptaufgabe besteht darin, den Gesamtzustand des Patienten und die *Verläßlichkeit* seiner Angaben **kritisch zu beurteilen.** Hiernach sollen die erhaltenen Angaben entsprechend den oben angegebenen Schemata erfaßt werden. Es handelt sich also um die *identifizierenden Daten des Patienten* und seine derzeit führenden Beschwerden, die unter Hinzuziehung (nicht immer Anwendung) der 7 Kategorien beschrieben werden; ferner handelt es sich um die Angaben zur früheren Krankengeschichte, Familienanamnese, sozialen Enwicklung und zu den 14 Pflichtfragen. Das *Gewichten der erhaltenen Angaben* – die zweite Hauptaufgabe – geschieht unter Berücksichtigung der Bedingungen während der Untersuchung (Zeitdruck, sonstige Behinderungen), Situation des Patienten (angespannt, freundlich, mitarbeitend, lange Krankheitskarriere) und der Situation des Untersuchers (welchen Schwerpunkt verfolgt dieser, wo spürt er Unsicherheiten, wo sieht er eigene Grenzen). Die größte Schwierigkeit im Bereich der Hauptaufgabe liegt darin, *das Wichtige vom Unwichtigen zu trennen.* Die angebotenen Schemata zur Anamneseerhebung können als eine Art roter Faden durch die Fülle der Informationen dienen. Dabei kommen den Hauptkategorien wie Jetzt-Anamnese, Vorgeschichte etc. eine besondere Bedeutung zu. Orientierungshilfen für den psychosozialen Bereich sind die Fragen, ob der Patient Beziehungen aufgrund tatsächlicher oder vermeintlicher Objektverluste abgebrochen hat und ob derzeit tragende Beziehungen zu Nahestehenden eine Hilfe bei der Bearbeitung seiner Situation darstellen könnten.

Viel zu wenig wird von sog. salutogenetischen im Gegensatz zu pathogenetischen Gesichtspunkten ausgegangen: Es ist wichtig zu fragen, wann ein Mensch gesund war und welche Faktoren möglicherweise hierzu beigetragen haben, daß er Balance wahren konnte.

Wichtig ist es, daß sich der behandelnde Klinikarzt und nach Möglichkeit der Student die Regel zu eigen macht, den *Hausarzt anzurufen* und sich mit diesem zu besprechen, nachdem man sich selbst vom Patienten ein Bild gemacht hat. Der Untersucher wird immer wieder erstaunt sein, in welchem Maß sein Bild vom Patienten dadurch präzisiert wird.

2.3 Integrationsfunktion

Die gesamte Situation des Patienten soll zusammenfassend beschrieben werden. In der Beschreibung ist das spezielle Krankheitsgeschehen enthalten, es sind erste therapeutische Maßnahmen anzugeben, und eine Dokumentation ist zu erstellen. In der Integrationsfunktion stellen sich dem Untersucher also 4 Hauptaufgaben, wobei die Beschreibung der Gesamtsituation den 3 anderen Punkten übergeordnet ist. Darin wird die „Gesamtdiagnose" eines Menschen angestrebt. Dieser Begriff beruht auf der Grundannahme, daß Krankheiten in einem biographischen Zusammenhang gesehen werden und daß sie Prüfungen der Adaptionsfähigkeit eines Menschen sind. Eine solche Gesamtdiagnose besagt z. B., daß es sich um eine 52jährige, soeben verwitwete Hausfrau handelt, die krank und gleichzeitig niedergeschlagen-zurückgezogen wirkt. Hiermit ist kurz die Gesamtsituation in bio-psycho-sozialen Begriffen erfaßt. Weiterhin geht es darum, die Beschwerden im Blick auf spezielle Krankheitsbilder auch differentialdiagnostisch zu ordnen (2. Hauptaufgabe), diagnostische und erste therapeutische Ziele in der Reihenfolge ihrer Wertigkeit zu benennen (3. Hauptaufgabe) und schließlich eine Dokumentation sowohl der Befunde und der Interpretationen als auch der Konsequenzen und weiterer Überlegungen vorzunehmen (4. Hauptaufgabe).

2.4 Fehlermöglichkeiten

Fehler bei der Informationsverarbeitung in das Gesamtbild des Patienten sind die nachfolgend beschriebenen *systematischen Urteilsfehler.*

Wohl der wichtigste Fehler ist der sogenannte *Halo-Effekt:* Beim Urteil über ein Merkmal des Patienten läßt sich der Arzt von einem anderen Merkmal oder dem Gesamteindruck vom Patienten beeinflussen. So beurteilt er einen Patienten als intelligent, z. B. weil er ihm sympathisch ist oder weil er eloquent ist. – Der nächste Fehler ist der *logische Schätzfehler:* Der Patient wird auf Dimensionen, die dem Arzt zusammenzuhängend erscheinen, ähnlich bewertet, auch wenn in Wirklichkeit unterschiedliche Ausprägungen vorliegen. Z. B. wird einem um den Verlust seines Partners trauernden Menschen ein depressiver Charakter zugeschrieben, d. h. eine langfristige Tendenz zu Depressionen.

Beim Übersehen *sozialer Erwünschtheit* wird nicht berücksichtigt, daß Menschen in unterschiedlichem Maße die Tendenz haben, sich auf sozial hochbewerteten Dimensionen unrealistisch positiv zu beschreiben (Tendenz zur sozial erwünschten Antwort). Daß Alkoholkonsum regelmäßig falsch angegeben wird, ist allen bekannt; daß naive Fragen z. B. nach der Qualität der Partnerbeziehung so gut wie nie eine andere Antwort als „gut" erfahren, ist nur ein weiteres Beispiel. Beim Nichtberücksichtigen einer vorliegenden *Ja-Tendenz* wird übersehen, daß ein Patient evtl. eine Tendenz hat, so gut wie alle Fragen eher mit „ja" zu beantworten.

3 Vorgeschichte

F. Anschütz und W. Schüffel

Zunächst soll der *ideale Ablauf der Anamneseerhebung* abschnittweise beschrieben werden. Diese Beschreibung geht von der Zielvorstellung aus, daß zwischen zwei bis dahin nicht vertrauten Menschen Überlegungen zu einem drängenden Problem ausgetauscht werden, das baldiger Lösung oder zumindest baldiger Bearbeitung bedarf.

3.1 Schematischer Ablauf

3.1.1 Die Vorstellung

Der Student *stellt sich namentlich vor* und erklärt seine Aufgabe. Es ist sinnvoll, sich zu vergewissern, daß der Untersucher als Student wahrgenommen wird. Der Patient soll seinerseits ermutigt werden, sich als Persönlichkeit zu zeigen und nicht als ein „typischer Fall".

3.1.2 Herstellen einer geeigneten Untersuchungssituation

Dieser Versuch einer persönlichen Kontaktaufnahme wird dadurch fortgesetzt, daß sich der Student bemüht, eine möglichst *ungestörte Untersuchungssituation* herzustellen. Er vergewissert sich z.B., daß der Patient nicht unter Luftnot leidet, keine größeren Schmerzen hat, keine anstrengende Untersuchung unmittelbar hinter sich gebracht hat, daß sein Essen nicht kalt wird, kein Besuch erwartet wird etc. Er stellt fest, ob der Patient bequem liegt oder sitzt, ob er nicht von der Sonne geblendet wird etc.

3.1.3 Frage nach dem Befinden

Erst hiernach, und gerade wegen des hektischen Krankenhausbetriebes wirklich erst hiernach, stellt der Student eine erste weite und offene Frage zum Grund des Kommens.

Die Frage kann lauten: „Was hat Sie jetzt hierher gebracht?" oder: „Wie geht es Ihnen im Augenblick?" oder: „Wie kam es zur Einweisung?" – Wieder sollte sich der Student vergewissern, daß der Patient die persönliche Note der Bemühungen wahrnimmt und tatsächlich über seine Bedrängnisse spricht. Es kann nämlich sein, daß der Patient sagt, „Ich komme wegen Verdacht auf Lungenembolie." Dann muß der Student so lange und so verständnisvoll fragen, bis der Patient beginnt, von seinen Beschwerden zu sprechen.

Der Student sollte den ersten Satz des Patienten möglichst **wörtlich aufschreiben.** In ihm ist bei nachträglicher Betrachtung oft der eigentliche Beweggrund für den Arztbesuch enthalten. – Diese Form eines Fragens nach dem Befinden ist für das ganze weitere Gespräch entscheidend. Viele Patienten, die wiederholt im Krankenhaus waren oder zu distanzierenden Verhaltensweisen neigen, realisieren erst bei diesen Rückfragen, daß es um ihr **persönliches Empfinden** geht. Umgekehrt haben Studenten, aber auch Ärzte, gerade hier sehr große Schwierigkeiten, nicht blind und kurzschlüssig zu reagieren, indem sie nämlich unbesehen die Diagnose des Voruntersuchers übernehmen. Das kann verhängnisvoll sein. Immer muß sich der Arzt selbständig sein Bild machen, muß nachfragen, was der Patient an seinem Körper gespürt hat, und dies – notfalls mühselig über Stunden und Tage hinweg – verfolgen. Diese ersten 3 Abschnitte erfordern wenig Zeit, wenn man bedenkt, daß hier eine „Übersichtskarte" von der Mitteilungsfähigkeit und den Beschwerden des Patienten entworfen wird.

Immer sollte sich der Student im folgenden Gespräch fragen: „Warum kommt der Patient gerade jetzt?"

3.1.4 Erfassen der einzelnen Beschwerden

Das **führende Symptom,** d. h. die am meisten belastenden Beschwerden werden zunächst abgeklärt. Bestehen weitere Beschwerden, so werden sie in der Reihenfolge ihrer subjektiven Wertigkeit aufgegriffen.

Man könnte sagen, daß in diesem Abschnitt die vorher erhobene Übersichtskarte rasterartig mit Lupenvergrößerung betrachtet wird. Auch hier wird es vielfach nötig sein, immer wieder die körperlichen Empfindungen zu erfragen: wann bestand Luftnot? War sie morgens da? Wie konnten vertraute Wege und Treppenstufen bewältigt werden? Wie wurden schwere Sachen eingekauft usw.? Beginnt der Patient freier zu sprechen, so tauchen in diesem Zusammenhang fast regelmäßig die Menschen seiner Umgebung auf. Jetzt können Verknüpfungen mit den weiteren Abschnitten der Anamnese hergestellt werden. Hier, bei der Schilderung der körperlichen Beschwerden, entscheidet sich, ob der Untersucher auf einen *Einblick in die psychosoziale Situation* des Patienten erhält oder nicht erhält.

Beurteilung der Beschwerde
Im Gegensatz zu früheren Zeiten, wo noch Worte ausgesprochen werden konnten, wie „man soll das Geschwätz der Leute nicht für so wichtig nehmen" oder „anamnestische Daten sind weiche Daten", ist heute klar geworden, daß die subjektiven Angaben des Patienten *wichtige Daten* sind.

Das Verhältnis von Haupt- zu Nebenbeschwerde. Die Hauptbeschwerde ist von der Nebenbeschwerde zu trennen. Als *Hauptbeschwerde* bezeichnet man die im Vordergrund der Mißempfindung stehenden Klagen, welche das Lebensgefühl, die Arbeitsfähigkeit oder sonstige Leistungsfähigkeit zu irgendeinem Zeitpunkt und bei irgendeiner Belastung besonders stark beeinflussen. Manchmal führt die Hauptbeschwerde zur Nichtbeachtung wesentlicher Befunde, während *Nebenbeschwerden* zur richtigen Diagnose führen.

Beispiel: Ein Patient kommt mit einer seit Jahren bestehenden progressiven Polyarthritis wegen verstärkter Gelenkbeschwerden zur Aufnahme. Die Gelenke sind typisch verändert und deformiert. Die Beweglichkeit, insbesondere auch beim Gang, ist stark herabgesetzt. Fast wie zufällig meint der Betroffene auch, gewisse Herzsensationen zu bemerken und Atemnot bei längeren Belastungen zu spüren. Beide Beschwerdekomplexe scheinen zunächst nichts miteinander zu tun zu haben. Die weitere Untersuchung ergibt aber eine eindeutige Myokarditis und Perikarditis bei rheumatoider Arthritis.

Jede einzelne Beschwerde muß auf einzelne Kategorien hin untersucht werden. Diese werden, hier am Beispiel einer *Schmerzanalyse*, mit folgenden *Leitfragen* erfaßt:

1. Wo? Lokalisation Ausstrahlung etc.
2. Wie, welche Art? Brennender, stechender Schmerz etc.
3. Wie stark? Ausprägungsgrad: erträglich etc. (vgl. unten: Ausführungen zur Schmerzcharakterisierung).
4. Wann? Zeitliche Abfolge: periodisch, wehenartig, Dauerschmerzen, Angaben der zeitlichen Länge etc.
5. Unter welchen Umständen wurde das Symptom manifest? Unter körperlicher Anstrengung, unter Aufregung etc.
6. Wodurch wird das Symptom erleichtert/verstärkt? Auch hier etwa unter körperlicher Anstrengung, Aufregung.
7. Welche Begleitmanifestationen lassen sich beschreiben? Tritt der Schmerz mit Übelkeit, Schwindel auf?
   Gleichzeitig werden Verbindungen geknüpft zur Eigenanamnese, Familienanamnese und zur Sozialanamnese.

Man sollte versuchen, die **Schmerzintensität zu quantifizieren**. Dies kann dadurch geschehen, daß man den Patienten auffordert, den Schmerz in eine Skala von 1–10 einzuordnen, wobei ein gerade störender Schmerz mit 1, ein unerträglicher Schmerz mit 10 zu bezeichnen wäre. Diese Skala gibt neben dem Versuch einer Objektivierung des Schmerzes v. a. auch über Persönlichkeit und Empfindlichkeit des Patienten Auskunft. Gerade von einem zurückhaltenden, dissimulierenden Patienten läßt sich oft überraschenderweise der hohe Grad einer Schmerzattacke so erfahren.

Bei der Schmerzanalyse ist es darüber hinaus wichtig, die **Lokalisation** sehr genau zu erfragen. Obwohl die Lokalisation in der Regel auch Rückschlüsse auf das erkrankte Organ zuläßt (Radiusfraktur, Panaritium, aber auch „Herzbeschwerden", „Magenbeschwerden", „Blasenbeschwerden"), kommt es doch sehr häufig zu einer Fortleitung des Schmerzes, die bekannt sein muß (Gallenschmerz rechts im Rücken in der Nähe der Skapula, Schmerz bei Nierenstein im distalen Teil des Ureters in die Labien bzw. Hoden fortgeleitet). Die Schmerzausbreitung in der initialen Phase eines Anfalls und auf dessen Höhe ist genau zu ermitteln. Oftmals hat sich die subjektive Schmerzempfindung im Verlauf einer Krankheit geändert, was von großer Bedeutung sein kann.

Änderung der Schmerzausbreitung bei Nierensteinkolik: bei Sitz des Steins unmittelbar unter dem Nierenbecken Schmerzen im Rücken, bei Einklemmung im distalen Ureter Ausstrahlung in die Labie bzw. den Hoden. Ein Ulkuskranker hat jahrelang Beschwerde im linken Oberbauch in Abhängigkeit vom Essen. Jetzt führen in Schmerzen zum Arzt, die erstens heftiger sind und zweitens in den Rücken links seitlich ausstrahlen: es besteht Verdacht auf das Vorliegen einer Penetration in das Pankreas.

Die *Ausdehnung des Schmerzgebietes* ist zu erfassen, da hier besonders bei neurologischen Erkrankungen wichtige Rückschlüsse auf den Sitz der Störung gezogen werden können (s. neurologische Untersuchung: periphere Nervenstörung, Plexusstörung, zentrale Nervenstörung).

Außerdem ist es wichtig zu erfahren, unter *welchen Bedingungen der Schmerz auftritt bzw. verschwindet*: „Was würde Ihren Schmerz am meisten verschlimmern?" Veränderungen können in Abhängigkeit vom Essen (Hinweis auf Magen/Darm), von der Tageszeit (Hinweis auf Depression), von Bewegung (Hinweis auf Gelenk- oder Wirbelsäulenerkrankungen) und seelischer Erregung (Hinweis auf psychosoziale Zusammenhänge), von Lageveränderungen und bestimmten Haltungen, aber auch von Erschütterungen oder von Jahreszeiten auftreten. Es gibt auch ausgesprochen wetterabhängige Schmerzen. Nur selten kann vom Kranken auch auf eingehendes Befragen gar keine Antwort auf verschlimmernde Faktoren gegeben werden. Natürlich können entsprechende Fragen auch auf eine günstige Beeinflussung des Schmerzes gerichtet sein. Es ist begreiflich, daß die Beantwortung von Fragen nach verschlimmernden bzw. verbessernden Einflüssen *Rückschlüsse auf ätiologische Momente der Schmerzen* ermöglicht. (Der *Charakter des Schmerzverlaufs* bei verschiedenen Ursachen ist in Abb. 3.1 dargestellt)

Der hier beschriebene Versuch einer Quantifizierung bei der Schmerzanalyse läßt sich auch auf *andere Beschwerdebilder* übertragen. Auslösende Momente, tages- und jahreszeitliche Beziehungen und *Quantifizierung der Beschwerden* können für *Atemnot, Schwindel, Übelkeit* erfragt werden und führen in der Regel zu einer Vorklärung von Ursachen.

Beispiele anderer Beschwerden: Bei einer Klage über Atemnot ist zu klären, ob diese nur bei körperlicher Belastung, z. B. bei Treppensteigen oder auch in Ruhe auftritt. Nur die eindeutige Angabe, daß die Atemnot nur in Ruhe, nicht aber beim Treppensteigen bemerkt wird, läßt den Rückschluß zu, daß hier eher ein Hyperventilationssyndrom vorliegt, das in der Regel auch als Atemnot geschildert wird. Atemnot in Ruhe bedeutet auf einen asthmatischen Zustand hin. Tritt dieser in den ersten Nachtstunden nach dem Hinlegen auf, ist ein Asthma cardiale zu erwägen. Eine eindeutige Abhängigkeit der Atemnot von körperlicher Belastung spricht eher für eine Herzinsuffizienz.

Beispiele typischer Beschwerdekomplexe
Koronarinsuffizienz und Infarkt. Druck und Schmerzen unter dem Brustbein und in der linken Brustseite, in den linken Arm ausstrahlend, seit ei-

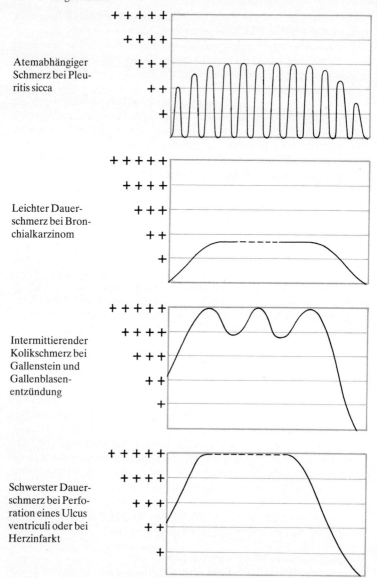

Atemabhängiger
Schmerz bei Pleu-
ritis sicca

Leichter Dauer-
schmerz bei Bron-
chialkarzinom

Intermittierender
Kolikschmerz bei
Gallenstein und
Gallenblasen-
entzündung

Schwerster Dauer-
schmerz bei Perfo-
ration eines Ulcus
ventriculi oder bei
Herzinfarkt

Abb. 3.1. Charakter des Schmerzverlaufs bei verschiedenen Erkrankungen

nigen Monaten, abhängig von körperlicher Belastung, aber auch nach Aufregungen. Dauer einige Minuten. Schmerzgrad 2–3. Vor einigen Tagen plötzlich stärkster Schmerz hinter dem Brustbein, Grad 8–10, in Ruhe über mehrere Stunden anhaltend mit Schweißausbruch.

Gastritis, Ulcus duodeni. Schon seit Jahren Schmerzen im Oberbauch, Mitte und rechts, rezidivierend besonders im Frühjahr und Herbst. Maximal Grad 5–6 in Abhängigkeit vom Essen. Vermehrter Schmerz bei leerem Magen. Jetzt starker Schmerz, Grad 7–8, Erbrechen.

Nierensteinkolik. Aus heiterem Himmel nach schneller Autofahrt (Reiten, Motorradfahren) wellenförmig an- und abschwellender stärkster Schmerz im Rücken, Grad 8–10. Erst in den Rücken nach oben, später im Verlauf von 30 min. Verlegung der Schmerzen in den rechten Hoden. Dabei Schweißausbruch.

Herzinsuffizienz. Seit 3 Jahren nicht mehr voll leistungsfähig. War früher Bergsteiger. Maximale Belastung nicht mehr möglich. Vor 3 Jahren Steigen von 6 Stockwerken ohne weiteres, seit 6 Monaten nur noch 1 Stockwerk, jetzt höchstens 5–6 Stufen ohne Atemnot. Seit 8 Tagen auch nächtliche Atemnot.

Das Erfassen von Verlauf und Prognose eines Krankheitsbildes

Die Anamnese ist oft die einzige Möglichkeit, das Tempo der Krankheitsentwicklung zu erkennen. Im Zusammenhang zeigt sich so über Jahre und Jahrzehnte hinweg die *Entwicklung und der Verlauf eines Leidens.* Die Vorgeschichte wird folglich das Zentrum der Verlaufsbeurteilung einer Erkankung (einige typische Beispiele als Diagramme zeigt Abb. 3.2).

Beispiel: Ein Patient mit einem Herzklappenfehler klagt über Atemnot. Frage: „Wie viele Stockwerke können Sie in normalem Tempo, ohne anhalten zu müssen, ersteigen?" Nach Beantwortung wird die Frage für weitere Zeitpunkte (also vor einem halben, vor 1, 2, 4 oder 6 Jahren) gestellt. Man erhält meist recht genaue Angaben über die Verschlechterung der Leistungsfähigkeit in der Vergangenheit, welche oft *in die Zukunft extrapoliert werden* kann. Allerdings ist immer zu berücksichtigen, daß viele Patienten über lange Zeit versuchen, Behinderungen zu kompensieren und zu leugnen. An ein *Dissimulieren* muß also immer gedacht werden. – Andere Parameter sind z. B. die Gehstrecke des intermittierenden Hinkens, die körperliche Belastbarkeit durch Treppensteigen beim Emphysematiker, die Gewichtsentwicklung beim Magenkranken, die Fett- bzw. Alkoholunverträglichkeit bei Gallen- und Leberkrankheiten.

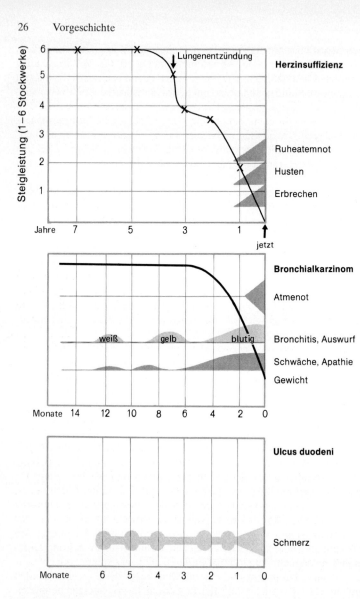

Abb. 3.2. Verlauf bzw. allmähliche Verschlimmerung von Beschwerden bei Herzinsuffizienz, Bronchialkarzinom und Ulcus duodeni

Die **Dauer des vorliegenden Krankheitsbildes** ist genau festzustellen. „Seit wann bestehen diese Beschwerden?", Tage, Wochen, Monate, Jahre. „War die Intensität schon einmal so stark wie jetzt, hat sich der Charakter, hat sich die Lokalisation geändert?" (s. oben). „Sind die Beziehungen zu den verbessernden oder verschlechternden Komponenten die gleichen wie früher?" Schließlich ist noch abzuklären, in welchem Grade eine Behandlung geholfen hat.

3.1.5 Frühere Erkankungen

Hinweise hierauf ergeben sich häufig aus der jetzigen Beschwerdegeschichte. Diese Hinweise sollte der Untersucher aufgreifen und sich, allmählich dem Gedankenfluß des Patienten folgend, in dessen Vorgeschichte, hineinbewegen. Man folgt am besten der **chronologischen Abfolge**, d. h. man läßt sich den Patienten zurückerinnern, wann er gesund und wann er krank war. Auf diese Weise ist am meisten über frühere Krankheiten, Operationen, Unfälle, Verwundungen zu erfahren. – Man sollte allerdings nicht überrascht sein, bei der körperlichen Untersuchung häufig Narben von Operationen zu finden, die der Patient noch nicht erwähnt hatte, oder spontane Nachträge zu durchgemachten Krankheiten zu erhalten. Wichtige Hinweise ergeben sich auch zusätzlich bei den späteren Pflichtfragen.

Auch hier ist es hilfreich, feste Kategorien vor Augen zu haben, die beim Gespräch verfolgt werden. Zunächst sollte allgemein erfragt werden, wie der Gesundheitszustand insgesamt während des Lebens gewesen ist, sieht man von den jetzigen Beschwerden und Krankheiten ab. Dann sind Erkrankungen im Jugend- und Kindesalter zu berücksichtigen, Unfälle und Verletzungen. Nach ärztlichen Behandlungen von internistischer, gynäkologischer, chrirurgischer und psychiatrischer Seite sollte gesondert gefragt werden.

Es ist darauf zu achten, inwieweit die früheren Erkrankungen mit den jetzigen Krankheiten bzw. Beschwerden in Verbindung stehen. Auch ist zu sehen, wie der Patient früher Krankheiten bewältigt hat und was hieraus für seine jetzigen Beschwerden zu erwarten ist.

Es gibt so etwas, wie eine 5-Jahresgrenze der Vorgeschichte. Länger zurückliegende Ereignisse werden offenbar leichter anzugeben, vergessen.

3.1.6 Familienanamnese

Gewöhnlich hat der Patient bis zu diesem Zeitpunkt viele Hinweise auf nahestehende Personen gegeben. Jetzt wird nach dem Gesundheitszustand der Nächststehenden gefragt; als Nächststehende sind hier diejenigen Personen zu bezeichnen, von denen der Student den Eindruck gewinnt, daß der Patient am ehesten und liebsten über sie sprechen wolle. Es spielt also keine Rolle, ob es sich um einen Blutsverwandten wie die Mutter, um den Ehepartner oder um einen vertrauten Partner im Rahmen einer Wohngemeinschaft handelt. Das Ziel ist hier zunächst, Probleme im Umgang mit Gesundheit und Krankheit zu erfahren, die den Patienten derzeit beschäftigen könnten.

Erst danach beginnen die Fragen des Arztes wieder gezielter zu werden. Er verfolgt mögliche Prädispositionen für Krankheiten in der Familie wie etwa Stoffwechselstörungen (Diabetes/Hypercholesterinämie), Gefäßkrankheiten (Arteriosklerose, Hypertonie), psychiatrische Erkankungen (endogene Depression). Von Bedeutung kann es ebenfalls sein, ob ein Familienmitglied an ähnlichen Beschwerden leidet. Leben die Eltern nicht mehr oder sind Geschwister und Kinder verstorben, muß nach den Todesursachen und -zeitpunkten gefragt werden.

3.1.7 Sozialanamnese

Indem der Patient über seine gesundheitliche Entwicklung und die der Angehörigen berichtet, wird sein *sozialer Hintergrund* und die Art seines Aufwachsens erkennbar. Der Untersucher erfährt, ob er viel oder wenig krank war, wie er mit Krankheiten umging und was er mit seiner Gesundheit machte (z. B. kann er sich entspannen oder steht er unter Druck; muß er viel rauchen, trinken, bestehen Hinweise auf Suchtzeichen?). Gleichzeitig erfährt der Untersucher, wie die Bewältigungsformen des Patienten, d. h. seine psychosozialen Abwehrkräfte beschaffen sind, die aus dem Selbstverständnis des Patienten, seinen Beziehungen zu den engsten Angehörigen, zu seinen Arbeitskollegen und zu seinen Freunden herrühren.

Auch hier geht es dem Untersucher darum, Belastungen zu erfahren, die möglicherweise nicht bewältigt werden, d. h. seine bevorzugten *Abwehrmechanismen und Coping-Strategien*. Dies ist bei der Mehrzahl der Patienten mit funktionellen Störungen der Fall (z. B. funktionelle Abdominalbeschwerden im Sinne von spastischem Kolon oder Reizmagen, funktionelle Herz-Kreislauf-Störungen im Sinne von Herzangst, Kreuzschmerzen). Die Bedeutung psychosozialer Faktoren (Lebensereignisse,

Abwehrmechanismen, Coping-Strategien) sowie laienätiologischer Momente wird auch heute durchgehend unterschätzt. Vielen derartigen Patienten könnten jahrelange frustrane Behandlungsversuche erspart werden, wenn sie rechtzeitig, d. h. in der Akutphase und vor einer beginnenden Chronifizierung auf psychosoziale Belastungen angesprochen würden. Patienten mit Organstörungen wie Asthma, Kolitis etc. und ganz besonders Krebs verleiten dazu, die Sozialanamnese kurz werden zu lassen. Gerade hier ist höchste Vorsicht geboten, um beim Asthmapatienten zu erfahren, wie die häufig zu beobachtende ambivalente Beziehung zur Mutter oder einem Mutterersatz aussieht, welchen schwerwiegenden Verlust der Kolitispatient tatsächlich oder vermeintlich erlebt und welche Möglichkeiten der Krebspatient gefunden hat, sich über seine Diagnose und seine Gedanken auszusprechen, in denen er den Abschied von den Angehörigen vorwegnimmt.

Bei älteren Patienten sollte nach einer *Berentung* und deren Ursache gefragt werden. Oft zeigt die Rentenakte Einzelheiten der Vorgeschichte, die dem Untersucher bisher nicht bekannt waren. Oft ergeben sich auf erhebliche Diskrepanzen zwischen der Angabe eines Patienten über den Zusammenhang seiner Beschwerden mit einem Kriegsleiden und den tatsächlichen Befunden in einer Rentenakte.

In der Regel verborgen bleiben anstehende *juristische Probleme*. Die Patienten äußern sich praktisch niemals über einen in der Vergangenheit durchgemachten Strafvollzug. Auch anstehende Gerichtsverfahren werden meistens, auch auf direkte Fragen hin, verschwiegen. – Anders ist die gleiche Situation bezüglich durchgemachter politischer Haftschäden bzw. durchgemachter Kriegsbelastungen. Diese werden sehr häufig in einen kausalen Zusammenhang mit dem Krankheitsbild gebracht. Das Ausmaß der Gestaltung eines Krankheitsbildes durch die persönliche Umwelt eines Patienten wird auch heute noch in der Regel erheblich unterschätzt.

3.1.8 Pflichtfragen

Es ist notwendig, bei jedem Patienten eine Reihe von Fragen zu stellen, um eine vollständige Anamnese zu erhalten. Der Patient könnte wichtige Angaben vergessen haben, die den diagnostischen Gedankengang in die richtige Richtung bringen. Zudem ergänzen die Antworten das Beschwerdebild bezüglich seines Ausmaßes. So kann z. B. Durst das einzige Zeichen eines beginnenden Diabetes mellitus sein. Massiver gelblicher Auswurf bei Atemnot und Herzinsuffizienz spricht für eine begleitende Stauungsbronchitis.

Gewicht und Gewichtsentwicklung. Nimmt ein Patient innerhalb weniger Wochen mehr als 3–4 kg zu oder ab, so bedarf dies der Abklärung. Die Gewichtsabnahme kann auf einem karzinomatösen, aber auch auf chronisch entzündlichen Prozessen beruhen. Eine Gewichtszunahme oder -abnahme von mehr als 1 kg an einem Tag beruht auf Wassereinlagerung bzw. Ausschwemmung wie bei kardialen Ödemen oder beim nephrotischen Syndrom. Als Sollgewicht nimmt man im klinischen Alltag der Einfachheit halber das Gewicht in kg, welches der cm-Zahl über lm der Körperlänge minus 10 % entspricht. Es gibt eine Reihe anderer Formeln, die aber alle ihre Begrenzung haben (z. B. Broca-Formel, s. S. 58). Als Übergewicht bezeichnet man ein Mehr von 20–25 %, als Untergewicht ein Weniger von 20–30 % (Tumoren, Anorexie).

Appetit und Eßverhalten. Störungen des Appetits sind ein Hinweis auf einen allgemeinen Krankheitszustand, der keineswegs immer organisch-pathologisch-anatomisch faßbar sein muß. Die Appetitstörung ist aber bei schweren Erkrankungen fast immer vorhanden. Wichtig ist eine orientierende Nahrungsmittelanamnese mit Angabe zu den Hauptmahlzeiten und bevorzugten Speisen. Hierher gehört auch die Frage nach Übelkeit und Erbrechen, als deren Ursache Fieber, Infekte, Magen-Darmerkrankungen, Urämie u. v. a. m. in Betracht kommen.

Durst und Trinkverhalten. Bei normalen Umweltbedingungen liegt der tägliche Flüssigkeitsbedarf bei 1,5 l, eine Trinkmenge von mehr als 2 l ist ungewöhnlich. Die Flüssigkeitsaufnahme ist durch gezielte Befragung möglichst genau festzulegen. Wenn Trinkzwang auch nachts besteht ist dies Hinweis auf eine ernste Störung des Flüssigkeitshaushaltes. Durst ist das Frühsymptom des Diabetes mellitus. Abzugrenzen sind psychogene Ursachen für vermehrte Flüssigkeitsaufnahme.

Schlaf. Die Störung des Schlafes ist ein allgemeines Erkrankungszeichen (Depression, Herzinsuffizienz, Hypo- und Hyperthyreose, Urämie). Aber auch Nervosität, Unruhe, Unbeschäftigtsein und Lärmbelästigung als Ursache sind zu erfragen. Angstträume können Vorläufer eines Lungenödems oder eines Asthma cardiale sein. Die genaue Befragung nach der Schlafdauer zeigt oft, daß eine ausreichende Schlafzeit (im 7. Lebensjahrzehnt ca. 6 h) erreicht wird. Der physiologische Alterungsprozeß des Gehirns bedingt in höherem Alter häufigere und längere Aufwachphasen. Alkoholabusus ist auszuschließen.

Stuhlgang. Zu erfragen ist die Häufigkeit der Entleerung (es sind große Schwankungsbreiten möglich von 1- bis 2 mal täglich bis 2 tägige, 3 tägige Abstände), sowie Abweichungen vom normalen Stuhlgeruch und Mißempfindungen beim Absetzen. Bei Obstipation werden weniger als drei Portionen pro Woche, bei Diarrhö mehr als drei dünne Stühle pro Tag abgesetzt. Im Einzelnen ist weiter zu fragen nach Konsistenz, Volumen, Farbe, Nahrungsresten, Blut, Schleim und Eiter. Durchfälle können akut oder chronisch auftreten. Ein Patient kann angeben, an Verstopfung zu leiden und durch Abführmittel doch dauernd flüssige Entleerungen herbeiführen, die zu schweren Hypokaliämiesyndromen führen.

Wasserlassen. Häufigkeit (täglich 3- bis 4 mal, nachts nicht), Schmerzen und Mißempfindungen beim Wasserlassen (Strangurie, Dysurie), nächtliches Wasserlassen (Nykturie) bei Herzinsuffizienz, Prostatahypertrophie sind zu beurteilen. Normalerweise faßt die Blase rund 300 ml (Gesamturinmenge dividiert durch die Häufigkeit der Entleerung). Pollakisurie bedeutet häufiges Wasserlassen, eine Polyurie eine Ausscheidung von mehr als 3,5 l pro Tag, eine Oligurie weniger als 500 ml pro Tag. Von diagnostischer Bedeutung kann auch die Farbe sein (rot: Blut, Porphyrie, Medikamente, braun: Gallenfarbstoff; schwarz: Melanin).

Husten und Auswurf. Regelmäßiger Auswurf über mehr als 3–4 Monate weist immer auf das Bestehen einer chronischen Bronchialerkrankung hin. Der von manchen Patienten als normal hingenommene sog. Raucherhusten hat ebenfalls diese Bedeutung. Die Auswurfmenge (bei Bronchiektasen können mehrere 100 cm^3 ausgeworfen werden) sowie Farbe und Geruch sind zu beurteilen. Fäkulenter Geruch spricht für eine Kolibesiedlung, gelbliche Farbe für eine starke Beimengung von Leukozyten (Eiter). Plötzliche große Entleerungen von Sputum können durch das Aushusten eines Lungenabszesses verursacht werden. Bräunlich-rötliches Sputum kann für eine Pneumonie, aber auch für einen älteren Lungeninfarkt sprechen. Die Hämoptoe, d. h. das Aushusten von Blut, ist so eindeutig, daß der Patient dies primär als Klage angibt. Stammt das Blut aus der Lunge, ist es oft hellrot und schaumig, die Menge kann mehrere 100 cm^3 betragen. Der Patient kann oft nicht sicher angeben, ob das Blut aus der Trachea oder aus dem Ösophagus (Ösophagusvarizen oder Ulcus ventriculi) stammt. Trockener Dauerhusten ist oft Ausdruck einer primären Lungenerkrankung. Husten kann aber auch ein Symptom von Nervosität sein (Reizhusten, „Hüsteln").

Nachtschweiß. Das nächtliche Schwitzen ist oft das einzige Zeichen für die abfallenden subfebrilen Temperaturen eines chronischen Infekts. Der Nachtschweiß wird charakteristischerweise in den frühen Morgenstunden bemerkt und kann so hochgradig sein, daß das Nachthemd oder der Pyjama mehrfach gewechselt werden muß. Die exakte 3 stündliche, Tag und Nacht durchgeführte Temperaturmessung deckt die Zusammenhänge auf. Oft als Zeichen der Lungentuberkulose genannt, weist der nächtliche Schweißausbruch auf jeden chronisch entzündlichen Prozeß hin, kommt aber auch bei Hodgkin – und Non-Hodgkin-Lymphomen, bei Rekonvaleszenz oder bei vegetativer Erregbarkeit vor.

Leistungsknick. Dieser findet sich im Sinne einer verminderten *allgemeinen* Belastbarkeit sowie einer verminderten *speziellen* Belastbarkeit. Im ersten Fall handelt es sich gewöhnlich um Schwächezustände oder Erschöpfungserscheinungen, hinter denen ebenso eine chronische Erkrankung wie eine Depression stecken kann. Im zweiten Fall handelt es sich um spezielle, auf ein Organ oder Organsystem bezogene verminderte Belastbarkeit, etwa im Hinblick auf den Bewegungsapparat, auf kardiale oder kognitive Funktionen.

Bewußtseinsstörungen. Auch wiederholt aufgetretene Zustände von Bewußtseinsstörungen werden häufig vom Patienten nicht spontan berichtet. Dafür gibt es zwei Gründe: einmal könne er an diese Beeinträchtigung in der Untersuchungssituation nicht gedacht haben, weil sie ihm belanglos erscheinen mag, oder aber er verschweigt sie bewußt, weil er unter Umständen nicht ganz zu Unrecht negative Folgen wie zum Beispiel den Verlust des Führerscheines befürchtet. Die differentialdiagnostische Einordnung von Bewußtseinsstörungen gelingt in der Regel ohne *Fremdanamnesen* nur unvollständig. Leidet der Patient an Synkopen oder an epileptischen Anfällen, ist häufig die zu entscheidende Frage. Andere Ursachen sind hirnorganische Erkrankungen, Vergiftungen, Hypoglykämien und intrakranielle Blutungen.

Sexualstörungen. Bei beiden Geschlechtern geht es um die Frage, inwieweit der Sexualverkehr möglich ist und als befriedigend empfunden wird. Auch nach der Häufigkeit sollte gefragt werden. – Beim Mann geht es zusätzlich und gezielt um Erektions- und Ejakulationsstörungen. – Bei der Frau geht es um Ausschluß von Funktionsstörungen, bei denen Schmerzempfindungen, überstarke Enge (z. B. Vaginismus), veränderte Sekretion im Vordergrund stehen.

Menstruationsstörungen. Die Menstruationsstörung weist auf einen allgemeinen, auch das Endokrinium beeinflussenden Prozeß hin. Diese Störung wird in der Regel nicht spontan angegeben. Hier kann auch die Frage nach Ovulationshemmern gestellt werden. Außerdem muß so gut wie möglich eine bisher unbekannte frühe Gravidität ausgeschlossen werden, die durch eine Rötgenuntersuchung (Kolon, Niere, Magen) geschädigt werden könnte.

Medikamente. Bei der Bedeutung der medikamentösen Therapie in der heutigen Medizin werden von Patienten, die bereits vorbehandelt sind, in der Regel Medikamente z. T. in großen Mengen und Dosierungen eingenommen. Gerade bei längerdauernden Krankheitszuständen können hier eigene Krankheitsbilder *(Nebenwirkungen)* durch Medikamenteneinnahme hervorgerufen werden. Die Menge der Präparate macht es auch dem erfahrenen Arzt nicht mehr möglich, alle Firmennamen zu kennen. Trotzdem müssen die Präparate in den entsprechenden Listen aufgesucht werden und ihr Gehalt insbesondere an Substanzen, von denen die Erzeugung von Krankheitsbildern bekannt ist, nachgeschlagen werden. Bei chronischem Tablettenabusus werden die Mengen meist nicht genau angegeben. Außerdem sollte die Frage nach erfolgreichen bzw. vergeblichen medikamentösen Behandlungen gestellt werden.

Eine gezielte Frage muß unerwünschten Wirkungen und der *Arzneimittelüberempfindlichkeit* gelten, die oft auch nach schweren Zwischenfällen nicht spontan angegeben wird (Penicillinallergie). Eine Einschätzung der Befolgungsrate (sog. Patientencompliance) erleichtert eine später notwendige Medikamtenenverschreibung. Durch Medikamente erzeugte Krankheiten/ Nebenwirkungen sind häufig: Hypokaliämien durch Abführmittel oder Diuretika, Nierenfunktionsstörungen durch Analgetika, Abhängigkeit durch Psychopharmaka, Durchfälle durch Antibiotika.

Alkohol- und Zigarettenverbrauch. Es ist quantitativ festzulegen, wieviel Alkohol pro Tag eingenommen wird. Bei einer Menge von mehr als 100–120 g/Tag, die länger als 5 Jahre konsumiert wird, ist mit einer alkoholbedingten Erkrankung (Leberparenchymschädigung, Pankreatitis, Mangelernährung, Kardiomyopathie, Desozialisierung, Hirnatrophie) zu rechnen.

Es ist die Gesamtmenge reinen Alkohols zu berechnen (Bier 3–5 %, Wein 10 %, Spirituosen 40–50 %). Auch wenn im Erstgespräch beim Alkoholabhängigen kaum verläßliche Angaben über die Trinkgewohnheiten zu erhalten sind, sollte dem Patienten gezeigt werden, daß man für

Alkoholprobleme Verständnis hat und die Abhängigkeit als eine Form
von „Nahrungsmittelallergie" ansieht: Trinkt man einmal, brechen alle
Abwehrprozesse zusammen und man kann darauf das Trinken nicht mehr
lassen.

Weiterhin ist zu erfragen, seit wann welche Mengen an Zigaretten und
sonstigen Tabakprodukten geraucht werden. Auch hier werden meist nur
unzuverlässige Angaben gemacht. Der Zusammenhang zwischen Bronchialkarzinom und Myokardinfarkt und Zigarettenverbrauch ist gesichert.

3.1.9 Abschluß

Der Untersucher faßt zusammen, was er gehört hat, und fragt, ob alles
richtig verstanden wurde. Der Patient sagt seine Meinung. Hiermit wird
das Ziel verfolgt, möglichst große Übereinstimmung hinsichtlich der verschiedenen Auffassungen von Arzt bzw. Student und Patient zu bekom-
men. Oft fallen dem Patienten noch ganz zum Schluß Dinge ein, die wichtig sein könnten. Es handelt sich um eine dem Psychotherapeuten
vertraute Erfahrung: Beim Hinausgehen, d. h. beim Abschied versucht
sich der Patient noch schnell zu entlasten. – Der Student sollte nochmals
erwähnen, was er mit dem Gehörten tut (er hatte es ja schon eingangs besprochen), nämlich daß er es mit seinem Dozenten, oder auch mit dem behandelnden Arzt bespricht. Immer sollte er die Verpflichtung spüren,
Dinge, die für den Patienten von Bedeutung sind und die seinen Ärzten
unbekannt sind, auch diesen mitzuteilen.

Er sollte dem Patienten unmißverständlich versichern, daß er selbst
und die genannten Personen der ärztlichen *Schweigepflicht* unterliegen.

Möglicherweise hat sich zu diesem Zeitpunkt ein Gesprächsklima ergeben, das es erlaubt, auch die schwierigsten Themen des ärztlichen Gesprächs anzusprechen. Diese sind: Sexualität, Sterben, Sucht, d. h. die
drei „S". Es ist nicht zu erwarten, daß diese Themen regelhaft im Erstgespräch abgehandelt werden. Wichtig ist jedoch, das Bewußtsein hierfür
beim Untersucher zu erwecken.

Nachdem der Ablauf der Anamneseerhebung vorgestellt wurde, soll
nunmehr auf die Erfassung kennzeichnender und spezieller Merkmale
der Untersuchungssituation eingegangen werden.

3.2 Untersuchungssituation

Die Untersuchungssituation wird bestimmt durch
- die beide verbindende Aufgabe, das Untersuchungsergebnis zu benennen sowie die resultierenden Maßnahmen zu beschreiben;
- das Verhalten des Untersuchers und
- das Verhalten des Patienten.

3.2.1 Aufgabe

Es handelt sich um eine Aufgabe, die nahezu immer die Intimsphäre des Menschen berührt. Kein anderer Berufsangehöriger kann seinen Gesprächspartner auffordern, im wahrsten Sinne des Wortes die Blöße des eigenen Leibes zu zeigen, wie dies dem Arzt zusteht. Eine solche Situation ist mit *Scham und Angst* verbunden. Diese Gefühle sind nahezu regelhaft Bestandteile oder Untersuchungssituation, sind also unabhängig von der Persönlichkeit des Untersuchers und des Untersuchten vorhanden.

Der Entschluß, zum Arzt zu gehen, ist gleichzeitig mit einer Einschränkung bisheriger Unabhängigkeit bzw. Integrität verbunden. Mögen diese auch zuvor eingeschränkt gewesen sein; sie werden wieder erinnert oder werden verstärkt, und bisherige Verlusterlebnisse werden verdeutlicht. Erlebt der Mensch aber Verluste, so reagiert er zunächst depressiv. *Depression* ist damit ein weiterhin konstituierendes Moment der Untersuchungssituation. Das Krankenhaus mit seinen vielen Insassen bzw. „Einliegern" und seinen täglichen Arbeitsabläufen kann geradezu als „Zentralstation depressiver Veranstaltung" betrachtet werden!

Uns allen ist gemeinsam, daß wir Scham, Angst und Depression abzuwehren suchen; wenn wir erfolgreich diese Gefühle wahrnehmen, für *wahr* nehmen, können wir sie bearbeiten. Dementsprechend finden wir im Falle der Abwehr Gefühle der Unsicherheit, der Feindseligkeit und der Verzweiflung. Wir können und sollen sie offen ansprechen, um zu zeigen, daß wir zugrundeliegende Scham, Angst und Depression ernst nehmen. Das kann geschehen durch Formulierungen wie: „Es ist schwer, sich das einzugestehen". (Bei der Scham); „Am liebsten möchte man fortlaufen" (vor der Angst); „diese Last drückt" (im Falle der Schuld).

3.2.2 Untersucher

Der untersuchende Student droht häufig zu übersehen, daß er die Möglichkeit hat, sich in dieser beschriebenen Weise auf die Gefühle und Empfindungen des Patienten einzulassen. Stattdessen meint er, vom Patienten etwas fordern zu müssen oder diesen gar im Sinne eines Objektes auszubeuten. Diese Meinung ist zwar verständlich, da wir in unserer Kultur immer wieder angehalten werden, beobachtend-distanziert vorzugehen und das medizinische Curriculum dies auch nahezulegen scheint. Niemand scheint sich zu interessieren, ob es einem zum Weinen, zum Lachen, zum Lieben zumute ist. Viele Patienten würden aber gern hierüber reden. Sie sind gleichzeitig psychisch stärker, als wir sie üblicherweise wahrnehmen. Es resultiert hieraus eine *Beziehungsproblematik*, die vielen Arzt-Patienten-Beziehungen innewohnt. Als problematische *Beziehungsmuster* finden sich:

- *Identifizierung* mit dem Patienten: hier besonders mit Gleichaltrigen, mit denen man mitfühlt und es ist dann zu beobachten, daß z. B. weitere Untersuchungen unterlassen werden.

- *Distanzierung* vom Patienten: Im Patient wird z. B. ein Elternteil gesehen, mit dem Autoritätskonflikte auszutragen sind, und man verhält sich dann etwa „anordnend", d. h. läßt keine Diskussion zu.

- *Rivalisieren* mit dem Patienten: Man will sich nicht einlassen auf die scheinbar nichtssagenden Angaben des Patienten. Hier können etwa Aufforderungen die Folge sein, sich kurz zu halten.

- Das übergroße Besorgt-Sein: *Eigene Unsicherheit* wird zugedeckt, ständig neue Untersuchungen werden angeordnet. Dies ist besonders gut im Falle sog. funktioneller Störungen zu sehen. Im Extremfall provoziert wird das Verhalten durch den Patienten mit Münchhausen-Syndrom, der sich selbst schädigt, ohne daß es seine medizinische Umwelt wahrnimmt, die vielmehr nach der Entdeckung von medizinischen Raritäten fahndet.

Diesen Beziehungsmustern kann in konsequenter Weise dadurch entgegengewirkt werden, daß sich der Student immer wieder um eine persönliche Beziehungsgestaltung bemüht. Kriterien einer solchen *Beziehungsgestaltung* sind: Der Student stellt sich namentlich vor; er umschreibt seine Zielsetzung eindeutig; die Person des Patienten wird respektiert, indem sein Tagesablauf ebenso erfragt wie sein Redestil berücksichtigt wird; die Worte des Patienten werden in dessen Formulierung aufgegriffen; seine Stimmung wird in Worte gefaßt; der Untersucher hütet sich vor allen moralisch-wertenden (nicht die Stimmung wertenden!) Interpretationen. Von größter Bedeutung ist, daß der untersuchende Student den sozialen Status des anderen respektiert – ein besonders schweres Unterfangen in der Klinik mit ihren gleichmachenden Flügelhemden!

3.2.3 Patient

Er beeinflußt die Untersuchungssituation aufgrund *krankheits- und persönlichkeitsbedingter Momente*.

Unter den krankheitsbedingten Momenten sind es die Krankenrolle und der Krankheitsprozeß selbst. Der Kranke verhält sich so, wie er denkt, daß es der Arzt erwartet. Gerade bei chronisch Kranken findet sich eine starke Tendenz, Befunde und Diagnosen vorbehandelnder Ärzte mitzuteilen, statt eigenes Empfinden und Befinden zu schildern. Hier ist es wichtig, dem Patienten zu sagen, daß man über seine eigenen Wahrnehmungen genaues hören möchte; die ärztlichen Vorbefunde könnten entweder nachgeliefert oder zu einem späteren Zeitpunkt abgehandelt werden.

Sofern die Krankheit nicht das Bewußtsein und dessen Funktionen beeinträchtigen, kann ein solches Vorgehen unabhängig vom Intelligenzquotienten nahezu ausnahmslos erfolgen. Dieser ist nur in seltenen Fällen ein limitierender Faktor, d.h. im Falle der seltenen Debilität. Die Einschränkung kann grob durch das erreichte Schulniveau erfaßt werden. Aber selbst im Falle stärkerer Unterbegabung ist mit einfachen Worten die Grobstruktur der Anamnese, zumindestens die der Akuterkrankung erhältlich. Die verbleibenden Lücken können durch Fremdanamnese aufgefülle werden.

Krankheitsbedingte Beeinträchtigungen der Gesprächsfähigkeit finden sich im Falle des akut, z.B. in der Kreislaufdekompensation befindlichen Kranken, des Schwerkranken, z.B. mit Fieber, starken Schmerz, starker Atemnot, des Abhängigen (einschließlich akuter Intoxikation), des hirnorganischen Psychosyndroms (einschließlich arteriosklerotischer, apoplektischer Zustände), des Psychotikers. Die beiden letzten Krankheitsbilder unterscheiden sich u.a. durch den die kognitiven Funktionen einschränkenden/aufgehobenen Orientierungssinn und durch die Phantasiebildung, die ohne produktive Wahnvorstellung beim hirnorganischen Syndrom abläuft; eine zumeist erhaltene Orientierung (räumlich, zeitlich) verbunden mit lebhaften, nicht einfühlbaren Vorstellungen bis hin zu wahnhaften Inhalten oder auch völlige, scheinbar unmotivierte Stille ist dagegen beim Psychotiker zu finden. Das Gespräch bleibt beim Psychotiker oft unbefriedigend, doch sollte es versucht werden, wobei auf feine Zeichen zu achten ist, daß der Patient sich durch zu große körperliche Nähe nicht vereinnahmt fühlt. Auch sollte der psychotisch wirkende Mensch nicht mit der Psychose gleichgesetzt werden, selbst wenn dies durch die Wortwahl „Psychotiker" nahegelegt wird; er ist immer nur in Teilbereichen psychotisch. Zur genaueren Untersuchungstechnik bei diesen beiden Krankheitsbilder sei auf die einschlägigen Lehrbücher der Psychiatrie verwiesen.

Persönlichkeitsbedingte Verhaltensweisen werden bei schwerer körperlicher Krankheit oft geradezu überdeutlich. Hilfreich ist, sich zu vergegenwärtigen, daß es um ein Kontinuum von Verhaltensweisen zwischen den Polen „offene Abhängigkeit/Symbiose" und „Selbständigkeit/Verleugnung" geht. Um den ersten Pol gruppieren sich Menschen, die viel oder intensiv über ihre Beschwerden zu berichten haben, sich in Details ergehen. Eine Sondergruppe sind die scheinbar Unabhängigen oder Pseudounabhängigen. Menschen mit diesen Eigenschaften übergroßer Abhängigkeit finden sich gehäuft unter Magen-Darm-Kranken, Hautkranken, sogenannten Weichteilrheumatismus – und funktionellen Wirbelsäulenbeschwerden. Es fällt im Umgang mit ihnen in der Regel nicht schwer, eine Fülle von Beschwerden zu erheben. Oft werden sie fälschlicherweise als Simulanten bezeichnet. Sie sind es nicht; Simulanten sind Menschen, die eine Krankheit bewußt vorspielen, was diese Patienten nicht tun.

Ausgeprägte Selbständigkeitszüge bis hin zum Verleugnen der Beschwerden finden sich bei einer anderen großen Gruppe von Patienten. Hierzu gehören viele Infarktpatienten, rheumatoide Arthritiker und Hypertoniker. Hier besteht die Gefahr, daß man wesentliche Beschwerden übersieht, d. h. als Arzt die verleugnende Haltung dieser Patienten seinerseits übernimmt.

Fragen:
1. Wie steht der Patient zu seinen Krankheitserscheinungen?
   Überbewertet er?
   Unterbewertet er?
2. Liegt die Ursache der Verschlimmerung in der Eigendynamik der organischen Krankheit begründet oder lassen sich im sozialen Leben des Patienten Veränderungen nachweisen, die die Krankheit zum Ausdruck brachten oder sogar verursachten (Ehe, Beruf, Krankheit in der Umgebung und anderes mehr)?
3. Hindert die ängstlich-depressive Grundstimmung den Patienten daran, seine Beschwerden im vollen Umfang darzustellen?

4. Wie würden sich Menschen ihrer persönlichen Umgebung, die den geschilderten in Stimmung und Persönlichkeit ähneln, im Falle einer schweren, vielleicht tödlichen Krankheit verhalten?

5. Versuchen sie sich vorzustellen, wie sie auf die Mitteilung reagieren würden, sie hätten Lebermetastasen (die auch bei Patienten im dritten Lebensjahrzehnt vorkommen)?

4 Allgemeine Vorgeschichte bei Kindern

D. Hofmann und V. von Loewenich

Neben den sinngemäß auch bei Kindern zu stellenden *Pflichtfragen* der allgemeinen Anamnese bei Erwachsenen sind weitere Angaben sowohl für eine Beurteilung der Entwicklung eines Kindes, als auch für viele Krankheiten von Bedeutung. Sie sind durch Befragung der Eltern u. U. auch von Verwandten zu erhalten. Diese beobachten die Kinder mit unterschiedlicher Genauigkeit. Hängen von bestimmten Angaben wichtige Entscheidungen ab, oder fallen offenbare Unstimmigkeiten auf, ist mehrmals nachzufragen, wobei man sich allerdings vor Suggestivfragen hüten sollte. Angaben von Kindern zu ihrer eigenen Anamnese sollte man prinzipiell zurückhaltend gegenüber stehen, da sie sich selbst gegenüber nur selten objektiv sind, und vor allem über zeitliche Zusammenhänge nur mangelhafte Angaben machen können. Besonders unsicher sind Angaben, zu denen die Kinder durch ihre Eltern aufgefordert werden.

Prinzipiell sollte man sich zur Anamneseerhebung das Vorsorge-Untersuchungsheft (U 1–U 9) vorlegen lassen. Neben Angaben über erhobene Befunde kann hierdurch ein Eindruck von der Sorgfalt der Betreuung der Kinder gewonnen werden.

4.1 Familienanamnese

Insbesondere bei angeborenen Mißbildungen (z. B. Hüftgelenkluxation, Spaltbildungen, Herzfehler, Polydaktylie), Stoffwechselstörungen und degenerativen Erkrankungen des zentralen Nervensystems kann der Nachweis von *Verwandtenehen* in der Aszendenz nützlich sein, weil viele dieser Leiden rezessiv vererbt werden. Hier ist auch die Frage nach gleichartigen oder ähnlichen Erkrankungen bei Blutsverwandten wichtig. Anamnestische Angaben sollten, wann immer möglich, durch *Beschaffung von Befunden* (Photographien, Röntgenbilder, Arztbriefe) ergänzt werden (Objektivierung der Anamnese).

Bei auffälligem *Längen- oder Gewichtswachstum,* sowie bei *Entwicklungsverzögerung oder -beschleunigung* kann die Kenntnis gleichartiger Verläufe in der Familie für die Beurteilung des Patienten sehr hilfreich sein. Gleiches gilt für die Neigung, mit einer atopischen Erkrankung zu reagieren, und für Unverträglichkeiten von Arznei- und Nahrungsmittel.

Von besonderer Bedeutung ist die Feststellung der Anzahl von *Geschwistern,* ihr Alter, ihr Gesundheitszustand und ihre soziale Situation (z.B. Kindergartenkinder als Quelle häufiger Infekte, etc.). Eine auffällige oder exponierte Stellung in der Geschwisterreihe (z.B. Erstgeborener oder Nachkömmling) kann bei einem Patienten, dessen Beschwerden funktionell bedingt erscheinen oder dessen Verhalten auffällig ist, ebenso eine Veranlassung sein, die Sozialanamnese wiederholt und sorgfältig zu erheben, wie die Angabe, daß in der Familie auch ein behindertes oder chronisch krankes Kind aufwächst.

4.2 Schwangerschaftsanamnese

Bisherige Schwangerschaften und Geburten können ebenso wichtig sein wie der Verlauf der Schwangerschaft, die zur Geburt des Patienten geführt hat. Für die Anamnese sind folgende Aspekte besonders wichtig.

4.2.1 Frühere Schwangerschaften

- Gab es *Fehlgeburten*, spontan oder induziert, in welcher Schwangerschaftswoche?
- Ist es zu *Frühgeburten* gekommen, wenn ja in welcher Schwangerschaftswoche; wie schwer war das Kind? Ist die Ursache bekannt?
- Sind *Totgeburten* vorgekommen, wenn ja in welcher Schwangerschaftswoche und aus welchem Grund?
- Sind *Schwangerschaftskomplikationen* aufgetreten, z.B. Plazentainsuffizienz, Infektionen, unstillbare vorzeitige Wehentätigkeit, Insuf-

fizienz der Cervix uteri, Blutgruppenunverträglichkeiten, Schwanger-
schaftsdiabetes?
- Wie war der **Verlauf früherer Geburten:** Kindslage, Komplikationen,
  Eingriffe?
- Gab es nach der Geburt **mütterliche Komplikationen**, wenn ja welche,
  z. B. Nachblutungen? Was für Eingriffe wurden vorgenommen?
- Gab es **kindliche Komplikationen**, z. B. Atemstörungen, verstärkte
  Gelbsucht, Infektionen, wurden bei den Kindern Mißbildungen fest-
  gestellt?
- Haben die bereits lebenden Kinder chronische Krankheiten, z. B.
  Stoffwechselstörungen, Bewegungsstörungen, Krampfanfälle, wie ist
  ihre geistige Entwicklung (Schulleistungen), wurden Blutgerinnungs-
  störungen beobachtet?

Nur bei einem kleinen Teil der mit diesen Fragen erfaßten Krankheits-
gruppen besteht ein erhöhtes Wiederholungsrisiko, was man in das
Anamnese-Gespräch einfließen lassen sollte.

Vorsicht: Die Vorgeschichte sollte nicht in Anwesenheit von Angehörigen der Schwangeren bzw. der Kindsmutter erhoben werden.
Man spreche auch nicht mit dem (Ehe-) Partner über frühere Schwangerschaften oder gar über Fehlgeburten, denn man sieht sich sonst
evtl. vor Gericht wieder (Verletzung der Schweigepflicht, § 203 StGB).

4.2.2 Jetzige Schwangerschaft

Selbstverständlich ist der **Mutterpaß** anzusehen, wobei folgende Gesichtspunkte von besonderer Bedeutung sind:
- Wann war die letzte Regel, was ist der errechnete Geburtstermin?

Vorsicht: Mit niemandem außer der Schwangeren bzw. Kindsmutter
selbst ist über eventuelle Diskrepanzen zwischen errechnetem
Schwangerschaftsalter und Reifezeiten des Kindes zu sprechen, da in
etwa 5% der Fälle der biologische Vater nicht der (Ehe-) Partner ist.
Man vermeide deshalb durch striktes Beachten des Verschwiegen-
heitsgebots menschliche Verwicklungen und juristische Auseinander-
setzungen!

- Wieviele Untersuchungen sind im Mutterpaß dokumentiert?
- Ist die Dokumentation vollständig (Gewicht, Blutdruck und Urinstatus als die wichtigsten Kriterien zur Erkennung einer sowohl die Mutter als auch das Kind gefährdenden *EPH-Gestose* – EPH = Edema-Proteinuria- Hypertension)?
- Wie sind die Angaben zur Lage und Wachstum des Kindes, was für Ultraschallbefunde liegen vor?
- Ist möglicherweise eine Glukosebelastung durchgeführt worden, wenn ja mit welchem Ergebnis? (Auch bei einem leichten Schwangerschaftsdiabetes muß bereits mit einem Hyperinsulinismus beim Neugeborenen gerechnet werden.)
- Serologische Angaben: *Blutgruppen* (A, B, 0 und Rhesusgruppen). Blutgruppen-*Antikörper*. Das Fehlen oder Vorhandensein von Blutgruppen-Antikörpern ist wichtig, ihre Titerhöhe dagegen irrelevant.
- *Infektionsparameter*. Im deutschen Vorsorgeprogramm sind Untersuchungen auf Lues und Röteln obligatorisch. Nicht enthalten, aber dennoch ebenso wissenswert sind Befunde zur HIV-Infektion, Toxoplasmose, Hepatitis B, Herpes simplex.

Die Güte der Dokumentation im Mutterpaß ist ein Maßstab dafür, wie sorgfältig die Schwangerschaftsvorsorgeuntersuchungen durchgeführt, bzw. von der Schwangeren wahrgenommen wurden.

- Ferner frage man nach *Strahlenanwendungen*, wobei die Gefährlichkeit diagnostischer Röntgenaufnahmen von den Schwangeren meist erheblich überschätzt werden, und nach der Einnahme von *Medikamenten*: Die Vorstellung von Laien über die Gefährlichkeit von Medikamenten sind oft recht absurd. Man frage gezielt nach Substanzen, die für eine potentielle Teratogenität bekannt sind, z. B. Zytostatika, Folsäure-Antagonisten und besonders Antikonvulsiva.
- *Alkoholkonsum*: Eine Alkoholembryopathie, insbesondere die verbreiteten Schwachformen dieses Fehlbildungsmusters, setzen nicht voraus, daß die Schwangere bereits richtig alkoholkrank ist. Auch geringerer Alkoholkonsum, z. B. im Sinne des sogenannten social-drinking, kann schon zu Schäden führen.
- *Zigarettenkonsum* ist eine wohlbekannte Ursache einer chronischen Plazentainsuffizienz, die zu intrauteriner Mangelversorgung und damit zur Wachstumsminderung des Feten ("Mangelgeburt") führt.
- *Drogenkonsum*: Mangelgeburt und postnatale Entzugserscheinungen bis hin zu kaum beherrschbaren Krampfanfällen kommen bei Opiaten vor. Zusätzlich zu diesen Störungen muß mit groben Schäden der Hirnsubstanz nach Einnahme von Kokain und besonders von "Crack" ge-

rechnet werden. Man vergesse nicht Mekonium (1. Stuhl des Kindes) sowie Urin von Mutter und Kind zwecks Giftnachweises aufzubewahren.

Verständlicherweise sind die Angaben der Schwangeren bzw. Kindsmutter bezüglich Konsum von Alkohol, Tabak oder Drogen keineswegs immer ehrlich.

4.3 Geburtsanamnese

Gelbes Vorsorgeheft vorlegen lassen!

Unter U 1 finden sich Eintragungen über Geburtstermin, Größe und Gewicht des Kindes, Schlüsselzahlen für Komplikationen und Risiken sowie die *Apgar-Werte* und der pH-Wert des Nabelschnurarterienblutes. Liegt letzterer unter 7,20, dann spricht man von einer fetalen Azidose, die meist durch eine Retention von CO_2 bedingt ist, bei länger anhaltendem Sauerstoffmangel jedoch auch auf einer Anreicherung von Laktat beruhen kann. Eine Unterscheidung dieser beiden Azidoseformen ist nur anhand von pCO_2 sowie Basen-Exzeß oder Standardbikarbonat möglich (falls in klinischem Zusammenhang wichtig, geburtshilfliche Akte einsehen).

Bezüglich des von der Anästhesiologin Virginia Apgar 1953 eingeführten Score zur Beschreibung der Lebensfrische bzw. der Schwere einer Asphyxie siehe S. 316. Gravierend sind *niedrige Apgar-Werte* 5 und 10 Minuten nach der Geburt. Insgesamt wird die Bedeutung des Apgar-Scores insbesondere von Laien in der Regel überschätzt. Dennoch hat sich dieser Score zur Beschreibung des Zustandes des eben geborenen Kindes durchaus bewährt.

Eingriffe wie Zangengeburt, Vakuumextraktion oder Kaiserschnitt sagen ohne Kenntnis der Indikation nichts über den Zustand des Kindes vor und während des Eingriffes aus. Falls es im klinischen Zusammenhang von Interesse ist, sollte man den Geburtsbericht bei der Entbindungsklinik anfordern. Von begrenzter Wichtigkeit sind Berichte, ob Zeichen eines Sauerstoffmangels unter der Geburt bestanden.

Wesentlich ist, wie es dem Kind nach der Geburt ging, ob es geatmet hat, oder ob es wiederbelebt werden mußte, wie schnell dies gelang, und ob das Kind anschließend längere Zeit maschinell beatmet werden mußte.

Angaben zur Hautfarbe des Kindes sind erfahrungsgemäß wenig aufschlußreich; fast immer wird berichtet, das Kind sei blau gewesen (kein Neugeborenes ist sofort rosig!). Finden sich später bei einem Kind neurologische Defekte, dann kann die Ursache ein Sauerstoffmangel unter der Geburt gewesen sein, muß es aber durchaus nicht. Man vermeide vorschnelle Schlüsse, da die Palette der Ursachen sehr breit ist (vorgeburtliche Schädigungen, postnatale Krankheiten, Stoffwechselstörungen, degenerative Krankheiten, Mißbildungen, u. a.).

4.4 Entwicklungsanamnese

Angeborene oder perinatal erworbene Gehirnschäden äußern sich nicht selten frühzeitig durch eine Verzögerung der statomotorischen, der psychischen und der geistigen Entwicklung. Deswegen ist die Frage nach dem Auftreten von *„Meilensteinen" der Entwicklung* ein wichtiger Teil jeder Anamnese bei Kindern.

Man frage: Wann hob das Kind das erste Mal den Kopf aus der Bauchlage, wann konnte es sich erstmals aktiv drehen, wann gezielt (!) greifen, wann krabbeln, wann sich setzen, sich aufstellen, wann frei (!) laufen? Wann kamen die ersten Worte, ab wann wurden drei-Wort-Sätze gesprochen?

4.5 Ernährungsanamnese

Abweichungen vom normalen Wachstum von Gewicht, Länge und Kopfumfang können ohne eine genaue Ernährungsanamnese nicht sicher beurteilt werden. Zu beachten ist, daß auch Getränke, nicht nur Milch oder

Kakao, sondern auch Obstsäfte, Limonaden, Malzbier oder ähnliches Kalorienträger sind.

Im Einzelnen frage man, wie lange und wie oft das Kind gestillt wurde, ob das Gewicht regelmäßig kontrolliert wurde, was zugefüttert und wie die Nahrung zubereitet wurde.

Man sehe sich immer die Wachstumsdiagramme für Kopfumfang, Länge und Längen-Gewichtsrelation im gelben Vorsorgebuch an. Aus dem Verlauf der Kurven ist mitunter bereits eine Diagnose zu stellen!

4.6 Schutzimpfungen

Bei jeder Beratung ebenso wie bei jeder Erkrankung ist zu überprüfen, ob die für das jeweilige Alter empfohlenen *Schutzimpfungen* ausgeführt wurden. Dies ist anhand des *Impfpasses* leicht möglich. Exakte Angaben über die durchgeführten Schutzimpfungen können dazu beitragen, Erkrankungen auszuschließen, die nach Schutzimpfungen unwahrscheinlich sind. Zusätzlich gibt der Impfstatus Auskunft über den sozialen Status der Familie, da sorgfältig betreute Kinder meist vollständig durchgeimpft sind.

4.7 Bisherige Erkrankungen, Operationen und Unfälle

Sie sind unter folgenden Aspekten von Bedeutung: viele überstandene Infektionskrankheiten treten in der Regel nicht ein zweites Mal auf *(Kinderkrankheiten)*. Häufige gleichartige Erkrankungen können Hinweise auf bestimmte Reaktionsweisen sein, z. B. auf eine atopische Disposition. Angaben über zerebrale Schädigung (z. B. Meningitis, Unfall, perinatale Störung) können Spätfolgen dieser Krankheiten, z. B. ein Krampfleiden deuten helfen. Nach früheren Röntgenuntersuchungen und ihrem Ergebnis ist zu fragen. Die *Häufigkeit von Infekten* ist zu bewerten: Kleinkinder erkranken im Durchschnitt 4–5mal (Variationsbreite 0–14), Schulkinder 2–3mal im Jahr, an einem Virusinfekt.

4.8 Bestehende Leiden, Behinderungen, Überempfindlichkeiten

Zur Beurteilung der *geistigen*, aber auch der *statomotorischen Entwicklung* sind nähere Angaben zur Frage wichtig, ob bei dem Kind u. U. ein Krampfleiden oder eine Seh-, Hör- oder Sprachstörung besteht. Auf der anderen Seite können Angaben über die Neigung zu allergischen Reaktionen auf bestimmte Stoffe von ebenso großer Bedeutung sein, wie die Kenntnis über die Unverträglichkeit von Medikamenten oder Seren, die in einem Notfallausweis einzutragen sind (Allergiepaß).

Bei Verdacht auf einen angeborenen Herzfehler ist stets danach zu fragen, ob das Kind in den ersten Lebensmonaten zügig getrunken hat, oder ob es zum „Verschnaufen" häufig absetzen mußte. Letzteres wäre ein Hinweis auf eine Herzinsuffizienz. Auch sind Längen- und Gewichtswachstum zu erfragen, und möglichst durch zeitlich einzuordnende Meßwerte (Vorsorgeheft) zu belegen.

4.9 Sozialanamnese

Nicht selten liefert die *Sozialanamnese*, so z. B. Angaben über längere Krankenhausaufenthalte oder Heimpflege, den Schlüssel zur Deutung von Auffälligkeiten in der Entwicklung eines Kindes. Funktionelle Beschwerden, sowie Aufmerksamkeits- und Lernstörungen können durch Konflikte mit Eltern, Lehrern oder Geschwistern ausgelöst und unterhalten werden. Andererseits kann die Sozialanamnese, so z. B. die Angabe, daß ein Kind ausschließlich mit jüngeren Kindern spielt, einen Hinweis auf eine gestörte Entwicklung, in diesem Falle auf ein geringes Selbstbewußtsein oder auf Schwachsinn geben.

Darum sind Fragen nach dem Beruf, dem Bildungsgrad der Arbeitstätigkeit und dem Alter der Eltern sowie nach ihrem Verhältnis zueinander, ihrer Erziehungshaltung gegenüber ihren Kindern ebenso wichtig wie Auskünfte über Heim- und Krankenhausaufenthalte und die konkrete Pflegesituation des Kindes. Sie sind ebenso unerläßliche Punkte der allgemeinen Anamnese wie die Fragen nach der Stellung des Kindes in der Geschwisterreihe und ggf. unter seinen Spielgefährten, im Kindergarten oder in der Schule. Für viele z. B. umweltgeprägte Erkrankungen (Atemwegskrankheiten) ist die Kenntnis der Wohnverhältnisse, der Koch-

energieversorgung (Gas, Elektrizität) und vor allem der Rauchgewohn-
heiten der Eltern oder sonstiger, im Familienverband lebender Mitbe-
wohner unerläßlich. Hierher gehört auch die Frage nach Haustieren im
eigenen Haushalt oder in der Umgebung.

4.10 Grundregeln bei der Anamneseerhebung

1. Kleinkinder sollten nicht mit ausgestreckter Hand „auffordernd"
   begrüßt werden: diese Geste wird oft als Aggression verstanden.
2. Besonders Kleinkinder sollten beim Erheben der Anamnese möglichst „spielend" an die Umgebung gewöhnt werden. Blickkontakt
   in dieser Zeit ist anzustreben, aber nicht zu forcieren.
3. Es sollte versucht werden, sich beim Gespräch mit den Eltern auf
   deren geistige Auffassungsfähigkeit einzustellen. Durch Zwi-
   schenfragen kann festgestellt werden, ob man von den Eltern verstanden worden ist.
4. Es empfiehlt sich, die Anamneseerhebung mit einer freien Schilderung der bestehenden Probleme zu beginnen, und diesen Bericht
   durch weitere Fragen zu ergänzen.

5 Vorbereitungen
zur körperlichen Untersuchung
und schematisches Vorgehen

F. Anschütz

5.1 Technische Voraussetzungen

Eine exakte körperliche Untersuchung kann selbstverständlich nur
dann stattfinden, wenn der Patient entkleidet ist.

Fehldiagnosen werden häufig nicht durch eine Fehldeutung von Symptomen gestellt, sondern dadurch, daß ein wichtiger Befund nicht erhoben
wird. Achsellymphknoten können z.b. nur getastet werden, wenn mit einer bestimmten Technik untersucht wird.

   Die Forderung, daß der Patient sich zur Untersuchung ganz entkleidet, stößt auf zwei Widerstände. Einmal bedeutet für einen schwerkranken älteren Patienten – z.B. mit einer Herzinsuffizienz, das schnelle Ausziehen, womöglich unter dem Gefühl, sich beeilen zu müssen, um dem
Arzt nicht zuviel Zeit zu nehmen, eine wirklich große, manchmal *unzu-
mutbare Anstrengung.* In einer gut geleiteten Ordination mit großem Pa-
tientendurchgang ist es aber erforderlich, daß das Ausziehen älterer Patienten ohne Anwesenheit des Arztes, möglicherweise bei Behinderten
sogar mit Hilfe einer Schwester oder einer Hilfsperson erfolgt. Dazu
gehören in der Praxis mehrere Umkleidekabinen, die hinreichend aus-
gerüstet sein müssen. Wenn der Arzt nicht sofort zur Untersuchung kommen kann, soll der Patient sich hinlegen und zudecken können, um nicht
auszukühlen. Der zweite Punkt ist das *Schamgefühl* des Patienten beim
Entkleiden. Bei Frauen, besonders bei jüngeren Mädchen, bildet dies bei
manchen Gelegenheiten ein fast unüberwindbares Hindernis. Größtes
Taktgefühl, vernünftige Aufklärung sind notwendig und führen immer
zum Ziel. Männer lasse man in der Unterhose, Frauen im Büstenhalter
und Unterhose sich auf die Untersuchungsliege legen. Man kann dann

durch Verschieben, nach Lockerung dieser Kleidungsstücke, die Organe gut untersuchen.

Die Untersuchung eines im Bett liegenden Patienten macht meist weniger Schwierigkeiten. Ist der Patient aber schwerkrank und kann sich nicht aufrichten, so ist die Auskultation der Lunge, auf die es häufig zum Ausschluß einer hypostatischen Pneumonie sehr ankommt, behindert.

Indem man dem Patienten vorsichtig hilft, sich auf die Seite zu drehen, läßt sich die Untersuchung ermöglichen.

5.2 Lagerung des Patienten

Der Patient liegt entkleidet auf einer festen *Untersuchungsliege*. Die früher üblichen niedrigen Praxissofas sind nicht geeignet. Die Palpation des Abdomens, insbesondere der Leber oder der Milz, ist auf einer weichen Unterlage erschwert. Der Kopf ist leicht angehoben, entweder durch den verstellbaren Kopfteil oder aber durch eine in den Nacken gelegte feste Rolle. Herzinsuffiziente Patienten, die unter Atemnot leiden, können oft nicht flach gelagert werden. Die Untersuchungsliege muß darum eine Einrichtung zur halbhohen Lagerung haben.

Nach Lagerung des Patienten werden die im folgenden weiter ausgeführten Handgriffe, Untersuchungstechniken usw. so schnell wie möglich, einfühlsam und ohne Verzug durchgeführt. Die *Fortsetzung eines Gesprächs* kann sich empfehlen. Man sollte jedoch keine Zeit verlieren, die für den Patienten immer erregende und unangenehme Situation so schnell wie möglich zu beenden. Die Gründlichkeit der Untersuchung darf nicht darunter leiden. Man vermeide, durch unvorsichtigen starken Druck Schmerzen auszulösen. Andererseits muß auch eine schmerzhafte Zone so palpiert werden, daß der Untersucher sich über Größe, Konsistenz, evtl. sogar umschriebene Infiltrationen oder Einschmelzungen ein genaues Bild machen kann.

5.3 Das zur körperlichen Untersuchung unbedingt notwendige Handwerkszeug

- *Taschenlampe*, möglichst allseitig leuchtend, weißes Licht.
- *Holzspatel.*
- *Bandmaß,* länger als 1 m.

- **Reflexhammer.** Der Kopf muß mindestens 30 g wiegen.
- **Sicherheitsnadel.** Zur Prüfung der Sensibilität ist die Sicherheitsnadel das geeignete Instrument, da mit dem spitzen und dem stumpfen Teil diese Qualitäten sehr genau geprüft werden können, um eine echte Sensibilitätsstörung bzw. deren Grenze exakt festlegen zu können.
- **Stethoskop** zur Erkennung von Herz- und Lungenerkrankungen. Auf dem Markt werden Instrumente unterschiedlicher Qualität angeboten. Die Vorgänge, die vom Arzt gehört werden sollen, rufen Frequenzen von der unteren Hörgrenze bis maximal 1000–2000 Hz hervor (hohes Bronchialatmen). Die fraglichen am Herzen entstehenden Geräusche liegen meist bei 300–400 Hz. Nur die hohen Aortengeräusche bei 600–800 Hz sind sehr leise. Die meisten auf dem Markt befindlichen Stethoskope haben durch ihre langen, oft weichen Gummischläuche mit ihrem großen Luftinhalt und ihrem großen Kopf so niedrige Eigenfrequenzen, daß die mechanische Verstärkung der zu auskultierenden Geräusche durch das Stethoskop ungenügend ist, da ein hoher Frequenzvorgang (800 Hz) durch ein Gerät mit einer Eigenfrequenz von rund 150 Hz nicht genügend verstärkt werden kann.

  Das Stethoskop hat eine hohe Eigenfrequenz, wenn das Material relativ hart und der Luftraum in Röhre und Stethoskop selbst klein ist. Es gibt aber heute Schlauchstethoskope, die technisch so ausgereift sind, daß ihre Eigenfrequenz eine gute, ausreichende Auskultation ermöglicht. Mit dem offenen Trichter werden tiefere Frequenzen verstärkt, mit dem Membrankopf höhere. Wichtig ist darauf hinzuweisen, daß der Student und der Arzt *immer mit demselben Instrument* auskultieren sollten. Jedes Instrument hat einen anderen Klang. Der Untersucher sollte alle zu hörenden und zu deutenden Geräusche durch sein eigenes Stethoskop mit den gewohnten Schallqualitäten auskultieren.
- **Blutdruckmeßgerät** (Technik s. S. 60, Grundmeßgrößen).
- **Augenspiegel. Jeder Arzt** muß in der Lage sein, im geeigneten Augenblick bei unklaren Kopfschmerzen den Augenhintergrund einzusehen, um eine evtl. vorliegende Stauungspapille zu entdecken. Gerade Hirntumoren führen anfangs oft zu ganz uncharakteristischen Krankheitsbildern, die sich lediglich in einem organischen Psychosyndrom, vielleicht nur in unklaren Mißempfindungen, sogar nicht einmal immer in Kopfschmerzen äußern. Die Untersuchung des Augenhintergrunds kann das einzige Frühsymptom eines erhöhten Hirndrucks zeigen. Außerdem ist für den Allgemeinarzt und den Internisten die Beurteilung des Augenhintergrunds bei Hochdruck und Diabetes sehr wich-

tig. Natürlich wird in jedem Falle, wo ein begründeter Verdacht besteht, ein Facharzt für Augenkrankheiten zur genaueren Diagnosestellung hinzugezogen (s. S. 93, Untersuchung des Auges).

● *Plastik- bzw. Gummihandschuhe* für die rektale Untersuchung, auch geeignet für die Untersuchung von Entzündungen, Infiltrationen, auch zur Betastung von Tonsillen, bei der Rachenpalpation, evtl. zur gynäkologischen Untersuchung.

● Darüber hinaus empfiehlt sich die Bereithaltung von Tupfern, Watteträgern, sterilen Röhrchen und Objektträgern für Abstriche, Sekrete und Körperflüssigkeiten.

5.4 Schematisches Vorgehen

Zur gründlichen körperlichen Untersuchung muß man sich einen *festen Fahrplan* angewöhnen, der ggf. variiert wird. Dabei gibt es prinzipiell unterschiedliche Verfahrensweisen: streng anatomisch von der Untersuchung des Kopfes über Hals, Brust, Abdomen auf die Extremitäten und auf den neurologischen Befund übergehend, so wie es in den Untersuchungsschemen gehandhabt wird und auch der Darstellung dieses Buches zugrundeliegt. Andererseits wird aber tatsächlich oft nach Funktionssystemen untersucht, d. h. wenn die Beschwerden des Patienten auf eine Erkrankung des Magen-Darm-Traktes hinweisen, wird zunächst der Leib betastet, die Zunge und Rachen inspiziert. Bei dem Patienten mit Herzbeschwerden wird mit der Perkussion und Auskultation des Herzens, der Blutdruckmessung und der Palpation von Arterien begonnen. Liegt eine fragliche Kreislaufdekompensation vor, wird die Lebergröße beurteilt und sofort nach Ödemen an den Unterschenkeln gefahndet. So entwickelt jeder Untersucher die Reihenfolge seiner Untersuchungen nach eigenen Bedürfnissen und nach eigener Gewohnheit. Die Befragung einiger geübter Untersucher ergab, daß jeder sein eigenes Schema hat, von dem er nur geringfügig abweicht, das aber doch je nach Klage, je nach Vermutung variiert wird.

   Aus didaktischen Gründen wird im folgenden der Untersuchungsgang der topographischen Anatomie entsprechend dargestellt. Folglich werden nacheinander die Untersuchung von Kopf, Hals, Brustkorb mit Lungen und Herz, Abdomen, weiterhin die Untersuchung des Bewegungsapparates, der Gliedmaßen, der Haut und schließlich des Zentralnervensystems abgehandelt. Diese Einteilung bedeutet nicht, daß sie im

Einzelfall streng das Vorbild für den Ablauf der körperlichen Untersuchung sein muß.

Es kann aber nicht genug betont werden, daß die körperliche Untersuchung ein genau nach einem bestimmten Schema ablaufender Vorgang sein sollte, damit keiner der Befunde, die zur Deutung eines Krankheitsbildes beitragen könnten, übersehen wird. Nur so ist der Untersucher sicher, daß ihm kein wichtiges Symptom entgeht.

6 Grundmeßgrößen und Gesamteindruck des Patienten

F. Anschütz

Zu Beginn der Untersuchung, evtl. auch schon vorher durch eine Schwester oder Hilfskraft, werden die sog. Grundmeßgrößen aufgenommen. Während des Gespräches, bei der Anamneseerhebung, während des Ganges zum Umkleiden, während des Ausziehens und des Hinlegens beobachtet der Arzt den Patienten bezüglich Sprache, Haltung, Gang, Ernährungszustand. Liegt er auf der Untersuchungsliege, beurteilt er Konstitution, Haut, Blässe, Rötungen, abnorme Tönungen der Haut, Gelbsucht oder eine Blauverfärbung (Zyanose). Er sollte sich ein Urteil bilden: Wirkt der Patient

- *gesund?*
- *krank?*
- *schwerkrank?*

6.1 Gewicht

Zu jedem Krankenprotokoll und zu jeder Untersuchung gehört das genau bestimmte Gewicht. Die Waage muß bis auf 100 und 200 g genau wiegen. Krankheitsverläufe, Krankheitsentwicklungen, Besserungen und Verschlechterungen zeigen sich in der Gewichtskurve. Das Gewicht bleibt die Hauptmeßgröße des Wasserhaushalts im Körper: Ödeme, Ergüsse in Thorax und Bauchraum. Der Erfolg einer Behandlung läßt sich so mit der Gewichtskurve erfassen. Im allgemeinen schwankt das Gewicht nicht um mehr als 1–2 kg. Gewichtsverluste in kürzerer Zeit (einige Wochen, wenige Monate) von mehr als 4–5 kg haben immer eine Ursache, die abgeklärt werden muß. Das Gewicht sollte *morgens in nüchternem Zustand* unmittelbar nach dem Lassen des Morgenurins bestimmt werden, um verläßliche Vergleichswerte zu erhalten. Im Laufe des Tages nimmt das Körpergewicht durch Nahrungsaufnahme um umgefähr 500 g zu, im Laufe der Nacht um dieselbe Größe wieder ab. Für ambulante Untersuchungen kann es genügen, daß der halbentkleidete Patient gewogen wird, beim Mann müssen 2 kg, bei der Frau 1,5 kg abgezogen werden.

6.2 Größe

Bei jeder Neuuntersuchung muß die Größe gemessen werden, bei Wiederholungsuntersuchungen alle Jahre kontrolliert werden. Die Abnahme der Körpergröße wird bei einer Knochenentkalkung durch Einbrüche von Wirbelkörpern verursacht.

Die Relation zwischen Größe und Gewicht gibt wichtige Hinweise, die als Übergewicht oder Untergewicht zur Aufklärung eines Krankheitsbildes beitragen können. Nach der Broca-Formel ist das Sollgewicht (in kg) =Körpergröße (in cm) minus 100, wobei die Ungenauigkeit bei sehr großen und sehr kleinen Personen besonders zu berücksichtigen ist. Als Übergewicht bzw. Untergewicht bezeichnet man ein Gewicht, das mehr als 10 % vom Sollgewicht abweicht.

6.3 Körpertemperatur

Zu jeder körperlichen Untersuchung gehört die Messung der Körpertemperatur. Diese soll grundsätzlich rektal erfolgen, kann aber auch oral (im Munde) oder axillar durchgeführt werden. Wegen der leichteren Durchführung wird für die Routineuntersuchung heute vielfach die Messung im Munde vorgezogen. Dafür werden heute auch elektronische, sehr schnell anzeigende Thermometer angeboten.

Zur exakten Messung der Temperatur wird nur der Quecksilberteil des Thermometers in den Schließmuskel des Anus eingeführt.

Die Zeit zur Messung ist auf den meisten Thermometern angegeben, sie beträgt *1–3 min*. Tiefes Einführen gerade bei schmalen Patienten kann höhere Temperaturen ergeben, da die Spitze des Thermometers näher an die Leber, die das wärmste Organ im Organismus ist, herankommt. Gerade bei unklaren Krankheitsbildern kann die Differenz von 0,1–02 °C, die ein derartiges Weitereinführen verursacht, zu Falschdeutungen und unnötiger Beunruhigung Anlaß sein. Die unexakte Messung der Körperwärme ist oft Ursache von sog. „unklaren subfebrilen Temperaturen". Die Messung der Körpertemperatur sollte mindestens *30 min nach absoluter Körperruhe* durchgeführt werden, da sonst individuell sehr verschiedene Anstiege der Bewegungstemperatur in die Messung eingehen können.

In der Praxis ist aber auch die axillare Messung durchaus vertretbar, wenn sie exakt und genau ausgeführt wird.

Die Messung in der Achselhöhle wird so vorgenommen, daß der Quecksilberteil des Thermometers mitten in der Achselhöhle liegt. Die Hand des anderen Arms umgreift den Oberarm des Meßarms und zieht ihn an den Thorax heran. Die Meßzeit beträgt mindestens 4–5 min.

Wird axillar die Temperatur um 37 °C oder höher gemessen, sollte immer rektal kontrolliert werden.

Zur Beurteilung von Fieber ist folgendes festzulegen: die *Höhe,* die *Dauer* (Tage–Wochen), *Begleitsymptome,* z. B. Hautausschlag oder Gelenkschmerzen. Der *Fiebertyp* ist zu beobachten:

● *Kontinua* =gleichbleibendes Fieber,
● *septisches Fieber* =morgens niedrig, abends hoch,
● *rekurrierendes Fieber* =immer wieder auftretend,
● die oft so schwierig abzuklärenden *subferilen Temperaturen* =gleichbleibend um 38° bei chronischen Infekten und Tumoren.

6.4 Atmung

Eine genaue Zählung der Atmungsfrequenz ist meist nur möglich, wenn der *Patient abgelenkt* ist, schon das Aufmerksammachen auf die Atmung verändert diese meist so, daß der Patient hyperventiliert. In Ruhe auf einem Stuhl sitzend oder auf der Liege liegend, werden normalerweise Frequenzen von maximal 16–18mal in der Minute gezählt. Über 22 ist sicher krankhaft und weist auf eine Störung der Herz- und Lungenfunktion oder auf Erregung hin.

Änderungen im Atemtyp, Unregelmäßigkeiten der Atmung sind zu beachten (s. S. 132, Abb. 12.3).

6.5 Puls

Der Puls wird an der Radialarterie gefühlt (Technik s. S. 157). Die an der A. radialis getastete Pulszahl braucht keineswegs identisch zu sein mit der Anzahl der Herzschläge, da durch frustrane Kontraktionen des Herzens ein sog. Pulsdefizit vorliegen kann (s. unten). Zu beurteilen ist Frequenz, Rhythmus, Füllung, Unterdrückbarkeit, Schnelligkeit des Druckanstiegs. Man sollte sich vom Ausmaß der respiratorischen Arrhythmie durch Aufforderung zum tiefen Ein- und Ausatmen einen Eindruck verschaffen. Beim Kreislauflabilen und Jugendlichen finden sich hier besonders starke Differenzen.

6.6 Blutdruckmessung

Die technische Durchführung der Blutdruckmessung wird oft fahrlässig gehandhabt und ergibt dann falsche Werte. Angewandt wird die sog. auskultatorische Methode nach Riva-Rocci-Korotkoff, bei welcher durch Kompression des Oberarms durch eine mit Luft aufgeblasene Manschette Arterientöne hervorgerufen werden, die zur Messung des systolischen und des diastolischen Drucks benutzt werden.

Die Blutdruckmanschette muß *fest* ca. 3 cm oberhalb der Ellenbeuge **um den Oberarm** gelegt werden. Aufblasbare Teile des Gummiballons dürfen nicht unter der Manschette hervorquellen, unexaktes Anlegen der Manschette bewirkt Fehlmessungen in Form zu hoher Werte.

Der Meßarm soll 5 cm unterhalb des Sternums gelagert sein. Bei den üblichen Quecksilberapparaten muß das Durchlaßventil intakt sein. Das Ventil verschleißt im Laufe der Zeit, der Widerstand nimmt zu. Membranmanometer sind nachzueichen, da sie im Laufe der Zeit falsche Werte zeigen.

Technik der Durchführung. Nach Anlegen der Manschette am Oberarm wird der Druck am Meßapparat schnell unter Palpation des Radialispulses übersystolisch gesteigert, so daß dieser verschwindet. Dann wird der Druck in der Manschette langsam abgelassen, bis der 1. Arterienton auskultatorisch mit dem Stethoskop an der Kubialarterie hörbar ist. Der Druck wird am Manometer abgelesen. Die Reduktion des Druckes erfolgt pro Arterienton um 5 mm. Die lauten, dumpfen Töne werden bald begleitet von einem zischenden Geräusch. In Höhe des diastolischen Drucks werden die Arterientöne plötzlich leiser und verschwinden ganz. Den diastolischen Druck liest man ab, wenn die Arterientöne leiser werden. Der Blutdruck wird immer an beiden Armen gemessen.

Aus ungeklärten Gründen kann in Einzelfällen eine sog. auskultatorische Lücke (Ausfall der Arterientöne innerhalb der Amplitude zwischen systolischem und diastolischem Druck) vorkommen (Gefahr, den diastolischen Druck zu hoch abzulesen).

Der Blutdruck ist ein *Augenblickswert.* Der systolische und der diastolische Druck werden zeitlich nacheinander, also nicht simultan, gemessen. Der Blutdruck schwankt spontan in erheblichem Ausmaß. Man kann bei wiederholten Messungen oder bei der Messung am anderen Arm mit einer Differenz von systolisch bis zu 10–15, diastolisch von 5–10 mm Hg rechnen.

Die Blutdruckmessung kann erst dann wiederholt werden, wenn im Meßarm jede Stauung, die um so stärker wird, je mehr Zeit zum Ablesen des systolischen und diastolischen Drucks verstreicht, verschwunden ist. Eine erneute Messung ist dann erst nach 2–3 min möglich. Weitere *Fehlerquellen* bestehen in zu dickem Oberarm <28 cm Umfang (Mißverhältnis Manschettenbreite zum Umfang), im Kreislaufkollaps treten keine Arterientöne auf.

Moderne automatische Geräte benutzen zur fortlaufenden Blutdruckmessung die Größe der Druckamplitude in der Manschette. Dadurch werden die diastolischen Werte etwas niedriger gemessen (ca. 5 mm Hg). Der Wert von *fortlaufenden Messungen* (alle 3–5 min über 1 h, oder alle Stunde über 1 Tag) besteht in der Vermeidung einer erwartungsbedingten Blutdruckerhöhung („Weißkitteleffekt"). 10–20% von medikamentösen Hypertonietherapien können angeblich dadurch vermieden werden. Als *Hypertonie* wird ein dauernd erhöhter Wert von mehr als 140/90 mm Hg, als *Hypotonie* einer von dauernd weniger als 100/60 mm Hg bezeichnet.

6.7 Messung von Umfanggrößen

Halsumfang, Bauchumfang, Brustumfang inspiratorisch und exspiratorisch, sowie Umfange von Ober- und Unterschenkeln sollen gemessen werden.

Für den Verlauf bestimmter Erkrankungen (Struma, Leberzirrhose, Emphysem, Phlebothrombose) sind die genannten Umfangsgrößen wichtig.

6.8 Haltung

Die **Körperhaltung** zeigt die Funktion der Wirbelsäule, des Brustkorbes und die Innervation der Rumpfmuskulatur an. Die Steife bzw. die Verbiegung der Wirbelsäule ergibt schwere Fehlhaltungen, durch welche der Patient erheblich beeinträchtigt und im Gang behindert sein kann.

Körperbewegungen teilt man in sog. willkürliche und unwillkürliche ein. Willkürliche Körperbewegungen werden durch Aufforderung geprüft. Unwillkürliche Körperbewegungen beziehen sich z. B. auf Mitbewegungen der Arme beim Gehen, überhaupt auf alle Bewegungen, die während eines Gespräches durchgeführt werden. Zu ihnen gehören auch alle Tics, Zittern von Augenlidern, Augenbewegungen und Zucken der Mundwinkel, auch der Tremor des Kopfes und der Extremitäten. Der **Tremor** der Hände ist eines der führenden Symptome zur Feststellung einer Hyperthyreose, wenn er feinschlägig ist, aber in seiner gröberen Form wird er auch als Frühsymptom der Alkoholintoxikation und beim Delirium tremens feststellbar sein. Oft ist er nur ein Zeichen allgemeiner Ermüdung. Als Symptom für eine schwere neurologische Störung kommt er grobschlägig bei Parkinsonismus und als Tremor beim Zeigeversuch (Intentionstremor) bei der multiplen Sklerose vor.

Zum Nachweis des feinschlägigen Tremors bei Hyperthyreose bittet man den Patienten, die Augen zu schließen und die Arme nach vorn auszustrecken. Ein auf die gespreizten Finger gelegtes Blatt Papier verstärkt den oft kaum sichtbaren Tremor der Hände. Oft kann der Tremor bei Hyperthyreose besser zu fühlen als zu sehen sein.

Grobe *Krampfanfälle* (Konvulsionen) werden während einer Untersuchung nur selten erlebt. Hier kommt es v. a. auf die Beobachtung an, ob die Bewegungen einseitig oder beiderseitig verlaufen. Der Krampfanfall sollte eingehend mit allen Einzelheiten, Dauer und Einzelvorgänge, Datum und Uhrzeit und Namen des Beobachters festgelegt werden.

Als Zwangsbewegungen bezeichnet man athetotische, wurmförmige Bewegungsabläufe (s. S. 251, Neurologische Untersuchung).

6.9 Gang

Der intakte freie Gang als typisches Beispiel für unwillkürliche Bewegungen beweist, daß im Gleichgewichtszentrum und Zentralnervensystem keine Störungen vorliegen, wenn grobe ossäre Veränderungen, wie bei Morbus Bechterew oder Zustände nach Frakturen, Körperverletzungen, Operationen oder Gelenkaffektionen ihn nicht behindern (Parkinsonismus, ataktisch gestörter Gang, Fallneigung nach einer Seite, Steppergang, Personäuslähmung, Krampflähmung; s. neurologische und orthopädische Untersuchung (s. S. 209).

Es ist oft ausgesprochen schwer, Bewegungsbehinderungen beim Gang oder der oberen Extremitäten in ihrer Ursache gleich auszudeuten, da diese – oft nicht leicht erkennbar – durch eine Gelenkaffektion, durch einen Muskelschwund oder aber durch eine neurologische Störung hervorgerufen werden können.

6.10 Sprache

Die ungestörte Sprache ist eine Leistung des Zentralnervensystems. Schwere *Sprachstörungen* sind ohne weiteres sofort erkennbar, leichte lassen sich durch das Nachsprechen von sog. Zungenbrechern bezüglich der Sprachleistung gut überprüfen. Sätze wie „Die Katze tritt die Treppe krumm", „Dritte reitende Artilleriebrigade" oder „Liebe Lili Lehmann" geben darüber Auskunft, ob eine sog. *Dysarthrie* vorliegt (s. Neurologischer Befund). Bei Herdschädigungen der dominanten Großhirnhälfte (Rechts-/Linkshänder) kommt es oft zur Sprachstörung in Form der *Aphasie* (sensorisch, motorisch, global).

Weitere Sprachfehler wie Lispeln, Stottern oder *Stammeln* können erkannt und evtl. in die psychopathologische Situation des Patienten mit eingearbeitet werden. Die abgehackte sog. skandierende Sprache der multiplen Sklerose ist als Frühsymptom oft sehr eindrucksvoll.

Darüber hinaus kann man aus der *Tonhöhe* der Sprache feststellen, ob diese dem Alter und dem Geschlecht des Patienten entspricht. Hormonbehandlungen mit männlichen Geschlechtshormonen bei Frauen verursachen ebenso wie Tumoren, die männliche Geschlechtshormone produzieren, eine tiefe Stimme. Der männliche Eunuch spricht ausgesprochen hoch. Sehr viel häufiger findet man natürlich Abweichungen der Stimme bei Erkältungen, bei Entzündungen des Larynx. Man sollte bei *Heiserkeit* insbesondere an die *Stimmbandlähmung* durch Rekurensparese (Bronchialkarzinom!), vielleicht auch an eine Tuberkulose oder Karzinose des Larynx denken. Die Sprache kann auch durch Atemlosigkeit bei Herzinsuffizienz gestört werden (s. Untersuchung im Hals-Nasen-Ohren-Gebiet, S. 105).

6.11 Ernährungszustand

Der Ernährungszustand wird durch die Relation von Gewicht und Körpergröße beurteilt (s. „Gewichtsentwicklung" S. 30). Eine grobe Schätzung läßt sich aus der Beurteilung der Dicke einer Bauchfalte und einigermaßen genau aus der Beurteilung der Dicke einer Oberarmfalte herbeiführen. Von differentialdiagnostischer Bedeutung sind die *Verteilung der Fettpolster,* die *gleichmäßig* bei Überernährung oder *lokal* bei besonderen Formen der Fettleibigkeit sein können (Reithosentyp der sog. hyperphysären Form). Hierbei werden groteske Fettablagerungen um die Hüften und die Oberschenkel bei fast kachektischer Magersucht des Oberkörpers, meist bei Frauen, gesehen. Die *Erhebung der körperlichen Befunde* bei Mageren ist sehr viel einfacher und zuverlässiger als bei Fettleibigen. Die Palpation der Abdominalorgane wie Leber und Milz ist *bei fetten Bauchdecken unmöglich.* Die Perkussion des Herzens ist bei starken Fettpolstern ungenau.

Die Schallqualitäten der Perkussion sind ebenfalls stark beeinflußt. Bei sehr fettleibigen Patienten versagen alle Untersuchungsmethoden des Abdomens und der Brust. Lymphdrüsen am Hals und axillar sowie besonders inguinal können jedoch häufig erstaunlich gut getastet werden.

Bei mageren Bauchdecken, v. a. bei kachektischen Patienten können Resistenzen im Abdominalbereich sehr viel genauer getastet werden, so daß schon kleine *Skybala* als Tumoren fehlgedeutet werden können. Das Promontorium ist bei diesen Patienten meist druckschmerzhaft, es springt ebenso wie die pulsierende Aorta weit in das Abdomen vor und gibt ebenfalls Anlaß zu Fehldeutungen.

Ein hochgradiges Untergewicht kann sich bis zur sog. *Kachexie* steigern, diese kann Folge einer Fehlernährung, aber auch durch einen Tumor mit Appetitstörung sowie durch Durchfälle oder andere Verdauungsstörungen verursacht sein. Ein krankhaft vermehrter Energieverbrauch als Ursache einer Untergewichtigkeit muß durch Ausschluß einer Hyperthyreose überprüft werden. Bei jeder Untergewichtigkeit ist abzuklären, ob ein *Mißverhältnis zwischen Kalorienaufnahme* (Eßmenge) und *Kalorienverbrauch* (Bewegungsgewohnheiten) besteht.

Die Ursache einer mangelnden Nahrungsaufnahme kann in einer psychischen Fehlhaltung wie bei der *Anorexia nervosa* junger Frauen und Mädchen liegen. Darüber hinaus führt jeder chronische Infekt zur Appetitlosigkeit und damit zur Untergewichtigkeit, aber auch Medikamentenabusus, Rauchen und *Alkoholismus.*

Untergewichtigkeit wie auch Übergewichtigkeit können über Jahre und Jahrzehnte bestehen, ohne dem betroffenen Patienten Beschwerden zu bereiten.

Den früher in den Vordergrund gestellten *Körperbautypen* wird heute eine geringere Bedeutung zugemessen, da nachgewiesen ist, daß sog. asthenische Patienten bei Veränderung der Lebenssituation, durch Nahrungsaufnahme oder durch Beruhigung von wirtschaftlichen und sozialen Situationen durchaus übergewichtig, also pyknisch, werden können. Die umgekehrte Entwicklung ist ebenso häufig. Der Dicke ist i. allg. ruhig, assimiliert, der Dünne ist mehr aufgeregt, er braucht also mehr Kalorien. Von *Gigantismus* spricht man oberhalb einer Größe von 195 cm, von einem *Zwerg* unterhalb einer Größe von 140 cm. Charakteristische Körperbildungen findet man beim sog. *eunuchoiden Hochwuchs,* der *Chondrodystrophie* mit normaler Rumpfgröße bei extremer Verkürzung von Armen und Beinen und beim *Turner-Syndrom* sowie beim Kretin, ebenso bei anderen Stoffwechselstörungen der Knochen, der Muskulatur und der Gonaden.

6.12 Haut

Der Internist oder Allgemeinarzt muß die Hautfarbe beurteilen.

Die *Gelbsucht* wird am deutlichsten auch bei geringen Graden in der Lederhaut (Sklera) des Auges gesehen, da hier jegliche Grundpigmentierung fehlt.

Bei hochgradigen Fällen kann die Farbe grünlichen Charakter am gesamten Integument annehmen (Verdinikterus). Als Rubinikterus bezeichnet man die mehr rötliche Variante der Gelbsucht. Die strohgelbe Farbe des Ikterus bei perniziöser Anämie entstehet aus einer Kombination von Gelbfärbung und Blutarmut. Bei elektrischem gelbem Licht kann man einen leichten Ikterus der Skleren nicht erkennen.

Eine leichte *Anämie* prüft man, indem man die Färbung der Bindehäute durch vorsichtiges Herunterziehen des unteren Augenlides beurteilt. Hier sind die peripheren Blutgefäße nicht der Wärmeregulation unterworfen.

In eindeutigen Fällen erscheint aber die gesamte Haut weiß, schlecht durchblutet und auch kühl. Zu berücksichtigen ist die große Differenz zwischen der geringen Pigmentation eines weißhäutigen Nordländers und der dunkleren Färbung eines Südeuropäers bis zur schwarzen Hautfarbe eines Afrikaners.

Die bläuliche Verfärbung der sog. *Zyanose* ist besonders an den Akren, d. h. an Nase, Zunge, Fingern und auch Ohren zu erkennen. Sie kommt dadurch zustande, daß vermehrt reduziertes Hämoglobin in den Kapillaren auftritt.

Zu beobachten ist darüber hinaus die *abnorme braune Pigmentierung der Haut* wie z. B. beim Morbus Addison, umschrieben in den Handlinien, aber auch fleckförmig an Lippen und Rachen. Generalisierte Pigmentationen kommen vor. Bei genauer Betrachtung der Haut sind fleckförmige Blutungen, Rötungen, Entzündungen, Kratzeffekte zu beobachten und zu deuten. Auf den typischen Sitz der sog. Roseolen bei Typhus abdominalis sei hier erneut hingewiesen. *Roseolen* sind stecknadelkopfgroße, rote Flecken, die bei Druck, z. B. mit einem Glasspatel, verschwinden, um dann beim Loslassen sofort wiederzukehren. Sie finden sich besonders an der Bauchhaut. Sie wechseln ihre Lokalisation, indem sie innerhalb von 1–2 Tagen verschwinden und an einer anderen Stelle neu wieder aufschießen.

Die Beschaffenheit der Haut gibt wichtige Hinweise. Sie ist *rauh* bei Vitaminmangel, bei Resorptionsstörungen des Magen-Darm-Traktes. Sie ist *gespannt* bei Entzündungen und bei Ödemen. Sie ist *trocken* und *schilfernd* bei Hypothyreose. Sie ist *feucht* bei Schweißausbruch, gleichzeitig *kühl* im Schock und überwärmt bei Fieberanfall. Die Haut der Extremitäten und der Handflächen ist *feucht* bei vegativ erregbaren Menschen. Differenzen der genannten Eigenschaften an analogen Körperstellen, besonders die Wärmedifferenz an Extremitäten ist durch einfaches Betasten leicht zu erfasen und kann Ausdruck einer arteriellen Durchblutungsstörung sein.

7 Dermatologische Untersuchung

M. Hagedorn

7.1 Allgemeine Voraussetzungen

Die Kenntnisse der Anatomie, der Physiologie und der Biochemie der Haut sind notwendige Voraussetzungen, um eine dermatologische Untersuchung durchführen und verstehen zu können. Hier wird auf die einschlägigen Lehrbücher verwiesen.

Die Dermatologie ist ein Fach mit stark morphologischer Ausrichtung, so daß es in erster Linie auf das Sehen und Erkennen neben dem Tastsinn in Form der Palpation ankommt. Erst in zweiter Linie spielen Hilfsinstrumente, wie z.B. die Lupe und die Brocqsche Kurette eine Rolle.

7.2 Anamneseerhebung

Ähnlich wie in den anderen medizinischen Fachgebieten kommt der Anamneseerhebung eine besondere Bedeutung zu. Dabei ist es vorteilhaft, die Familienanamnese, die eigene Anamnese und den allgemeinen Teil der speziellen Anamnese sowie die subjektiven Beschwerden zu erheben und nach der klinischen Untersuchung gezielte Fragen zur speziellen Anamnese und zur beruflichen Tätigkeit zu stellen. Diese Zweiteilung ist notwendig, weil gezielte Fragen das Erkennen der vorliegenden Effloreszenzen voraussetzen. Die Fragen in diesem Zusammenhang lauten z.B.: Waren zuerst die roten Flecken und dann die Blasen entstanden, oder entwickelten sich die Blasen auf unveränderter Haut? Bei dieser gezielten Anamnese wird häufig offenbar, daß der Patient keine fachmännischen Bezeichnungen verwendet (z. B. werden Quaddeln als Pusteln gedeutet etc.), so daß es wichtig ist, die Effloreszenzen, nach denen man fragt, dem Patienten am eigenen Körper zu zeigen.

7.3 Familienanamnese

In der Familienanamnese ist im Besonderen nach *genetisch bedingten Hautkrankheiten* (z. B. Psoriasis vulgaris, Ichthyosen, Atopie) zu fragen. Auch auf *Tumorerkrankungen,* wie z. B. Phakomatosen, Naevobasaliomsyndrom muß geachtet werden. Des weiteren ist es auch sinnvoll, besondere *Sonnenempfindlichkeiten* zu eruieren.

7.4 Eigene Anamnese

Die eigene Anamnese umfaßt neben den Kinderkrankheiten Fragen nach Frühmanifestationen eines chronischen Ekzemleidens, wie z. B. *Milchschorf und Beugenekzeme.* Bereits die Angabe, schon immer eine *trockene Haut* gehabt zu haben, kann differentialdiagnostisch von Bedeutung sein. Andererseis kann auch eine besonders *verletzliche Haut* im Kleinkindesalter diagnoseweisend sein (z. B. Epidermolysis-Gruppe). Selbstverständlich ist auch die Frage nach anderen Krankheiten (wie *z. B. Diabetes mellitus* etc.) und den in diesem Zusammenhang eingenommenen *Medikamenten.*

7.5 Spezielle Anamnese und Berufsanamnese

Die spezielle Anamnese beinhaltet Fragen nach der zu diagnostizierenden Hauterkrankung. Dabei wird nach erstmaligem Auftreten, nach dem Verlauf (persistierend oder rezidivierend) gefragt. Auch *jahreszeitliche Zusammenhänge* sind wichtig; so treten verschiedene Ekzemtypen (z. B. seborrhoisches Ekzem und Neurodermitis) bevorzugt im Herbst und Frühjahr auf. *Tageszeitliche Rhythmen* können ebenfalls von Bedeutung sein (z. B. Schwellungen der Augenlider morgens nach dem Aufstehen deuten auf eine Hausstauballergie oder eine Dermatomyositis hin). An dieser Stelle müssen die subjektiven Beschwerden des Patienten, wie *Juckreiz* und *Schmerzen* registriert werden.

Nun sollte die klinische Untersuchung, die weiter unten dargestellt wird, erfolgen.

Des Zusammenhangs halber wird hier jetzt die gezielte Anamnese und die Berufsanamnese dargestellt. Diese Vorgehensweise hat den Vorteil, daß es nicht nur möglich wird, eine Diagnose zu stellen, sondern auch Hinweise auf die Ursache zu ermitteln, was wiederum therapeutische Konsequenzen nach sich zieht.

In den zweiten Teil der speziellen Anamnese fließen die aus der klinischen Untersuchung vermittelten Kenntnisse der Effloreszenzen mit Farbe, Lokalisation, Verteilung, Konfiguration etc. ein. Hier werden Fragen, wie z. B. ob bestimmte *Nahrungsmittel, Konservierungsstoffe, Wespen- oder Bienenstiche, Sonnenbestrahlungen* den Hautveränderungen vorausgegangen sind, gestellt.

Die Berufsanamnese ist ebenfalls von Interesse, weil Hauterkrankungen häufig berufsbedingt sind. Die Frage nach der *beruflichen Tätigkeit* kann z. B. allergische Kontaktekzeme aufdecken.

7.6 Klinische Untersuchung

Die klinische Untersuchung wird am nackten oder mit Slip bekleideten Patienten vorgenommen. Voraussetzung ist ein geheizter Untersuchungsraum mit guten Lichtverhältnissen. Die *dermatologische Inspektion* umfaßt die Betrachtung des gesamten Integuments einschließlich der Schleimhäute. So beginnt man zweckmäßigerweise mit dem Kopf. Betrachtung der Haare samt Haarboden, der Ohren mit äußerem Gehörgang, des Gesichtes, der Augen und Mundschleimhaut (mit Spatel) vervollständigen die Kopfuntersuchung. Es folgen Hals mit Palpation der Lymphknoten, obere Extremitäten mit Nägeln, Achselhöhlen mit Lymphknoten und Stamm. Die Perianalzone wird am besten beim stehenden Patienten durch Rumpfbeuge vorwärts sichtbar gemacht. Zur Untersuchung des weiblichen Genitales ist unter Umständen ein gynäkologischer Untersuchungsstuhl notwendig. Bei den unteren Extremitäten muß auf die Fußsohlen, Zehenzwischenräume und Nägel geachtet werden.

Nach dem Betrachten der gesamten Haut kann nun die *Lokalisation* der Hautveränderungen und die Verteilung der Effloreszenzen angegeben werden.

Die *Verteilung* kann sein:
- zirkumscript (umschrieben)
- regionär (eine Körperregion betroffen)
- disseminiert (unregelmäßig verteilt)
- diffus (großflächig)
- generalisiert (gesamte Haut befallen)

Der Untersucher kann nach Registrierung der Lokalisation und Verteilung sich nun den Hautblüten, auch *Effloreszenzen* genannt, eingehender zuwenden.

Dabei bestimmt er die *Konfiguration* der Effloreszenzen:
- anulär (ringförmig)
- retikulär (netzförmig)
- lineär (strichförmig)
- gyriert (gewunden)
- polyzyklisch (vielbogig),

deren *Größe* in Millimetern oder Zentimetern,
und deren *Begrenzung:*
- scharf
- unscharf.

Am wichtigsten ist jedoch das Erkennen der Einzeleffloreszenzen. Dabei unterscheidet man Primäreffloreszenzen von Sekundäreffloreszenzen; eine scharfe Trennung ist oft nicht möglich und auch nicht notwendig.

Primäreffloreszenzen sind
- Macula (Fleck),
- Papula (Knötchen),
- Urtica (Quaddel),
- Vesicula (Bläschen) und
- Pusteln (Eiterbläschen).

Aus den Primäreffloreszenzen entwickeln sich die Sekundäreffloreszenzen
- Squama (Schuppe),
- Crusta (Kruste),
- Erosion (Schürfwunde),

- Ulcus (Geschwür),
- Atrophie (Gewebsschwund),
- Cicatrix (Narbe) und
- Rhagade (Hautriß).

Der *Fleck oder die Makel (Makula)* (Abb. 7.1 a) besteht aus einer alleinigen Farbveränderung der Haut. Alle Farben mit den unterschiedlichsten Schattierungen sind möglich und lassen durchaus Rückschlüsse auf den zu Grunde liegenden Pathomechanismus zu. Zum Beispiel sind weiße Flecken als Folge eines Pigmentverlustes, braune Flecken als Hinweis auf eine Pigmentvermehrung oder rote Flecken als Zeichen einer Kapillarerweiterung zu deuten.

Dem *Knötchen oder der Papel (Papula)* (Abb. 7.1 b) liegt eine Gewebsvermehrung zugrunde, so daß diese Effloreszenz gegenüber der umgebenden Haut erhaben ist. Während man von Papeln bei bis zu 1 cm großen Effloreszenzen spricht, werden größere als Knoten (Nodulus, Nodus) oder gar Tumor bezeichnet. Zwischen Papel, Nodulus und Tumor bestehen also nur quantitative Unterschiede. Papeln können bei einer Epidermisverdickung (z. B. Viruswarze) oder einer Verdichtung des Koriums (z. B. Dermatofibrom) oder aber bei einer Verdickung der Epidermis bei gleichzeitigem zellulärem Infiltrat im Korium (sog. zusammengesetzte Papeln wie z. B. bei Lichen ruber) vorkommen. Knoten und Tumoren reichen zumindestens bis ins subkutane Fettgewebe und können sich aus allen möglichen Zellstrukturen zusammensetzen (z. B. Neurofibrom, Liposarkom) (Abb. 7.1 b).

Bläschen (Vesikula) und *Blasen (Bulla)* sind mit Flüssigkeit gefüllte Hohlräume, wobei die Lokalisation der Blase von entscheidender Bedeutung ist (Abb. 7.1 c). So treten intraepidermale Blasen z. B. beim Pemphigus vulgaris und bei verschiedenen Viruserkrankungen auf. Die subepidermalen Blasen liegen im Papillarkörper oder oberen Korium und finden sich z. B. beim bullösen Pemphigoid und der Dermatitis herpetiformis Duhring. Wenn die Bläschen durch Fingerdruck verschoben werden können, besteht eine intraepidermale Blasenbildung durch Akantholyse, d. h. der Stachelzellverband ist aufgelockert, so daß die Flüssigkeitsansammlung verlagert werden kann (Nikolski-Phänomen II oder Pseudo-Nikolski positiv). Platzt die Blase, dann kann von einer subepidermalen Blase ausgegangen werden.

Die *Quaddel (Urtika)* (Abb. 7.1 d) stellt eine flüchtige, plateauartige Erhabenheit dar. Dabei handelt es sich um eine Weitstellung von Blutgefäßen aus denen Plasma austritt. Dieses Ödem preßt die Gefäße zusam-

74 Dermatologische Untersuchung

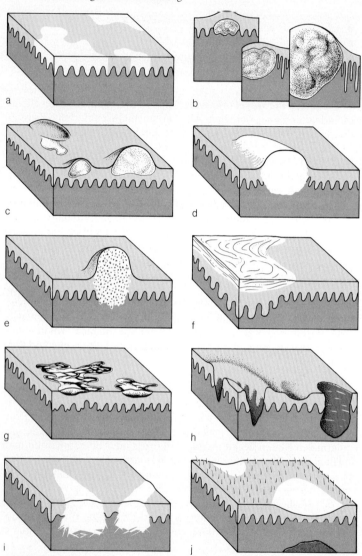

Abb. 7.1a–j. Effloreszenzen. **a** Makel; **b** Papel, Knoten und Tumor; **c** Bläschen und Blase; **d** Quaddel; **e** Pustel; **f** Schuppe; **g** Kruste; **h** Fissur, Erosion, Ulcus; **i** Narbe; **j** Atrophie

men, so daß zentral die Quaddel weiß wird, während der Rand rot bleibt. Quaddeln jucken und weisen eine teigige Konsistenz auf.

Die *Eiterbläschen oder Pusteln (Pustula)* sind mit Eiter gefüllte Bläschen, die entweder in einem Haarfollikel (sogenannte follikuläre Pusteln, z. B. bei Akne vulgaris) oder nicht follikulär (z. B. bei der Psoriasis pustulosa) angeordnet sind (Abb. 7.1 e). Der Pustelinhalt besteht aus Zelldetritus, Granulozyten, Fibrin und typischerweise aus Bakterien (z. B. Furunkel). Allerdings gibt es auch sogenannte sterile Pusteln ohne nachweisbare Bakterien (z. B. Psoriasis pustulosa). Diese Differenzierung erfolgt durch einen Ausstrich, der z. B. mit Methylenblau gefärbt wird.

Die Sekundäreffloreszenz *Schuppe (Squama)* stellt eine Verhornungsstörung dar, der entweder eine Retentionshyperkeratose oder eine Proliferationshyperkeratose zugrunde liegt (Abb. 7.1 f). Die Retentionshyperkeratose ist festhaftend (sog. Orthokeratose, klinisch z. B. Schwiele). Bei der Proliferationshyperkeratose kommt es zur überstürzten Verhornung (sog. Parakeratose, d. h. verdämmernde Zellkerne sind noch in der Hornschicht erkennbar, z. B. bei der Psoriasis vulgaris), so daß die Schuppen auch sehr leicht abgekratzt werden können (z. B. mit der Brocqschen Kurette).

Die *Kruste (Crusta)* entsteht nach oberflächlichen Hautdefekten und setzt sich aus geronnenem Blut und Zelltrümmern zusammen (Abb. 7.1 g).

Erosionen (Schürfwunden) sind auf die Epidermis begrenzte Defekte, die narbenlos abheilen (Abb. 7.1 h).

Dagegen sind *Ulzera (Geschwüre)* (Abb. 7.1 h) tieferreichende Substanzdefekte. Das Korium oder tieferliegende Gewebsschichten sind eröffnet, der Ulkusgrund hämorrhagisch belegt. Ein Ulkus heilt unter Narbenbildung ab.

Der *Hautriß (Rhagade oder Fissur)* (Abb. 7.1 h) ist ein spaltförmiger Substanzdefekt, der bis ins Korium reicht und meist schmerzhaft ist.

Der bindegewebige Ersatz eines Ulkus wird als *Narbe (Cicatrix)* definiert (Abb. 7.1 i). Meist weisen Narben eine verdünnte Epidermis auf, außerdem fehlen die Haarfollikel nebst Hautanhangsgebilden, so daß die Oberfläche glatt und glänzend erscheint.

Unter *Atrophie* versteht man eine Hautverdünnung, d. h. alle Schichten sind vermindert (Abb. 7.1 j). Bei der straffen Atrophie liegt eine derbe Haut vor, die nicht faltbar ist (z. B. Sklerodermie). Dagegen weist die schlaffe Atrophie eine zigarettenpapierartig gefältelte Hautoberfläche auf (z. B. Altershaut).

7.7 Histologische Untersuchung

Ganz im Gegensatz zu den Hilfsmitteln Lupe und Brocqsche Kurette, die zum besseren Erkennen der Effloreszenzen dienen, nimmt die histologische Untersuchung der Haut eine zentrale Stelle ein. Hauptindikation ist die Diagnosefindung und die Diagnosesicherung. Dabei haben sich vor allem die Stanzen (2–8 mm Ø) bewährt. Aber auch Kürettagen mit dem scharfen Löffel von der Haut aufsitzenden Knötchen (z. B. Virus- oder seborrhoische Warzen) sind geeignete Maßnahmen zur Gewebegewinnung. Tiefe Biopsien mit dem Skalpell sind bei subkutanen oder muskulären Erkrankungen durchzuführen. Bei Verdacht auf malignes Melanom darf auf Grund der Metastasierungsmöglichkeit nicht biopsiert werden. In diesen Fällen muß eine vollständige Exzision erfolgen (sog. Exzisionsbiopsie). Bei Verdacht auf Blutungsneigung ist eine besondere Sorgfalt (z. B. Blutstillung und Überwachung) angezeigt. Von besonderer Bedeutung ist auch die Wahl der Entnahmestelle, die durch die vermutete Erkrankung bestimmt wird. Als Faustregel kann man den Rand einer Effloreszenzenansammlung festlegen, so daß neben den krankhaften Veränderungen auch gesundwirkende Haut feingeweblich beurteilt werden kann. Unter Umständen sind auch mehrere Biopsien notwendig.

7.8 Untersuchungen der Hautanhangsgebilde, der Nägel und des Haarstatus

Eine verstärkte Talgsekretion wird als *Seborrhoe* bezeichnet, eine besonders trockene Haut als Folge einer verminderten Talgabsonderung als *Sebostase.* Die seborrhoische Haut glänzt und weist einen feinen Fettfilm auf, der in Arealen mit erhöhten Talgdrüsenanteilen besonders ausgeprägt ist (behaarter Kopf, Gesicht und V-Ausschnitt an Brust und Rücken; sog. seborrhoische Prädilektionsstellen). Sebostatische Haut ist trocken und zeigt eine sehr diskrete Schuppung.

Unter *Hyperhidrose* versteht man eine erhöhte Schweißsekretion vorallem in Gebieten mit zahlreichen Schweißdrüsen (Achselhöhlen, Handinnenflächen und Fußsohlen). *Anhidrose* ist dagegen ein völliges Sistieren bzw. eine Verstopfung der Schweißdrüsenproduktion bzw. Schweißdrüsenporen. *Dyshidrose* stellt eigentlich eine fehlerhafte Schweißdrüsenfunktion dar. Dermatologisch versteht man jedoch darunter ein besonderes morphologisches Substrat in Form von sagoartigen Bläschen an Palmae und Plantae. Die lokalisationsbedingte Hornschicht verhindert das Platzen der Bläschen. Pathogenetisch handelt es sich um ganz unterschiedliche Erkrankungen (z. B. endogenes Ekzem, Kontaktekzem).

Nägel können entweder im Bereich der Nagelplatte, des Nagelbettes oder der unmittelbaren Nagelumgebung erkranken, wobei Kombinationen häufig sind. Eine immer wiederkehrende Traumatisierung der Nagelplatte führt zum Bild der *Onychodystrophie.* Auch ein Pilzbefall (Onychomykose) kann zur Onychodystrophie führen. Makroskopisch liegt der Onychodystrophie eine Konsistenzveränderung der Nägel zugrunde, die von Aufsplitterung (Onychoschisis) bis hin zur vollständigen Zerstörung (Onycholysis) reicht, so daß nur ein krümeliges Material übrigbleibt. Die häufigen weißlichen Querstreifen werden als *Leukonychie* bezeichnet und weisen ebenfalls auf eine Mikrotraumatisierung hin. Erkrankungen innerer Organsysteme können ebenfalls Nagelveränderungen induzieren (z. B. *Koilonychie=Hohlnagel* bei Eisenmangelanämien; Uhrglasnägel bei chronischen Herz- und Lungenerkrankungen). Onychorrhexis bedeutet eine *Spaltung der Nägel* in Längsrichtung und kann ebenfalls auf verschiedene Grundkrankheiten hindeuten (z. B. Hyperthyreose, Vitamin A und B-Mangel, Unterernährung).

Die während der Fetalzeit bestehenden *Lanugohaare* verschwinden beim Neugeborenen, und es entstehen die *Vellushaare* und während der weiteren Entwicklung die *Terminalhaare.* Das *Haarwachstum* verläuft in verschiedenen Stadien (anagen=Wachstumsphase, katagen=Übergangsphase, telogen=Ruhephase).

Diese verschiedenen Haartypen können im sogenannten *Haarstatus* erfaßt werden. Dazu wird ein Haarbüschel herausgezogen und mit Hilfe des Mikroskops dann eine Bestimmung aufgrund der verschiedenen Haarwurzeln durchgeführt.

Normalerweise befinden sich etwa 85% in der Anagenphase, 1,5% in der Katagenphase und 10% in der Telogenphase. Dieser Haarstatus kann zur Erkennung der zugrundeliegenden Haarkrankheit eingesetzt werden. Ein wichtiges Unterscheidungsmerkmal des verstärkten Effluviums (Haarausfalls), das zum Krankheitsbild der *Alopezie* führt, ist die Feststellung, ob bei dem Haarausfall eine Vernarbung (dystrophische Alopezie) oder ein Haarausfall bei erhaltenem Haarfollikel besteht (telogene Alopezie). Letztendlich entscheidet dies, ob es sich um einen irreversiblen (Vernarbung) oder einen reversiblen Prozeß handelt. Aus dem Typ des Haarausfalls (reversibel oder irreversibel) und aus der Anordnung des reversiblen Haarausfalls (umschrieben oder diffus) sind entscheidende Rückschlüsse auf die Pathogenese möglich. So verursachen Zytostatika und Thalliumvergiftungen einen typischen diffusen Haarausfall, desgleichen die Typhuserkrankung. Bei der Lues II kommt es dagegen zu einem herdförmigen Haarausfall, der aber nicht vollständig ist, so daß ein mottenfraßähnliches Bild entsteht.

8   Untersuchung des Kopfes und des Halses

F. Anschütz

8.1 Schädel

Wenn in der Anamnese über Kopfschmerzen geklagt wird, muß besonders genau der Schädel in allen seinen Teilen abgeklopft und abgetastet werden.

Perkussion

Die Untersuchung erfolgt durch lockeres Klopfen aus dem Handgelenk mit den Fingerspitzen gegen die Kalotte und alle anderen Partien mit der Frage, ob der Patient einen über die Erschütterung hinausgehenden umschriebenen Schmerz lokalisieren kann.

Palpation

Man legt bei der Palpation des Kopfes beide Hände symmetrisch auf die Schädeldecke und palpiert durch die Haare hindurch, ob die Kopfhaut glatt ist, oder ob der Schädel Vorwölbungen oder Schmerzpunkte aufweist.

Auch diese Maßnahme ist besonders zur Aufdeckung von Metastasen wichtig. Hier finden sich auch Grützbeutel oder Abszesse. Jedenfalls sei man sich darüber klar, daß durch ein dichtes Haarkleid hindurch alle Veränderungen des Schädels und der Kopfschwarte nur durch Palpation festgestellt werden können. Es ist für den klinischen Untersucher blamabel, wenn grobe Veränderungen im Schädeldach erst durch eine Röntgenaufnahme des Schädels entdeckt werden, wo eine einfache Palpation den weiteren Untersuchungsgang hätte bereits früher in eine besimmte Richtung lenken können. Ebenso sind die Nebenhöhlen (Stirn- und Kieferhöhlen) zu untersuchen. Die Austrittspunkte des N. trigeminus, das Fora-

men supraorbitale (N. ophthalmicus), das Foramen intraorbitale (N. maxillaris) und das Foramen mentale (N. mandibularis) werden punktuell
palpiert, desgl. auch der Prozessus mastoideus. (s. auch Hals-Nase-Oh-
ren)

Kopfgröße und Körpergröße stehen in einem bestimmten Verhältnis
zueinander, das bereits bei der allgemeinen Inspektion beurteilt worden
ist. Trotzdem unterliegen Kopfform und -größe großen Variationen.

Einen zu kleinen Kopf bezeichnet man als **Mikrozephalus**. Er ist oft
begleitet von schweren geistigen Behinderungen bis zur Demenz. Der
Makrozephalus, d. h. die Vergrößerung des Kopfes, entsteht bei Kindern
als Folge einer behinderten Zirkulation der zerebrospinalen Flüssigkeit
(Hydrocephalus). Weitere Besonderheiten bietet die Ostitis deformans
mit einer erheblichen Verbreiterung und Deformität des Kopfes wegen
knöcherner Verdickung der Backenknochen (Löwengewicht) und die
sog. *Akromegalie* (Abb. 8.1) mit einer besonderen Vergrößerung des Kin-
nes und der Nase als Folge eines Hypophysentumors. Hier sind dann allerdings auch Hände und Füße vergrößert.

Von erheblicher Bedeutung für die innere Medizin ist die Beurteilung
der **Haare.** Die Haare können fettreich (Seborrhoe, M. Parkinson),
brüchig (Resorptionsstörung, Eisenmangel) oder trocken und borstig
(Hypothyreose) verändert sein. Ein besonders wichtiges Symptom ist der
Haarausfall (Alopezie). Der umschriebene Haarausfall ist ein sehr typi-

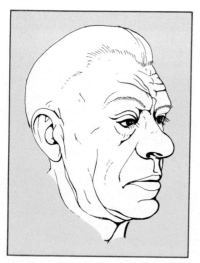

Abb. 8.1. Akromegalie

sches Symptom mit erheblicher differential-diagnostischer Bedeutung (z. B. Lupus erythematodes). Der allgemeine Haarausfall nach Vergiftungen und nach schweren Infektionskrankheiten (Typhus abdominalis) beunruhigt die Patienten meist sehr. Er muß, wenn er unter therapeutischen Maßnahmen, wie nach der Gabe von Zytostatika, vorkommt, dem Patienten vorher angekündigt werden. Bei den durch Infektionskrankheiten oder toxisch verursachten Alopezien sind meist nur die Haupthaare betroffen, während die Augenbrauen erhalten bleiben.

8.2 Gesicht

Weniger für die Diagnose als für die Beurteilung eines Krankheitszustands ist die Betrachtung des Patientengesichtes, v. a. für die Verlaufsbeobachtung, notwendig. Hier spiegeln sich die körperliche und die seelische Verfassung eines Menschen wider.

Das „gute, gesunde" Aussehen bzw. der erschöpfte Ausdruck eines Kranken hängen neben dem Ernährungszustand mit dem Wassergehalt des Unterhautzellgewebes zusammen. Schlaflosigkeit läßt die Züge schärfer heraustreten. Die Falten erscheinen dann vermehrt, während der ausgeschlafene Patient eine glatte Haut zeigt. Schon die geringfügigsten Veränderungen von Flüssigkeit zeigen sich so im allgemeinen Aussehen des Gesichtes.

Aus dem Gesicht läßt sich auch auf das *Alter des Patienten* schließen. Die Schätzung ergibt sich aus der Kombination von Hautbeschaffenheit und den dem Alter entsprechenden Falten an der Stirn, an der Nasenwurzel und der Haarfarbe und beim Mann aus dem entsprechenden Bartwuchs. Fehlen diese Eigenheiten, ist das Gesicht glatt, der Bartwuchs vermindert, die Falten geringer, so ist an eine *endokrine Störung* zu denken. Auch bei einer Reihe von langjährigen Diabetikern kann man die Diskrepanz zwischen dem „*biologischen Alter*" und dem „*Sonnenjahralter*" erkennen. Diese Patienten sehen jünger aus.

Umgekehrt weist ein *vorgealtertes Aussehen* oft auf einen arteriosklerotischen Gefäßprozeß und dessen Folgen wie Infarkt, arterielle Verschlußkrankheit, Zerebralarteriosklerose, Hochdruck u. ä. hin.

Bei der Betrachtung des Gesichts erkennt man sehr früh das *Ödem*. Besonders bei den weichen Häuten um das Auge herum bilden sich bei Nierenerkrankungen wassersüchtige Schwellungen und bewirken das typische Aussehen des Nierenkranken. Aber auch der Patient mit Herzin-

suffizienz, auch der Kranke mit einem sog. **Stokes-Kragen** (Verlegung der
V. cava superior, evtl. durch einen Tumor im rechten oberen Mediastinum) kann das gedunsene Gesicht, besonders um die Augen herum, zeigen. (Siehe Abb. 8.5, S. 87)

Das typische **„kachektische" Aussehen** nach Aushungerung bei Karzinom, bei Magenausgangsstenosen, langer Ulkuskrankheit, kurz bei allen
Formen von Unterernährung, besteht in tiefliegenden Augenhöhlen,
scharfen Nasolabialfalten, überhaupt in einem faltigeren Gesicht. Die
Backenknochen können stärker vortreten. Es kommt dann zur sog.
Facies hippocratica, z. B. beim „akuten Abdomen" (s. unten), aber auch
im Finalstadium von malignen, auszehrenden Prozessen. Ein besonderes
Bild bietet auch die **Hypothyreose** (Myxödem) mit der allgemeinen Neigung zur Wasseransammlung (Abb. 8.2). Die blasse Haut ist durch die begleitende Anämie bedingt. Andrerseits gibt es Patienten mit einer jahrelang bestehenden Hypothyreose, deren Aussehen erstaunlich wenig
verändert ist.

Das Gesicht bei **Thyreotoxikose** wirkt durch die großen, weit aufgeris-
senen Augen eher ängstlich, unruhig. Sie können hervorstehen und glän-
zen wegen der vermehrten Tränensekretion. Selten findet man aber auch
dabei eine vermehrte Wasseransammlung und ein Ödem um die Augen
herum. In einzelnen Fällen besteht eine Konjunktivitis als Zeichen des
beginnenden sog. **malignen Exophthalmus**. Die Haut dieser Patienten ist
glatt, warm und trocken.

Die Beweglichkeit des Gesichtes, beim Sprechen und bei jeder Art der
Bewegung ist bei M. Parkinson stark reduziert. Das hier **typische Masken-**

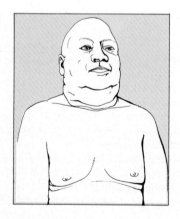

Abb. 8.2. Hypothyreose (Myxödem)

gesicht ist durch seine mimische Starre und seine eigenartig fettige Haut (sog. *Salbengesicht*) gekennzeichnet.

Am medialen Teil des Oberlides sieht man nicht selten gelbliche millimeterdünne Auflagerungen, die als *Xanthelasmen* bezeichnet werden und bei Fettstoffwechselstörung entstehen. Im Gesicht erkennt man besonders häufig Pigmentverschiebungen bei Gravidität (Chloasma gravidarum). Die obengenannten Hautverfärbungen wie Ikterus, Anämie, Zyanose, Plethora sind im Gesicht besonders deutlich erkennbar.

8.3 Hals

Die Beweglichkeit der Halswirbel wird auf zweierlei Weise geprüft:
- durch das aktive Bewegen des Kopfes,
- durch die passive Drehung des Kopfes durch den untersuchenden Arzt.

Besonders die *passive Bewegung des Kopfes* hat vorsichtig zu erfolgen.

> Die rechte Hand dreht den Kopf langsam hin und her, während die linke fest den Nacken umfaßt, um Knirschen und Reiben in der Halswirbelsäule zu ertasten.

Für die *aktive Beweglichkeit des Kopfes* gelten folgende Normwerte:
- Das Kinn kann bis auf das Brustbein gesenkt werden.
- Bei fixierter Schuler- und gerader Kopfhaltung kann der Kopf um 70–80° nach beiden Seiten gedreht werden.
- Bei geschlossenen Kiefern kann der Kopf so weit zurückgebeugt werden, daß zwischen Kinnspitze, Larynxknorpel und Sternum ein Winkel von 160–170° entsteht.

Passive oder aktive *Bewegungseinschränkungen* können folgende Ursachen haben:
- Eine Entzündung der Meningen verhindert das Beugen des Kopfes nach vorn gegen das Brustbein (Meningismus, Nackensteife).
- Entzündungsprozesse der Muskulatur im Halsgebiet.
- Behinderung der Bewegung durch Veränderung in der Halswirbelsäule (z. B. Spondylarthritis ankylopoetica, Wirbelmetastasen).

Bei einer Verkürzung eines der beiden Musculi sternocleido-mastoidei kommt es zu einer *Schiefhaltung* des Halses, dem sog. Schiefhals oder

Torticollis. Ältere Patienten leiden nicht selten an einem grobschlägigen Tremor des Kopfes bei M. Parkinson. Das Zucken des Kopfes und des Gesichtes („Tic") bedarf der neurologischen Abklärung.

Die Untersuchung des Halses auf tastbare *Lymphknoten* wird folgendermaßen durchgeführt (Abb. 8.3):

Der Untersucher legt dem ihm gegenüber sitzenden Patienten beide Hände mit gespreizten Fingern in den Nacken. Mit leichtem Druck auf die Fingerspitzen wird der Hals mehrfach von hinten nach vorn symmetrisch abgetastet, so daß Lymphknoten aber auch Entzündungsprozeße und Vorwölbungen erfaßt werden können.

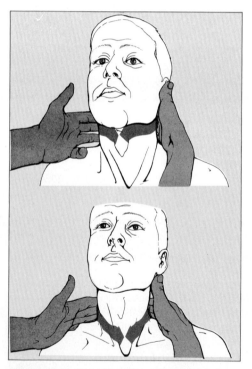

Abb. 8.3. Technik der Suche nach Halslymphknoten

Jeder Verdacht wird durch *Einzelpalpationen* kontrolliert. Die Palpation beginne in Höhe des Kinns und der Unterkiefer und dehne sich im Laufe der Untersuchung immer weiter abwärts aus, wobei dann der M. trapezius und die Supraklavikulargruben zusätzlich in die Untersuchung einbezogen werden. Auch kleinste, derbe, aber auch weiche Halslymphknoten müssen so ertastet werden können.

Lymphknotenvergrößerungen am Hals (Abb. 8.4) müssen näher analysiert werden bezüglich Zahl, Größe, Druckschmerzhaftigkeit sowie Verschieblichkeit (verwachsen oder frei beweglich).

Ein genaues *Ausmessen der Knoten* in mm, evtl. mit kleiner Zeichnung für das Krankenprotokoll, ist notwendig, da z. B. der Erfolg einer zytostatischen Therapie bei malignen Lymphknotenerkrankungen (M. Hodgkin, malignes Lymphom) durch die Verkleinerung der Lymphknoten beurteilt wird.

Die Differentialdiagnose von Lymphknotenerkrankungen kann manchmal schwierig sein. Man sollte in jedem Falle von vergrößerten Halslymphknoten sofort alle anderen Stellen, an denen vergrößerte Drüsen zu tasten sind, erneut genau untersuchen (inguinal, axillar, Ellenbeuge, Milz).

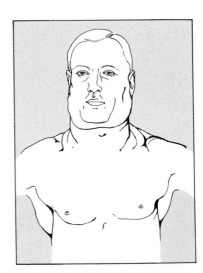

Abb. 8.4. Schwere generalisierte Lymphknotenschwellung bei Lymphogranulomatose

Bei der Betrachtung des Halses zeigt sich eines der wichtigsten Zeichen der Herzinsuffizienz, die **Halsvenenstauung**. Normalerweise sind beim sitzenden bzw. liegenden Patienten mit leicht angehobenem Oberkörper die Halsvenen kollabiert, so daß sie nicht sichtbar sind. Besteht der Verdacht, daß durch Muskulatur oder vermehrtes Fett- bzw. Bindegewebe eine gefüllte Halsvene nicht sichtbar sein könnte, so empfiehlt sich folgendes Vorgehen:

Man komprimiert mit der Länge des Zeigefingers schräg seitlich vorne die gesamte untere Halspartie, so daß sich kollabierte Venen wegen der so entstandenen Abflußbehinderung füllen müssen. Nach Füllung bzw. leichter Vorwölbung der Haut über der gestauten Vene entfernt man den Finger und beobachtet das evtl. Leerfließen von gestauten Venen als Ausdruck der Tatsache, daß ein ungestörter Abfluß in den Thoraxraum besteht. Die Prozedur kann sowohl links als auch rechts sowie bei verschiedener Drehung des Kopfes wiederholt werden. Bei hochgradiger Fettleibigkeit oder Ödem läßt sich mit dieser Methode eine Halsvenenstauung allerdings nicht ausschließen.

Eine Halsvenenstauung kann halbseitig oder doppelseitig vorhanden sein. Der einseitigen liegt ein Abflußhindernis vor dem Zusammenfluß der beiden Halsvenen in der V. cava superior zugrunde. Im allgemeinen besteht aber eine doppelseitige Halsvenenstauung durch ein Einflußhindernis im oberen Mediastinum im Bereich der V. cava superior oder durch eine chronische Insuffizienz des Herzens. Dann lassen sich die venösen Stauungen aber auch am Handrücken und am Arm nachweisen.

Die chronische **Herzinsuffizienz** verursacht als weitere Symptome eine Lebervergrößerung und meist Unterschenkelödeme, während ein verdrängender Prozeß an der Vena cava superior nur Stauungszeichen in der oberen Körperhälfte hervorruft. Es entsteht dann das als **Stokes-Kragen** bezeichnete Krankheitsbild (Abb. 8.5). Gerade hier steht die hochgradige Stauung der oberen Körperhälfte mit Arm- und Handödemen, Halsvenenstauung, Gesichtsödem in krassem Gegensatz zu dem oft mageren Aspekt der unteren Körperhälfte. An den Rippenbögen erkennt man dann häufig einen Umgehungskreislauf durch kleine Venen, meist rechts mehr als links.

Mit Hilfe der am Hals sichtbaren Venenpulsationen kann man das **Ausmaß der Stauungsinsuffizienz** bei Herzkrankheiten mit Druckerhöhung vor dem rechten Herzen in manchen Fällen recht gut abschätzen (Abb. 8.6). Wenn man von dieser Pulsation, welche dem oberen Spiegel der auf dem rechten Herzen ruhenden Flüssigkeitsäule entspricht *(A)*, eine waagrechte Linie bis zu einem Punkt *(B)* senkrecht über dem rechten

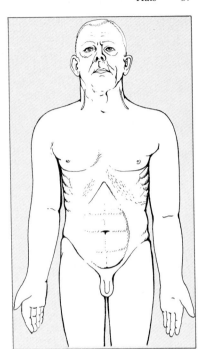

Abb. 8.5. Obere Einflußstauung
mit Ödem des Kopfes, der Brust
und der oberen Extremität (Stokes-
Kragen)

Herzen annimmt und von diesem Fixpunkt *(B)* die Höhe in cm bis zum
sog. phlebostatischen Nullpunkt *(C)* mißt, so entspricht diese Zahl dem
Venendruck in cm H_2O. Der phlebostatische Nullpunkt liegt auf einer
Sagittallinie durch den Thorax in Höhe des Ansatzes der 4. Rippe (Linie
D–E), und zwar bei $^3/_5$ des Thoraxdurchmessers zwischen Sternum und
Wirbelsäule. Wenn die Halsvene auch im Sitzen gestaut ist, läßt sich diese
Methode einer Schätzung nicht anwenden.

    Verstärkte Pulsationen der Karotisarterien sprechen für einen Pulsus
celer et altus bei erhöhter Blutdruckamplitude und Aorteninsuffizienz
(s. unten). Die unbedingt notwendige Auskultation der Karotis wird weiter unten genau beschrieben. (s. S. 155)

    Die Beurteilung der **Trachea** geschieht zunächst durch Palpation.
Liegt der Verdacht auf eine Einengung vor, sollte man den Patienten auffordern, kräftig mit leicht geöffnetem Mund ein- und auszuatmen. Der
Untersucher kann dann eventuell die in der Halsregion hörbare Stenose-
atmung feststellen.

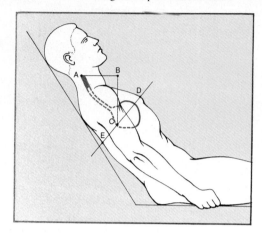

Abb. 8.6. Schätzung des Venendruckes aus der Halsvenenstauung am Patienten in halb-aufrechter Körperhaltung (Erläuterung s. S. 86)

8.4 Schilddrüse

Eine Schilddrüsenvergrößerung führt zur Verdickung des Halses. Da diese stark schwanken kann, ist eine häufigere Messung des Halsumfangs nötig. Die Untersuchung wird folgendermaßen ausgeführt:

Der Untersucher steht hinter dem Patienten. Dieser beugt den Kopf leicht nach vorne rechts. Wenn der Untersucher mit beiden Zeigefingern, am medialen Rand der Mm. sterno cleido-mastoidei einen leichten Druck ausübt und nun den Patienten auffordert, zu schlucken, gleitet die sich durch den Schluckakt anhebende Schilddrüse unter den palpierenden Fingern von unten nach oben und ist so in ihrer Größe, Form und Konsistenz beurteilbar. Das gleiche wird mit einer leichten Neigung des Kopfes nach vorne links erneut ausgeführt.

Dabei soll die *Beschaffenheit der Schilddrüse* auf folgende Eigenschaften geprüft werden:
- Konsistenz (derb, hart, weich),
- Verschieblichkeit,
- Schmerzhaftigkeit,
- Anwesenheit von Knoten,
- Verlagerungen oder
- sogar das Fehlen eines Palpationsbefundes.

Zeigt die Inspektion eine Rötung der Haut, kann diese auf eine Entzündung der Schilddrüse hinweisen. Eingeschränkte Verschieblichkeit gegen das umgebende Gewebe kann für eine maligne Entartung sprechen. Die palpatorische Untersuchung kann jedoch eine Struma nie völlig ausschließen, weil auch eine nur mäßig palpatorisch vergrößerte Schilddrüse als sog. *Tauchknotenkropf* bis weit in den Thorax hinein sich vorwölben kann. Dies entgeht i. allg. der Untersuchung und kann nur apparativ festgestellt werden.

Die Bedeutung einer *Schilddrüsenvergrößerung* (Struma) richtet sich ganz nach dem klinischen Bild. Sowohl bei Hypo- als auch bei Hyperthyreose, durch bösartige Geschwülste der Schilddrüse, aber auch bei euthyreoter Stoffwechsellage *kann* die Schilddrüse vergrößert sein.

Bei der Analyse einer Hyperthyreose kann man über der Schilddrüse oft *Geräusche* hören, die bei der Auskultation als systolisch-diastolisches Rauschen empfunden werden und durch die starke Durchblutung der Thyreoidea entstehen. Man kann dieses Geräusch manchmal als Schwirren tasten.

8.5 Mundhöhle

Die Untersuchung des Mundes beginnt mit der Inspektion der Lippen. Die Farbe der *Lippen* ist besonders charakteristisch für die Blutbeschaffenheit. Bei Zyanose erscheinen sie blau (Herzinsuffizienz, angeborener Herzfehler, Emphysem), bei Anämie blaß. Durch *Lippenschminken* wird häufig die eigentliche Lippenfarbe verdeckt. Besonders wichtig ist die Feststellung von *Rhagaden* und kleinen braunen Pigmentflecken bei Malabsorptionssyndrom. Auch bei anderen Magen- und Darmerkrankungen erkennt man nicht selten in den Lippenwinkeln kleine *Ulzera*, die äußerst schmerzhaft sein können. Teilweise kommt es bei Vitamin-B-Mangel zu erheblichen Borkenbildungen. An der Lippe selbst oder in der unmittelbaren Umgebung des Mundes sieht man bei fieberhaften viralen und bakteriellen Infektionen oft einen *Herpes labialis* (Erreger: Herpes simplex Virus), in Gruppen stehende Bläschen mit wasserhellem Inhalt von etwa Glasstecknadelkopfgröße. Bei der Pneumokokkenpneumonie findet er sich häufig auf der gleichen Seite der Lungenerkrankung, aber auch bei Malaria kommt er vor. Auch ohne Infekte wird der Herpes bei Frauen während der Menstruation beobachtet.

Nach Begutachtung der Lippen wird der Patient aufgefordert, den Kopf so auf die Nackenstütze des Untersuchungssofas zu legen, daß der Untersucher bei einer Öffnung des Mundes ohne viele Schwierigkeiten bis in den Rachen hineinsehen kann. Da die Untersuchung des Rachens durch Herunterdrücken des Zungengrundes mit dem Spatel für alle Patienten ausgesprochen unangenehm ist, muß der geübte Untersucher sich mit einem Blick über die weiter unten zu besprechenden Verhältnisse am Rachen, an den Mandeln und im Gaumen orientieren können. Dies ist nur möglich, wenn bereits vorher eine ideale Lage des Kopfes eingenommen wurde.

Nach Öffnung des Mundes und Lagerung des Kopfes wird bei geöffneten Zahnreihen der Spatel vorsichtig in die linke und rechte Seitentasche geführt, um Zahnreihen sowie die Mundschleimhaut genau inspizieren zu können.

Ein besonderer Blick gilt der *Austrittsöffnung der Parotis* links und rechts sowie den Zahnhälsen, dem *Zahnfleisch*, überhaupt dem Zahnbesatz, dem Aussehen der Zähne, dem Grad der Lückenhaftigkeit des Gebisses.

Dazu führt man den Spatel langsam von oben nach unten und drückt damit die Wangenschleimhaut nach außen.

Nur so lassen sich die typischen *braunen Pigmentflecken* der Addison-Krankheit an der bukkalen Mukosa sowie am Gaumen erkennen. Nur so wird man die weißen, spritzerartigen *Koplik-Flecken* bei Masern nicht übersehen und auch *Petechien* und Blutungen der Schleimhaut wahrnehmen. Eine *Gingivitis*, auch die *Wismutlinie* der marginalen Gingiva, die *Parodontose* mit den freiliegenden Zahnhälsen, Pigmentierungen, wie bei Bleivergiftungen mit ihren typischen blauen Linien an der Zahnschleimhaut *(Bleisaum)*, und natürlich umschriebene Eiterungen des Zahnfleischrandes werden dabei sichtbar.

Der Zustand des Gebisses ist oft Ausdruck der sozialen Stellung des Patienten, vielleicht auch dessen Indolenz. Die tonnenförmig gestalteten Zähne der angeborenen Lues werden heute nur noch selten gesehen (Hutchinson-Zähne).

Nach der Besichtigung der Mundschleimhaut wird der Patient aufgefordert, die *Zunge* herauszustrecken. Für den Internisten ist das wichtigste Zeichen hier die Trockenheit bzw. die *Feuchtigkeit* der Zunge. Eine *trockene Zunge* spiegelt für den Erstuntersucher oft am eindrucksvollsten eine Störung des Wasserhaushalts wider. Die vorsichtige Berührung der Zunge mit einer Fingerkuppe weist den Grad der Trockenheit aus. Der Patient gibt dann regelmäßig auf Befragen an, er habe Durst. Die Besserung dieses Symptomes kann bei Verlaufsbeobachtungen als Zeichen dafür genommen werden, daß der Wasserhaushalt wieder einigermaßen im Gleichgewicht ist. Bei der *Atrophie* der Zunge ist das normale feinhaarige Bild der einzelnen Papillen einer glänzenden Fläche gewichen. Meist ist die gesamte Zungenfläche betroffen, manchmal auch nur ein Teil. Hier liegen in der Regel Erkrankungen des Magen-Darm-Traktes oder *Resorptionsstörungen* vor. Die Atrophie der Zunge ist oft die Folge einer langen, hochdosierten Antibiotikatherapie. Man erinnere sich überhaupt daran, daß der Magen-Darm-Trakt insbesondere bei entzündlichen Erkrankungen oft im ganzen reagiert, so daß also eine Gastritis oder auch eine Kolitis durchaus ihr Korrelat in einer Veränderung der Zungenschleimhaut haben können. Für die Diagnose und Beurteilung der *Gastritis* ist z. B. der Zungenbelag charakteristisch. Hier ist er oft weißlich, mit dem Spatel ohne weiteres abkratzbar und verursacht dem Patienten den ausgesprochen schlechten Geschmack, der oft in einem direkten Verhältnis zu den Magenbeschwerden steht.

Es gibt eine ganze Reihe von weiteren Veränderungen der Zunge, die ihren großen diagnostischen Wert haben. Hier sei jetzt nur die *Himbeerzunge* des Scharlachs mit den einzelnen geschwollenen Papillen genannt. Bei der perniziösen Anämie findet sich oft neben der Klage über das *Zungenbrennen* eine ausgesprochen dünne, atrophische Zunge. *Leukoplakien* (umschriebene, weißliche Auflagerungen) oder eine sog. *Schwarzhaarzunge*, sind sehr auffallende Befunde. Bei *Pilzbesiedelung* können Zunge und Rachen mit einer weißen, nur mühsam abkratzbaren Schicht bedeckt sein.

Zur Untersuchung von Rachen und Kehlkopf s. Untersuchung im Hals-Nasen-Ohren-Gebiet, S. 105.

9 Untersuchung der Augen

A. Nover

Zu einer eingehenden körperlichen Untersuchung eines Patienten gehört auch die der Augen und ihrer Umgebung. Am Anfang stehen gezielte Fragen zur *Augenanamnese,* ob Sehstörungen – eventuell in der Familie – vorliegen bzw. bestanden haben, ob eine Brille – vielleicht nur zeitweise in der Kindheit – getragen wurde, ob Farben richtig gesehen werden, ob Nachtblindheit besteht.

Des weiteren können bereits einfache Untersuchungen bei gewöhnlicher Beleuchtung ohne besondere Hilfsmittel wichtige Hinweise auf das Vorliegen von Organ- und *Allgemeinkrankeiten* geben. So treten, um nur wenige Beispiele zu nennen, Augensymptome wie Nystagmus, flüchtige Doppelbilder oder vorübergehende Erblindung als Frühsymptome einer Enzephalomyelitis disseminata auf, oft schon Jahre bevor die neurologische Grunderkrankung diagnostiziert werden kann. Bei Klagen über *Sehstörungen* akuter, wechselnder oder chronischer Art muß man an zerebrale Durchblutungsstörungen oder einen Diabetes mellitus denken und ergänzende fachärztliche Untersuchungen veranlassen.

9.1 Inspektion

Bei der Untersuchung sollte man systematisch vorgehen und mit der äußerlichen Inspektion der Augen und ihrer Umgebung beginnen. Dabei ist die vergleichende Betrachtung beider Augen wichtig. Zu achten ist auf die *Größe der Augäpfel.* Eine ein- oder beidseitige Vergrößerung kommt bei angeborenem grünem Star (Hydrophthalmus) und bei starker Kurzsichtigkeit (Myopia magna) vor. Hinsichtlich der Lage der Bulbi oculi in den Orbitae bestehen zwischen rechts und links höchstens Seitenunter-

schiede von 1–2 mm. Ein *einseitiger Exophthalmus* spricht eher für einen
entzündlichen oder tumorösen raumfordernden Prozeß in der Augen-
oder in den angrenzenden Nasennebenhöhlen (mit Orbitaeinbruch). Die
meist *doppelseitige Protrusio bulbi* ist ein typisches Zeichen der endokri-
nen Orbitopathie. Weiterhin sollte man sich Schädelform, Gesichtshaut,
Lider und die weitere Umgebung der Augen ansehen. Das Fehlen des
lichtabsorbierenden Pigmentes im Auge führt zu auffälliger *Lichtscheu*
ohne sonstige Reizsymptome und findet sich bei extremer allgemeiner
Pigmentarmut (Albinismus). Bestehen außerdem *Lidkrampf* (Blepharo-
spasmus) und vermehrter *Tränenfluß* (Epiphora) so ist an Verletzungen
und Entzündungen der Bindehaut, Hornhaut oder Iris zu denken.

9.2 Krankhafte Befunde

Bei den Lidern ist zu achten auf deren Anlage, Form und Stellung einschließlich der Wimpernreihe und der oberen und unteren Tränenpünktchen. Man prüfe, ob der *Lidschluß* vollständig ist oder nicht. An Abweichungen von der Norm sind zu nennen Epicanthus, Defekte und
Spaltbildungen (Kolobome), ein- oder doppelseitiges Herabhängen der
Oberlider *(Ptosis)* bei kongenitaler oder traumatischer Schädigung des
M. levator palpebrae. Liegt eine dadurch bedingte Sehminderung vor,
muß frühzeitig eine operative Lidhebung vorgenommen werden. Die sogenannte *„Paragraphenform"* der Lidspalte kommt bei Tränendrüsen-
prozessen z. B. Dakryoadenitis (Abb. 9.1) vor, die Einwärtswendung der
Lidkante (Entropium) mit auf der Hornhaut reibenden Zilien (Trichiasis,
Abb. 9.2) und die Auswärtskehrung (Ektropium) mit *Rötung der Bindehaut,* Tränenfluß und Tränensee in der unteren Bindehautfalte (Abb. 9.3)
bei Alterserschlaffung oder nach Verletzung. Auffälligkeiten der Lidmo-
torik sind der *seltene Lidschlag* bei M. Basedow (Stellwag-Zeichen, normal ist 5–8-mal pro Minute) und der unvollständige Lidschluß *(Lag-
ophthalmus)* bei Facialisparese. Sowohl schleifende Wimpern als auch
das Offenbleiben der Lidspalte – vor allem nachts – bedeuten Gefahr für
Hornhaut und Sehvermögen, müssen also entsprechend mit Salbenschutz
oder operativ behandelt werden.

    Entzündliche Lidveränderungen sind an Schwellung und Rötung er-
kennbar. Ein *Gerstenkorn (Hordeolum)* mit Beteiligung der Umgebung
ist spontan oder auf Druck schmerzhaft, ein *Hagelkorn (Chalazion)* als
abgekapselter Knoten nicht (mehr); Schuppen- und Krustenbildungen an
den Lidrändern finden sich als *Blepharitis* beim Ekzem. Bestehen gleich-

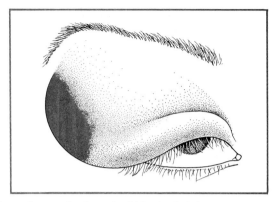

Abb. 9.1. Rechtes Auge: Paragraphenform der Lidspalte bei akuter Dakryoadenitis

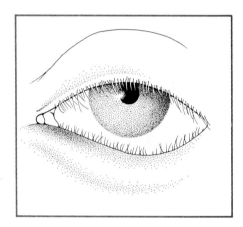

Abb. 9.2. Linkes Auge: Entropium des Unterlids mit Trichiasis

zeitig Ödem, Rötung und Jucken, dann ist an eine *allergische Reaktion* auf lokal angewendete Medikamente oder Kosmetika zu denken, die sofort abgesetzt werden müssen.

Nichtentzündliche Lidschwellungen kommen bei verschiedenen Systemerkrankungen, beim nephrotischen Syndrom, bei Stauungsinsuffizienz des Herzens und auch bei der Hypothyreose vor.

Unter den *Lidtumoren* ist das Basaliom am häufigsten und muß frühzeitig entfernt werden, da es infiltrierend wächst.

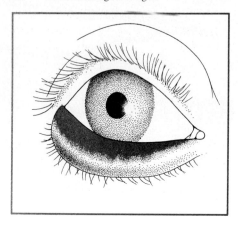

Abb. 9.3. Rechtes Auge:
Ektropium des Unterlids

Die *Tränendrüse* liegt epibulbär außen oben unter dem knöchernen Orbitarand. Sie ist beim Blick nach innen unten nur bei pathologischer Vergrößerung durch Entzündung oder Tumor sichtbar und palpabel (s. Abb. 9.1). Die häufig, vor allem bei Frauen im Klimakterium, vorhandene Unterfunktion der Tränendrüse führt besonders in trockener Luft, klimatisierten Räumen und bei Kontaktlinsenträgern zu chronischen konjunktivalen Beschwerden, dem *Symptomenkomplex des „trockenen Auges"* mit Fremdkörpergefühl, Brennen, Müdigkeitsgefühl und „Schwere der Lider."

Bei *Behinderung des Tränenabflusses* wird über lästiges Tränenträufeln und ein ständig feuchtes Auge (Tränensee) mit verschleiertem Sehen geklagt. Eine angeborene Tränenwegstenose, meist durch Verschluß der Hasnerschen Klappe, sollte frühzeitig durch Tränenwegspülung bzw. -sondierung beseitigt werden.

Die Untersuchung des Tränensackes geschieht durch Druck mit der Fingerkuppe auf die Tränensackgegend. Bei einer Dakryozystitis entleert sich dann aus dem ektatischen Tränensack über das untere Tränenpünktchen schleimiges oder eitriges Sekret.

Weiteres Vorgehen mit Spülung, Sondierung oder Operation der meist vorhandenen Tränenwegstenose ist nach Rückgang der Entzündungserscheinungen erforderlich.

Die **Bindehaut** überzieht die Innenseite der Lider (Conjunctiva tarsi) und einen Teil des Augapfels (Conjunctiva bulbi), dem sie als durchsichtige verschiebliche Schicht locker aufliegt.

Man kann sie sich besser sichtbar machen, wenn man das Unterlid abzieht und dabei nach oben sehen läßt bzw. das Oberlid hebt oder es auch ektropioniert. (s. unten)

Die hierzu notwendigen Handgriffe sind leicht zu erlernen und besonders nützlich bei oberflächliche Fremdkörpern, bei der Behandlung von Verätzungen und zur Erkennung typischer Bindehauterkrankungen mit Follikelbildung wie bei Frühjahrskatarrh, Trachom, Kontaktlinsenunverträglichkeit.

Zum Ektropionieren des Oberlides läßt man den Patienten nach unten sehen, nimmt Oberlid und Wimpern zwischen Daumen (unten) und Zeigefinger (oben), zieht das Lid nach vorne unten und drückt mit einem Stäbchen oder einem Finger der anderen Hand gegen die obere Deckfalte und die dort liegende Tarsuskante und stülpt nun die Lidkante nach oben, so daß der Tarsus umkippt und die Übergangsfalte (Fornix conjunctivae) und evtl. Fremdkörper der Bindehaut sichtbar werden.

Bei einer **Bindehautentzündung,** gleich welcher Ursache, ist die ganze Conjunktiva hochrot, und man erkennt die vermehrte Blutfülle in den einzelnen, oberflächlich gelegenen mit der Bindehaut verschieblichen Blutgefäßen (konjunktivale Injektion Abb. 9.4 a). Weitere Symptome sind

- Fremdkörpergefühl,
- Schwellung,
- Sekretabsonderung,
- Verklebtsein, besonders morgens,
- evt. Lichtscheu.

Abstrich und mikroskopische Untersuchung des Bindehautsekretes sind für eine kausale spezifische Therapie Voraussetzung.

Besteht eine mehr livide und tiefer liegende, nicht verschiebliche, besonders um den Limbus corneae lokalisierte Rötung (perikorneale, ziliare Injektion Abb. 9.4 b), so spricht dies für eine ernstere Erkrankung tieferer Augengewebe, z. B. der Hornhaut, Iris oder für ein **Glaukom.**

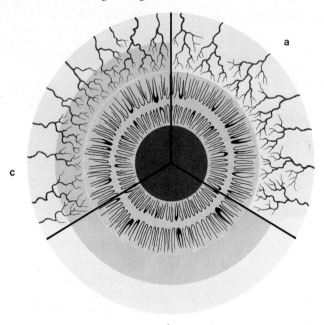

Abb. 9.4 a–c. Verschiedene Formen der Rötung eines Auges (Injektion). **a** Konjunktivale Injektion, **b** ziliare (perikorneale) Injektion, **c** gemischte (konjunktivale und ziliare) Injektion

Eine *flächige Unterblutung der Bindehaut (Hyposphagma)* nach Ruptur eines Konjunktivalgefäßes kann spontan nach Husten, Pressen oder körperlicher Anstrengung, aber auch nach Traumen auftreten. Bei wiederholtem Vorkommen ist an Arteriosklerose, Hypertonie und Diabetes zu denken.

In der an sich weißen Lederhaut können vor allem bei rheumatischen Erkrankungen knötchenförmige, umschriebene entzündliche Rötungen und Schwellungen vorkommen *(Episkleritis);* sie sind auf Druck schmerzhaft. Nach Abheilung bleiben in der Sklera oft atrophische Bezirke mit dunkel durchscheinender Uvea zurück. Eine Gelbfärbung der Sklera findet man beim Ikterus; eine exakte Beurteilung ist nur bei Tageslicht, nicht aber bei künstlicher Beleuchtung möglich.

Bei der *Betrachtung der Hornhaut* (eventuell unter Zuhilfenahme einer Vergrößerungslupe) fallen auch dem weniger geübten Untersucher schon geringe Abweichungen der Größe (Normwert 10,5 bis 11,0 mm Durchmesser) als Megalocornea, Hydrophthalmus bzw. Mikrocornea, Phthisis bulbi auf, ebenso wie stärkere Abweichungen der Form und Wölbung (Keratokonus Abb. 9.5). Diese führen zur Sehverschlechterung und sind stets Zeichen schwerer Augenveränderungen. Eine weitere fachärztliche Klärung ist erforderlich, unter Umständen ist eine Keratoplastik notwendig.

Glanz, Glätte und Durchsichtigkeit der normalen Hornhaut gehen bei Epithelschädigungen, zum Beispiel nach Traumen (Erosio corneae) oder durch Entzündungen (Keratitis, Narben) verloren. Oberflächendefekte kann man sich durch einen Tropfen einer 1 %igen Na-Fluoresceinlösung in den Bindehautsack grünlich anfärben und dadurch besser sichtbar machen. Der *Arcus senilis (lipoides)* ist eine schmale, grauweiße, halbkreis- oder ringförmige Trübung nahe dem peripheren Hornhautrand. Er hat bei älteren Menschen keinen Krankheitswert, bei jüngeren sind Untersuchungen des Fettstoffwechsels angezeigt. Die *Hornhautsensibilität* (Kornealreflex) kann mit einem fein ausgezogenen Wattefaden geprüft werden. Der Seitenvergleich zwischen rechtem und linkem Auge ist wichtig. Störungen kommen beim Herpes corneae und bei neurologischen Erkrankungen vor.

Die *Entzündungen der Regenbogenhaut,* (Iritis) oft zugleich auch des Strahlenkörpers (Iridozyklitis) kommen bei rheumatischen Erkrankungen vor, rufen eine (perikorneale) *ziliare Injektion* hervor (s. oben) und verursachen Sehverschlechterung sowie Druckschmerzhaftigkeit der

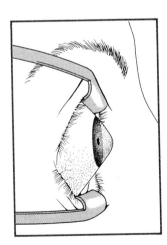

Abb. 9.5. Kegelförmige Verformung der Hornhaut (Keratokonus)

Bulbi, Trübung des Kammerwassers und eine verwaschene Irisstruktur wie auch Verziehungen der sonst runden Pupille. Sofortige fachärztliche Behandlung (Augendruckmessung!) ist neben der Suche nach der Krankheitsursache (Fokus) erforderlich.

Die Beurteilung der *Pupille* erstreckt sich auf deren Weite, Form und Reaktionen. Das kontinuierliche Wechselspiel des M. dilatator (Sympathikus) und des M. sphincter pupillae (Parasympathikus) wird von der Belichtung der Netzhaut gesteuert.

Erweiterte Pupillen (Mydriasis) findet man, wenn zur Diagnostik (Augenhintergrund) oder Therapie (Iritis) Medikamente wie Atropin, Scopolamin, Homatropin und andere gegeben wurden, aber auch nach Verletzungen der Iris (Sphincterrisse) und beim akuten Glaukomanfall.

Pupillenverengung (Miosis) tritt nach Applikation verschiedener antiglaukomatöser Medikamente, z. B. Pilocarpin, aber auch bei frischer Iritis (Irishyperaemie) und Morphiumeinfluß auf. Ungleich weite Pupillen (Anisokorie) d. h. Differenzen zwischen dem rechten und linken Auge finden sich z. B. beim *Horner-Syndrom* (Miosis, Ptosis und Enophthalmus) durch Lähmung der sympathisch innervierten glatten Augenmuskulatur oder aus lokaler Ursache bei Verklebungen der Iris mit der Linsenvorderfläche (Synechien) nach Iritis.

Die Prüfung der *Pupillenreaktionen* sollte bei hellem Tageslicht erfolgen (s. S. 256).

Man prüft die direkte Reaktion auf Licht, beobachtet am anderen Auge die indirekte (konsensuelle) Reaktion auf Licht und schließlich die Naheinstellung und Konvergenzreaktion, bei der sich beim Blick auf den nahe vor das Auge gehaltene Finger Pupillen verengen. Störungen der Pupillenreaktionen können durch Erkrankungen des Auges selbst (Irisverletzung, Synechien nach Iritis) oder durch zentrale Schädigungen der Nerven- und Reflexbahnen bedingt sein. Am bekanntesten ist das Argyll-Robertson-Phänomen nach Lues, wobei die direkte Lichtreaktion der Pupille fehlt, die Naheinstellungsreaktion aber normal ist.

Ein blindes Auge hat keine direkte Lichtreaktion der Pupille wohl aber eine normale konsensuelle Reaktion bei Belichtung des anderen (sehenden) Auges und auch eine Naheinstellungsreaktion (amaurotische Pupillenstarre).

Die Untersuchung der Augen ohne besondere Hilfsmittel ist bis zur Linse möglich. *Linsentrübungen* (grauer Star) können angeboren oder erworben sein (Trauma, Senium, Diabetes, chronische Hauterkrankungen). Trübungen im Pupillarbereich kommen auch bei der Retinopathia prämaturorum und beim Retinoblastom vor. Sie bedingen eine Sehminderung und bedürfen weiterer Klärung und Behandlung.

9.3 Augenmuskeln

Auf einfache Weise läßt sich auch die *Motilität* der Augen, also die Funktion der 6 äußeren Augenmuskeln, prüfen. Der gerade Außenwender (M. rectus externus) wird vom N. abducens (VI. Hirnnerv), der schräge Senker (M. obliquus superior) vom N. trochlearis (IV. Hirnnerv) und alle übrigen d. h. die drei geraden (Mm. rectus superior, rectus inferior, rectus internus) und der schräge Heber (M. obliquus inferior) vom N. oculomotorius (III. Hirnnerv) innerviert. Bei einer Oculomotoriusparese wird also der Bulbus nach außen unten abweichen, weil nur noch der Außenwender und der schräge Senker funktionieren.

Normalerweise stehen die Augen parallel und sind in allen Blickrichtungen frei beweglich.

Zu Untersuchung der Muskelfunktionen läßt man entweder auf Kommando Augenbewegungen in die einzelnen Blickrichtungen ausführen oder den Blick dem vorgehaltenen Finger folgen. Bei Zurückbleiben eines oder beider Augen in einer Richtung, unter Umständen mit der Angabe den Finger dann doppelt zu sehen, besteht Verdacht auf Augenmuskel- oder Blickparese.

Abweichungen der Augenachsen von der normalen Parallelstellung bedürfen der genaueren fachärztlichen Untersuchung mit orthoptischem Status, Prüfung der Sehschärfe, des Binokularsehens, der Refraktionsbestimmung und der Ophthalmoskopie. Man unterscheidet ein- und beidseitiges Einwärts-, Auswärts- und Höhenschielen.

Zur ersten Klärung verdeckt man ein Auge durch Vorhalten der Hand und läßt das andere auf den in 1 m Entfernung vorgehaltenen Finger schauen. Nimmt man dann die Hand von dem Auge weg und gibt damit das bis dahin verdeckte Auge frei, so macht es, wenn ein manifestes oder latentes Schielen vorliegt aus der inzwischen eingenommenen Schielstellung entsprechende Einstellbewegungen von innen, außen, oben oder unten.

Häufig sind schielende Augen auch schwachsichtig (amblyop) und müssen so früh wie möglich konsequent behandelt werden. (Orthoptik, Pleoptik)

Bei einem *Schielen (Strabismus),* das durch Lähmung eines oder mehrerer äußerer Augenmuskel bedingt ist (Lähmungsschielen) bestehen störende Doppelbilder, im Gegensatz zum meist schon in der Kindheit vorhandenen Begleitschielen. Der **Schielwinkel** ist dabei in den verschiedenen Blickrichtungen unterschiedlich groß und am größten in der Richtung, in die der gelähmte Muskel ziehen müßte. Beim Begleitschielen ist er in allen Blickrichtungen gleich groß.

Beispiel: Bei einer Abduzensparese am linken Auge sind Doppelbilder und Schielwinkel beim Blick nach links außen am größten, beim Blick nach rechts bewegen sich dagegen die Augen parallel, und es wird nicht doppelt gesehen.

Die Konvergenzprüfung erfolgt, indem man die eigene Nasenspitze oder auch einen nahe vor das Auge gehaltenen Finger fixieren läßt. Bei Konvergenzschwäche kommt es zur Abweichung eines oder beider Augen nach außen.

Augenzittern (Nystagmus), eventuell nur in den seitlichen Blickendstellungen vorhanden, kann seine Ursache im Auge selbst haben (Schwachsichtigkeit, Albinismus, Aplasie der Macula lutea) oder Begleiterscheinung einer organischen Erkrankung des zentralen Nervensystems sein (z. B. Enzephalo myelitis disseminata).

9.4 Augeninnendruck

Die Höhe des Augeninnendruckes ist auch für einige Allgemeinerkrankungen von Bedeutung. Der Normwert liegt zwischen 15 und 20 mm Hg. Im Coma diabeticum sind die Bulbi sehr weich, im hypoglykämischen Schock dagegen nicht. Geringe Druckerhöhungen machen unter Umständen keinerlei subjektive Beschwerden, stärkere Drucksteigerungen verursachen Kopfschmerzen, Sehen farbiger Ringe um die Lichter und Schleiersehen. Es besteht (unbehandelt) Erblindungsgefahr. Grobe Anhaltswerte über den Augendruck erhält man durch Palpation der Augäpfel aber nur, wenn ein Rechts-Links-Vergleich möglich ist. Exakte Meßwerte erbringt die Tonometrie, die auf jeden Fall erforderlich ist, wenn der Verdacht auf erhöhten Augeninnendruck (Glaukom) besteht. Grundsätzlich sollte bei jedem über 40-jährigen prophylaktisch der Augendruck gemessen werden.

9.5 Augenhintergrund

Die Untersuchung des Augenhintergrundes (Ophthalmoskopie) muß nicht nur der Augenarzt können, sondern auch der Allgemeinarzt, Internist, Kinderarzt und Neurologe, denn sie bringt wichtige Informationen. Es ist relativ leicht – wenn nicht Medientrübungen vorliegen – durch Spiegeln im aufrechten Bild mit einem elektrischen Augenspiegel, am besten nach vorheriger diagnostischer Pupillenerweiterung mit einem kurzwirkenden Mydriaticum in 12 bis 15-facher Vergrößerung Arterien, Venolen und Kapillaren, also einen Abschnitt der terminalen Strombahn zu sehen. Die **Venen sind dunkler und dicker,** als die Arterien (3:2), deutliche Wandverdickungen findet man bei der Arteriosklerose, Kaliberungleichheiten bei der Hypertonie und Netzhautblutungen beim Diabetes mellitus (ohne daß Sehstörungen bestehen müssen). Kontrollen sollten beim Diabetiker mindestens 1-mal jährlich durchgeführt werden. Am Sehnervenkopf (Papilla nervi optici) als vorgeschobenem Teil des Gehirns sind dessen Farbe, Form, Grenzen und Gefäße zu beurteilen. Die **normale Papille** ist rosarot, temporal etwas heller als nasal, in der Mitte mit kleiner zentraler Aushöhlung (Exkavation) und hat eine scharfe Begrenzung. Zumindest in Fällen unklarer Bewußtlosigkeit bei Anfallsleiden, bei fraglichem Hirntumor, zum Ausschluß einer **Stauungspapille** (Abb. 9.6) vor beabsichtigter Liquorentnahme, bei Schädelverletzungen, zerebralen

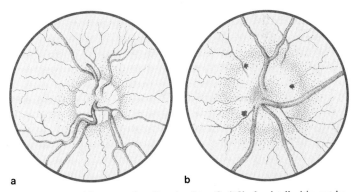

a   b

Abb. 9.6 a, b. Augenhintergrund. **a** Regelrechter Gefäßbefund, allseitig gut begrenzte Sehnervenscheibe (Papille), **b** Stauungspapille bei erhöhtem Hirndruck; Papillengrenzen allseitig unscharf, Venen gestaut, einzelne Blutungen am Papillenrand

Gefäßprozessen wie auch bei plötzlicher Erblindung ist eine frühzeitige orientierende Untersuchung mit dem Augenspiegel notwendig. Je nach dem ist dann der Augenarzt hinzuzuziehen.

Zur einfachen Untersuchung des *Farbensinns,* der angeboren oder auch nach Augenerkrankungen gestört sein kann, stehen pseudo-isochromatische Farbtafeln zur Verfügung. Am verbreitetesten sind die Tafeln von Ishihara bzw. Stilling, die nur der Farbentüchtige lesen kann. Zur genaueren Differenzierung einer eventuell vorliegenden Farbsinnstörung benutzt der Augenarzt die Farbenmischung am Anomaloskop.

Weitere Funktionsprüfungen der Augen wie die Bestimmung der Sehschärfe und des Gesichtsfeldes gehören zunächst nicht zur ersten allgemeinen körperlichen Untersuchung, sind aber bei bestimmten Allgemeinerkrankungen und im Rahmen einer eingehenden neurologischen Untersuchung notwendig (s. S. 251).

10 Untersuchung
im Hals-Nasen-Ohren-Gebiet

C. von Ilberg

Die Erkennung und Beurteilung von Erkrankungen der Ohren, Nase und der Halsorgane sollten wegen ihres erheblichen allgemeinen Erkenntniswertes jedem Arzt geläufig sein. Die Erlernung spezieller Spiegeltechniken auf diesem Gebiete stellt hierzu die Voraussetzung dar.

10.1 Äußeres Ohr

Die Untersuchung des Ohres beginnt mit der *Inspektion* der Ohrmuscheln, deren normales Faltenrelief in Abb. 10.1 dargestellt ist. Fehlstellungen und Mißbildungen der Ohrmuschel sollten als Hinweis auf Fehlbildungen an anderen Organen gewertet werden (z. B. Dysostosis mandibulofacialis, Mittelohrmißbildungen). Bestimmte Hauterytheme oder Exantheme (Psoriasis, allergische Dermatitis) werden hier primär sichtbar. Auch spezielle Effloreszenzen wie Gichttophie (Abb. 10.2), Basaliome oder Hauttumoren fallen hier gelegentlich regelrecht ins Auge. Man werfe auch einen *Blick hinter die Ohrmuschel* des Patienten (Impetigo, Basaliome, Lymphknoten, Masern, Erythem).

Die Beurteilung des äußeren Ohrs wird durch Inspektion des *äußeren Gehörgangs* ergänzt. Bereits ohne Trichter sind Infektionen, Furunkel, Ekzeme (Juckreiz!), Ohrsekretionen, Gehörgangsstenosen und Atresien zu erkennen. Aspekt und Geruch des Ohrsekrets sind zu vermerken (Abstrich!). Die Schmerzhaftigkeit von Ohrmuschel und Gehörgang solle geprüft werden. Sensibilitätsstörungen des äußeren Gehörgangs (Hitzelsberger-Zeichen) deuten auf Trigeminusstörungen im inneren Gehörgang hin (z. B. bei Akustikusneurinomen).

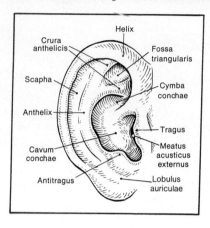

Abb. 10.1. Normales Faltenrelief der Ohrmuschel. (Aus Boenninghaus 1990)

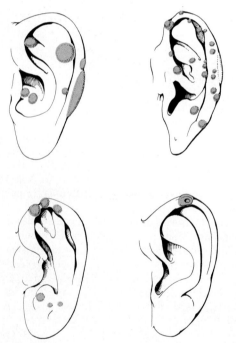

Abb. 10.2. Gichttophi am Ohrknorpel

10.2 Trommelfell

Das Trommelfell selbst ist wegen der Knickung des Gehörganges meist nur mit dem Ohrtrichter einsehbar.

Für die Spiegeltechnik gelten folgende allgemeine Richtlinien:

> Die Spiegelung von Nase, Rachen und Kehlkopf wird überlicherweise am sitzenden Patienten vorgenommen. Der Patient sitzt auf dem Untersuchungsstuhl dem Arzt gegenüber. Durch Drehung des Untersuchungsstuhles zur Seite wendet der Patient dem Untersuchenden sein rechtes oder linkes Ohr zu. Die Lichtquelle befindet sich vom Arzt aus gesehen links neben dem Kopf des Patienten. Der für die Untersuchung notwendige Stirnspiegel wird vor das linke Auge des Untersuchers geklappt, so daß der Arzt durch dessen Öffnung blickt (bei Spiegelung mit dem rechten Auge muß die Lichtquelle rechts vom Kopf des Patienten plaziert sein). Der Stirnspiegel wird so eingestellt, daß der links (rechts) einfallende Lichtstrahl auf das zu untersuchende Organ des Patienten reflektiert wird, wobei das linke (rechte) Auge des Untersuchers ausschließlich durch die zentrale Öffnung des Stirnspiegels hindurchblickt (Kontrolle durch Verdecken des freien Auges!).

Es ist wichtig, daß der Arzt bei den Untersuchungen Sicherheit und Ruhe ausstrahlt. Der Patient wird vor Beginn der Spiegeluntersuchungen kurz darüber informiert, welche Untersuchungen vorgenommen werden sollen. Dies gilt insbesondere auch für Kinder. Auf das vorsichtige Handhaben der Instrumente, die zur Untersuchung notwendig sind, sei besonders hingewiesen. Vor allem sollte jede Art von schmerzhafter Berührung vermieden werden.

Die spezielle Untersuchung von Gehörgang und Trommelfell durch den Ohrtrichter geht in folgender Weise vor sich:

- Einnehmen der richtigen Untersuchungsposition Arzt – Patient (s. oben);
- Einstellen der Beleuchtungsquelle und des Stirnspiegels;
- die rechte Hand fixiert den Kopf des Patienten in optimaler Position;
- die linke Hand führt das Instrument vorsichtig ein;
- bei der Ohrspiegelung (Abb. 10.3) wird nun mit Daumen und Zeigefinger der linken Hand der Ohrtrichter in den Gehörgang einge-

führt, während der Mittelfinger die Ohrmuschel nach hinten leicht anhebt (Strecken des Gehörganges). Wenn die innere Haargrenze des Gehörganges erreicht ist, wird der Blick auf das Trommelfell freigegeben (evtl. müssen zuvor Zerumen oder Epithelschüppchen aus dem Gehörgang entfernt werden). Die Ohrmuschel kann jetzt losgelassen werden, so daß der Untersucher mit der freiwerdenden Hand den Kopf des Patienten optimal einstellen und halten kann. Zur Spiegelung des äußeren Gehörgangs und des Trommelfells kann auch ein „Otoskop" benutzt werden. Dies setzt jedoch die Reinigung des Gehörgangs voraus.

Die Orientierung am Trommelfell soll durch das Schema (Abb. 10.4) erleichtert werden. Sie erfolgt stets von der Struktur des Hammergriffs aus. Zunächst ist auf das *Kolorit* des Trommelfells (perlmuttgrau schimmernd) zu achten. Es kann gerötet (bei akuter Mittelohrentzündung), gelblich verfärbt (bei eitriger Mittelohrentzündung), narbig eingezogen, vorgewölbt oder perforiert sein. *Entzündliche Erscheinungen,* Sekret, Polypen erschweren die Beurteilung des Trommelfells. Die *Trommelfellperforationen* können zentral – bei bestehendem Randsaum – oder randständig auftreten (Abb. 10.5). Frische, z. B. *traumatische Perforationen* haben einen unregelmäßigen Rand und zeigen gelegentlich Blutungen. Grundsätzlich ist die Trommelfellinspektion auch mit dem Otoskop möglich. Nachteil: Beschränkte Verwendbarkeit, Schwierigkeit bei verschmutztem Gehörgang, Lichtqualität meist unzureichend.

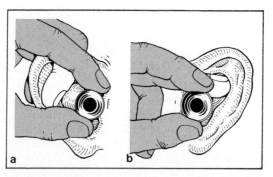

Abb. 10.3a,b. Einsetzen des Ohrtrichters in rechtes (**a**) und linkes (**b**) Ohr. (Aus Boenninghaus 1990)

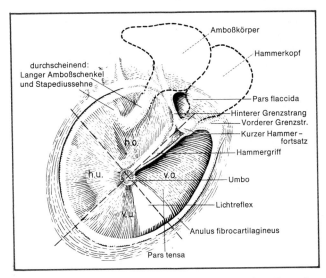

Abb. 10.4. Schematische Darstellung des rechten Trommelfells. (Aus Boenning-haus 1980)

10.3 Neurootologische Untersuchungen

Die exakte Bestimmung des *Hörvermögens* ist sicher nicht als Teil der üblichen körperlichen Untersuchung anzusehen. Dagegen kann der Untersucher wichtige Rückschlüsse aus der groben Prüfung der Sinnesorgane des VIII. Hirnnervs ziehen, sofern er die hierzu erforderlichen einfachen Prüfungsmethoden beherrscht. Gemeint ist die Exploration der *Hör- und Gleichgewichtsorgane.* Sie ist beispielsweise unerläßlich bei Untersuchung nach Schädel-Hirn-Trauma, zur differentialdiagnostischen Beurteilung kindlicher Entwicklungsstörungen, zum Ausschluß einer Schwerhörigkeit oder zur differentialdiagnostischen Abklärung vestibulär oder durch Blutdruckschwankungen bedingter Schwindelzustände. Das gleiche gilt für die *Riech- und Geschmacksprüfung.*

Das Hörvermögen wird durch Messen der Hörweite für das Verständnis der sog. Umgangssprache und der Flüstersprache einerseits und durch Prüfen des Tongehörs andrerseits bestimmt. Eine Hörweite für

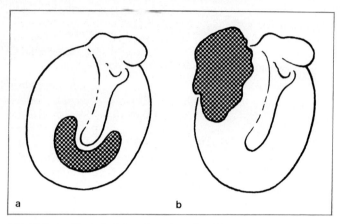

a   b

Abb. 10.5 a, b. Zentrale (**a**) und randständige (**b**) Trommelfellperforation. (Aus Boenninghaus 1990)

gesprochene ein- und mehrsilbige Wörter der Umgangs- und Flüstersprache von mehr als 6 m ist als normal zu betrachten. Die Hörweite
beider Ohren muß einzeln geprüft werden; das andere Ohr wird hierzu
vertäubt. Dies kann im einfachsten Fall dadurch geschehen, daß der
Patient mit dem Zeigefinger seinen Gehörgang verschließt und den
Finger dabei hin und her bewegt.

Eine zuverlässigere Vertäubung erfolgt durch die „Lärmtrommel".

Die einfache Prüfung des Tongehörs geschieht mit Hilfe der Stimmga-
beltests (Frequenz a_1=430–435 Hz). Nacheinander hält der Untersucher die stumpf angeschlagene Stimmgabel vor das rechte und das linke Ohr des Patienten und vergleicht so das Hörvermögen für
Luftleitung auf beiden Seiten. Danach wird die klingende Stimmgabel
auf die Schädelmitte fest aufgesetzt (*Weber-Versuch*).

Wird eine Lateralisation des Tons zu einer Seite – z. B. nach rechts – angegeben, kann dies entweder auf eine Schalleitungsschwerhörigkeit des
rechten Ohres oder eine *Innenohrschwerhörigkeit* des linken Ohres hinweisen. Der Normalhörende empfindet den Ton in der Mitte des Schädels.

Danach vergleichen wir das Hörvermögen für Luft- und Knochenlei-
tung eines Ohres *(Rinne-Versuch)* dadurch, daß wir die Stimmgabel
zunächst vor das zu prüfende Ohr halten und sie anschließend auf die
Oberfläche des Mastoids hinter dem Ohr fest andrücken.

Hört der Patient die Stimmgabel „hinter dem Ohr" länger als vor dem
Gehörgang, so weist dies auf eine *Schalleitungsstörung* des geprüften Ohres hin. Durch Kombination der Ergebnisse aller 3 Stimmgabelprüfungen
lassen sich Hörstörungen meist recht genau charakterisieren. Sie bedürfen selbstverständlich der späteren Ergänzung durch exaktere audio-
metrische Prüfungen wie Tonschwellen- und Sprachaudiometrie, Hirn-
stamm-, Hirnrindenaudiometrie u. a.

Die *Beurteilung der Gleichgewichtssinne* beginnt mit den üblichen
Untersuchungen des freien Stehens (Unterberger- und Romberg-Ver-
such) und der Gangabweichung (s. neurologische Untersuchung). Genaueren Aufschluß über die Funktionsfähigkeit der Vestibularorgane erhalten wir jedoch erst durch Beobachtung des Nystagmusverhaltens.
Unter *Nystagmus* versteht man ein gerichtetes Augenschlagen, das sich
aus einer langsam ziehenden und einer schnell schlagenden Komponente
zusammensetzt. Letztere definiert die Schlagrichtung des Nystagmus. Zu
seiner Beobachtung ist die Verwendung einer Leuchtbrille nach Frenzel
unerläßlich. Sie verhindert ein okuläres Fixieren und damit ein Unter-
drücken des Nystagmusgeschehens durch den Patienten. Wir unterscheiden zunächst einen Spontannystagmus (Ruhenystagmus) von einem Pro-
vokationsnystagmus z. B. durch Kopfschütteln, Blickrichtungswechsel,
Lagewechsel. Jeder einseitig betonte Nystagmus ist als pathologisch anzusehen.

Faustregel: Nystagmus nach rechts bedeutet entweder Untererregbar-
keit des linken Vestibularorgans oder Übererregbarkeit des rechten
Vestibularorgans, d. h. der Nystagmus schlägt zur Seite des stärker erregbaren Labyrinths.

Die genaue *Testung des Vestibularorgans* erfolgt thermisch durch Warm-
und Kaltreizung: Warmspülung (47°C) ruft Nystagmus zur gespülten Seite hervor, die Kaltspülung (17°C) dagegen einen Nystagmus zur Gegenseite. Entscheidend ist der Seitenvergleich des Nystagmusgeschehens.
Zwischen den einzelnen Spülungen des Gehörgangs sollte ein Zeitraum
von mindestens 1–2 min liegen.

Nystagmusschläge, die bei Drehung der Halswirbelsäule auftreten, bezeichnet man als *„Zervikalnystagmus"*. Diese deuten auf die Beteiligung der Halswirbelsäule bei Schwindelsymptomatik hin.

Die *orientierende Riechprüfung* nehmen wir mit einem vorbereiteten Sortiment von Riechstoffen vor (Geruchsstörungen werden von den Patienten oft fälschlich als Geschmacksstörungen angegeben!). Beide Nasenseiten sollten unabhängig voneinander geprüft werden (einseitige Riechstörungen bei Tumoren der vorderen Schädelgrube und nach Schädeltrauma). Auch bei völligem Fehlen des Geruchsvermögens werden „stechend riechende", d. h. schleimhautreizende Substanzen wahrgenommen (Trigeminusreiz).

Zur *Prüfung des Geschmackssinnes* werden Lösungen mit den Geschmacksqualitäten süß-sauer, bitter und salzig gezielt auf die rechte oder linke Zungenhälfte aufgetupft.

Weitere Hirnnervenprüfungen s. S. 256.

10.4 Nase und Nebenhöhlen

Die Beurteilung der Nase beginnt wiederum mit der Inspektion. *Deformitäten* der Nase, wie Schiefnase, Sattel- oder Höckernase deuten auf ein vorausgegangenes traumatisches Geschehen oder kongenitale Erkrankungen (z. B. Lues) hin. Mißbildungen oder entzündliche Reaktionen des Naseneinganges, z. B. Nasenfurunkel, Wangeninfiltrationen bei akuter Sinusitis maxillaris oder dentogenen Prozessen sind von großem diagnostischem Aussagewert. Zur Inspektion des Naseninneren benötigen wir eine besondere Spiegeltechnik.

Nach Einstellen des Stirnspiegels wird mit der linken Hand das Nasenspekulum entsprechend Abb. 10.6 nacheinander in beide Nasenöffnungen bis über die Härchengrenze des Naseneingangs hinaus eingeführt. Danach erreicht man durch vorsichtiges Aufspreizen des Instrumentes nach lateral einen guten Überblick über das Naseninnere. Das Instrument wird durch Abstützen mit dem linken Zeigefinger auf der Nasenspitze des Patienten gesichert. Mit der freien rechten Hand wird der Kopf des Patienten in eine optimale Position gebracht und so fixiert.

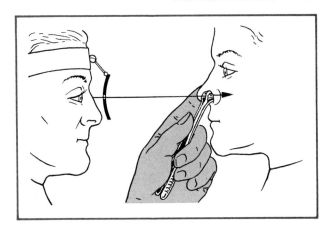

Abb. 10.6. Rhinoscopia anterior. (Aus Boenninghaus 1990)

Von allgemeinem Interesse ist die Beurteilung der *Schleimhaut der Nasen-
muscheln* – z. B. livide verdickt (bei allergischen und vasomotorischen Erkrankungen), entzündlich gerötet (bei akuter Rhinitis) oder borkig belegt
(bei Ozäna). Ferner haben wir auf die Position, auf Deviationen oder De-
formationen des Nasenseptums zu achten. Bei Neigung zu *Epistaxis (Na-
senbluten)* sehen wir häufig telangiektatische Veränderungen des Locus
Kiesselbachii im vorderen Septumanteil. Dies kann jedoch auch Ausdruck
besonderer Blutungsneigung, z. B. während einer Therapie mit Antikoa-
gulanzien, bei Hypertonus, bei M. Osler oder bei Blutgerinnungsstörungen
sein. Wir achten ferner auf *Nasenpolypen, Granulationen* (z. B. bei Wege-
ner-Granulomatose) oder eitrige Schleimabsonderung (Abstrich!). *Sep-
tumperforationen* können als Folge vorausgegangener Septumoperatio-
nen oder bei chronischer Chromsäureexposition beobachtet werden.

Die *hinteren Nasenabschnite* sowie der Nasopharynx und seine Strukturen werden mit Hilfe der Rhinoscopia posterior beurteilt. Dazu wird ein
stabiler Mundspatel sowie der kleine Nasopharynxspiegel benötigt.

Nach korrektem Einstellen des Stirnspiegels wird der Nasopharynxspiegel (mit der Spiegelseite) über der Flamme angewärmt (Temperatur am eigenen Handrücken kontrollieren!), anschließend führen wir
zunächst mit der linken Hand den Mundspatel in die Mundhöhle ein
und drücken mit dessen Spitze den Zungengrund behutsam aber kräf-

tig herab. In die so dargestellte Pharynxöffnung wird nun mit der rechten Hand der angewärmte Spiegel – ohne den Zungengrund dabei zu berühren – bis hinter die Uvula eingeführt. Jetzt wird der Patient aufgefordert, leicht durch die Nase zu „schnüffeln". Durch Kippen des Spiegels kann nun der Nasopharynx eingestellt werden (Abb. 10.7).

Zur Orientierung dient die markante vertikale Linie der hinteren Vomerkante. Zu beiden Seiten davon sehen wir die Choanalöffnungen, in denen die hinteren Enden der unteren und mittleren Muscheln erscheinen. Wir achten auf eitriges Sekret (aus den Nasennebenhöhlen), Choanalpolypen, Muschelhyperplasien. Durch leichtes Drehen des Spiegels stellen wir nacheinander das Dach des Nasopharynx, das rechte und linke Ostium Choanen einengenden Adenoiden, Tumoren oder Fehlbildungen (z. B. Choanalatresie) ab.

Die Nasennebenhöhlen (Stirn-, Keilbein-, Kieferhöhlen und Siebbeinzellen sind normalerweise einer direkten Inspektion nicht zugänglich. Eine grobe Orientierung über deren lufthaltige Räume erlaubt die *Diaphanoskopie.*

Im abgedunkelten Raum wird ein hierfür konstruiertes Lämpchen zunächst unterhalb der Augenbrauen beiderseits aufgesetzt. Die lufthaltigen Stirnhöhlen leuchten dabei hell auf. Anschließend wird der

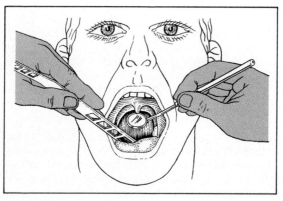

Abb. 10.7. Rhinoscopia posterior. (Aus Boenninghaus 1989)

Patient aufgefordert, das mit dem Glaszylinder geschützte Lämpchen in den Mund aufzunehmen und die Lippen fest zu verschließen, wobei nun auch die Kieferhöhlen aufleuchten.

Einseitige Verschattungen sind verdächtig auf Sinusitiden, Kieferhöhlenpolypen oder Zysten und bedürfen der röntgenologischen Abklärung.

Zu den einfachen Tests der Nasenfunktion gehört die Überprüfung der **Nasenatmung.** Die Durchgängigkeit beider Nasenhaupthöhlen läßt sich durch Andrücken jeweils eines Nasenflügels zum Verschluß der äußeren Nasenöffnung während der In- oder Exspiration durch die Nase auf eine Glasplatte rasch überprüfen (z. B. Ausschluß von Choanalatresien).

10.5 Mund und Rachen

Zur allgemeinen Untersuchung gehört die eingehende Inspektion des Mundes, der Mundhöhle und des Rachens.

Zur Inspektion von Mund und Rachen wird nach Einstellen des Stirnreflektors mit der linken Hand der Spatel in den Mund eingeführt und damit der Zungengrund vorsichtig, aber kräftig abwärts gedrückt.

Wir achten auf Rötung des vorderen Gaumenbogens infolge akuter katarrhalischer Entzündungen, Bläschen oder Aphthen. Einseitige Vorwölbungen mit Schleimhautrötung sehen wir bei peritonsillaren Abszessen. Die Uvula kann ödematös aufgetrieben sein, etwa beim Quincke-Ödem, bei Insektenstich oder akutem Rachenkatarrh.

Zur **Beurteilung der Tonsillenregion** muß der Spatel seitlich am Zungengrund der jeweiligen Seite eingesetzt werden. Der Normalbefund der Tonsillen ist sehr variabel. Die „normale" Tonsille kann atrophisch (vom vorderen Gaumenbogen völlig bedeckt) bis kugelig vorgewölbt (besonders bei Kleinkindern) sein. An ihrer Oberfläche erscheint sie glatt bis tief zerklüftet. Weißliche Pfröpfe in den Krypten sind kein pathologisches Zeichen. Weißliche Eiterstippchen, einzeln oder konfluierend, zusammen mit einer Schleimhautrötung (Angina) sowie Ulzera (Tumoren), spezifische Infektionen, asymmetrische oder beidseitige starke Hyperplasien sind dagegen Ausdruck pathologischer Vorgänge dieses Organs. Die genauere Beurteilung der Tonsillen erfolgt durch *Luxieren* und *Exprimieren mit Hilfe eines zweiten Mundspatels.* Hierbei zeigt sich gegebenenfalls ein trüb-seröses oder eitriges Exprimat (z. B. chronische Tonsillitis). Die zusätzliche Beurteilung der Tonsillen geschieht durch den mit einem Handschuh oder Fingerling geschützten Zeigefinger. Man tastet z. B. eine Infiltration bei Tumoren oder Leukosen. Nach Tonsillektomie entstehen in den Tonsillenbetten narbige Veränderungen.

An der Rachenhinterwand deutet eine *Schleim- oder Eiterstraße* auf das Vorliegen von Nebenhöhlenaffektionen hin (gegebenenfalls Rachenabstrich).

> Während mit dem Mundspatel die Zunge leicht heruntergedrückt wird, läßt man den Patienten den Vokal „a" phonieren. Hierbei hebt sich normalerweise symmetrisch das Gaumensegel.

Abweichungen machen auf zentrale Innervationsstörungen des Gaumensegels (im Bereich des IX. und X. Hirnnervs) aufmerksam.

Jetzt muß auch der *Foetor ex ore* beurteilt werden, da sich hier charakteristische Eindrücke feststellen lassen, die für die Abklärung und Beurteilung von Krankheitsbildern von großer Bedeutung sein können. Der Arzt darf sich nicht scheuen, den meist zurückhaltenden Patienten aufzufordern, ihn kräftig anzuhauchen.

Der normale Atem ist praktisch geruchlos. *Folgende Eigenschaften der Atemluft* lassen sich bei krankhaften Zuständen feststellen:

- Der Geruch nach Alkohol und Nikotin in der Ausatmungsluft, auf den der Patient nicht einmal vor Aufsuchen des Arztes verzichten konnte. Besonders wichtig bei der Beurteilung von bewußtlosen, vermeintlich Betrunkenen, deren Bewußtseinstrübung auf einer zusätzlichen Schädelhirnverletzung beruht.
- Der säuerliche Geruch des Patienten mit einer Gastritis, hier kombiniert meist mit dem beschriebenen Zungenbelag.
- Der urinöse Geruch des Urämikers.
- Der nach Obst riechende Atem des Patienten mit Azeton in der Ausatmungsluft (Praecoma diabeticum!).
- Der Geruch nach frischer Leber beim Patienten mit beginnendem Leberkoma. Der Foetor hepaticus steht oft in einem besseren Zusammenhang mit der Entwicklung dieses Krankheitsbildes als alle bisherigen labortechnischen Möglichkeiten.
- Selten ist heute der stinkende Atem bei Lungengrangrän nach Koliinfekt.

10.6 Kehlkopf

Die Palpation des Kehlkopfskeletts ist, zumal bei stumpfen Verletzungen, zur Erkennung von Frakturen und Prellungen bedeutsam. Krepitation, Luftemphysem und Hämatome haben wichtige diagnostische Aussagekraft und müssen daher erkannt werden. Für die Inspektion des Kehlkopfes benötigen wir wiederum eine besondere Spiegeltechnik, um den Winkel zwischen horizontalem Mundboden und vertikaler Pharynx-Kehlkopf-Passage zu überwinden.

Zunächst wird der Lichtstrahl mittels Stirnreflektor eingestellt. Der Kopf des Patienten wird in leicht reklinierte Haltung gebracht. Man fordert den Patienten jetzt auf, die Zunge gerade aus dem Mund herauszustrecken. Die Zungenspitze wird in ein Gazeläppchen eingeschlagen und mit der linken Hand vorsichtig zwischen Daumen und Mittelfinger festgehalten (vgl. Abb. 10.8). Durch leichte Pronation der linken Hand wird die Zunge quasi über den Mittelfinger „aufgerollt" und gleichzeitig durch diesen gegen die untere Zahnreihe geschützt. Mit dem freien linken Zeigefinger stützt man die Hand gegen die obere Zahnreihe des Patienten ab. Erst jetzt führen wir mit der rechten Hand den angewärmten Kehlkopfspiegel (etwas größerer Durchmesser als beim Nasopharynxspiegel) flach mit der Spiegelseite nach unten über den Zungenrücken hinweg, ohne diesen zu berühren und heben schließlich mit der Spiegelrückseite sachte den vorderen Gaumenbogen mit Uvula nach kranial-dorsal an. Durch entsprechende Spiegeldrehung gerät nun die weißlich schimmernde Epiglottis ins Blickfeld.

Die *Epiglottis* kann durch Quincke-Ödem, Insektenstich oder akute Epiglottidis ödematös aufgequollen oder gerötet sein. Sie verdeckt zunächst den Kehlkopfzugang. Man fordert daher den Patienten auf, die Laute „hi" oder „ä-hi" zu artikulieren und unmittelbar danach wieder tief ein- und auszuatmen. Dadurch wird ein Aufrichten der Epiglottis erreicht und der Blick auf die tieferliegenden Strukturen des Kehlkopfes freigegeben. Wir betrachten nun mit raschem Blick die Innenseite der Epiglottis, deren seitliche Falten und Taschenbänder. Besonders markant ist die gelb-weißlich glänzende Struktur der *Stimmlippen,* auf deren glatte Oberfläche und symmetrische Bewegung wir zu achten haben. Physiologischerweise sehen wir ein regelmäßig atemsynchrones

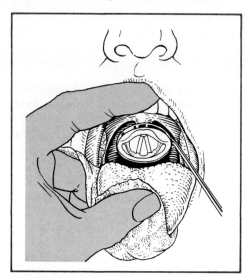

Abb. 10.8. Spiegeluntersuchung des Kehlkopfes. (Aus Boenninghaus 1990)

Öffnen und Schließen der Stimmritze: Inspiration – Öffnen, Exspiration – Halbschließen, Phonation – spaltförmige Glottis, Pressen – vollständiger Schluß der Glottis. Bewegungseinschränkungen einer Stimmlippe sehen wir bei einer Rekurensparese, zumeist als Folge grippaler Infekte, bei mediastinalem Tumorbefall aber auch bei Strumektomie mit Nervenläsion.

Unregelmäßige rhythmisch-klonische Bewegungen der Glottis sind Ausdruck einer zentralen *Schädigung des X. Hirnnervs* bei verschiedenen neurologischen Krankheitsbildern (multiple Sklerose, M. Parkinson u. a.). Polypen oder Frühstadien von Karzinomen der Stimmlippen befallen typischerweise die vordere Kommissur, die gelegentlich durch die überhängende Epiglottis mit der herkömmlichen Spiegeltechnik schlecht beurteilt werden kann. Durch Spiegelung im Stehen am sitzenden Patienten ist der Einblickwinkel hier zu verbessern (Abb. 10.8).

Durch die *Stimmritze* (Rima glottidis) hindurch gelingt meist noch der Einblick in die subglottische Region – Sitz des Ödems z. B. bei Pseudokrupp – und den Eingang der Trachea (bevorzugte Lokalisation bei Intubationsschäden). Dorsal und lateral des Kehlkopfes ist die tiefe Falte des Hypopharynx zu erkennen. Bei Störungen der Ösophaguspassage, z. B.

durch verschluckten Fremdkörper, bei Divertikel, Tumoren, Schlucklähmungen bei Vagusaffektionen, sammelt sich hier der Speichel zum typischen „Speichelsee".

Median sitzende Verdickungen zwischen Kehlkopfoberrand und Hyoid mit und ohne Hautfistelöffnung sind verdächtig auf eine mediale *Halszyste* oder *Fistel* (Differentialdiagnose: Schilddrüsenknoten; Szintigramm!). Laterale Halszysten tasten sich als weiche, glatt begrenzte Knoten zwischen Kieferwinkel und Sternocleidomastoideusvorderrand. (Differentialdiagnose: Lymphknoten, Speicheldrüsen).

Fest auf dem Unterkiefer aufsitzende Schwellungen mit Entzündungszeichen sind verdächtig auf *dentogene* Herkunft. Bei der Palpation ist zwischen *Infiltration* und Fluktuation (Abszeß!) zu unterscheiden. Als ergänzende diagnostische Maßnahme für die Untersuchung der Halsweichteile haben sich Sonographie, Schilddrüsenszintigraphie und gegebenenfalls Computertomographie bewährt.

Zur genaueren Inspektion der Region von Nase, Nasopharynx, Rachen und Kehlkopf gewinnt die Nasopharyngoskopie mit Hilfe des flexiblen Fiberglasendoskops zunehmende Bedeutung. Die Nasopharyngoskopie erlaubt darüber hinaus die funktionelle Beurteilung des Rachens und des Kehlkopfes während des Schluckaktes sowie während des Atmens und Sprechens.

10.7 Spezielle Untersuchung der Halsweichteile

Die allgemeinen Grundzüge über die Untersuchung des Halses s. S. 83.

Bei der speziellen Untersuchung der Halsweichteile werden zunächst die *3 Speicheldrüsenpaare,* Glandula parotis, lingualis und submandibularis durch Inspektion und Palpation untersucht. Bereits der erste geübte Blick des Klinikers erkennt die ein- oder beidseitige Schwellung der Glandula parotis bei infektiöser oder streßbedingter Parotitis (Abb. 10.9) oder einer Parotismischgeschwulst (pleomorphes Adenom). Typisch ist das schwellungsbedingte, abstehende Ohrläppchen. Gleiches gilt für das von der Nahrungsaufnahme abhängige Anschwellen der Submandibulardrüse bei *Sialolithiasis* sowie die häufig symmetrische weiche Schwellung aller Speicheldrüsen bei Parotitis epidemica (Mumps).

Üblicherweise ist die *Speichelflüssigkeit* klar. Bei eitriger Sialadenitis ergibt die Inspektion der Mundhöhle eitrigen Speichel an den Ostienaustritten (Abstrich!).

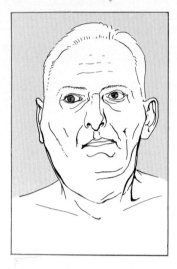

Abb. 10.9. Schwellung des rechten Kiefer-
winkels bei Parotitis nach Herzinfarkt

Die Glandula sublingualis kann entzündlich angeschwollen und beiderseits der Zunge vorgewölbt in Erscheinung treten. Nicht zu übersehen
ist die typische bläuliche, sublinguale Vorwölbung der „Ranula", eine
Drüsenerweiterung der Glandula sublingualis.

Bei der Palpation der Speicheldrüsen gilt es, Drüseninfiltrationen und
Lymphknotenvergrößerungen differentialdiagnostisch gegeneinander
abzugrenzen. Das normale Speicheldrüsenparenchym ist weich. Bei starken Weichteilüberlagerungen ist es gelegentlich kaum zu tasten. Jede Art
von Infiltration des Drüsengewebes läßt den Verdacht auf ein pathologisches Geschehen aufkommen. Die schmerzhaft weiche, teigige Konsistenz
der Speicheldrüse bei Mumps kontrastiert mit derben bis harten Infiltrationen, z. B. bei chronischer Sialadenitis, M. Sjögren, Tumoren oder Konkre-
menten. Man bedenke bei der Palpation der Glandula parotis, daß deren
tiefer Lappen bis hinter den aufsteigenden Unterkieferast reichen kann.

Die versteckte Lage der Mundbodenspeicheldrüsen, zumal bei adipösen Patienten mit kurzem Hals oder gleichzeitiger Mundbodeninfil-
tration macht eine bimanuelle Palpation dieser Region erforderlich.
Der mit einem Fingerling geschützte Zeigefinger wird vorsichtig in die
Mundhöhle unter die Zunge eingeführt und drückt die Speicheldürse
der von außen tastenden Hand des Untersuchers entgegen.

Auf Funktionsbeeinträchtigung des N. facialis bei Infiltration der Glandula parotis (stets Karzinomverdacht!) sei hingewiesen. Weiterführende Diagnostik der Speicheldrüsen umfaßt sonographische und röntgenologische Abklärung (Leer- und Kontrastaufnahmen) sowie die chemische Untersuchung des Speichels.

11 Untersuchung des Brustkorbs

F. Anschütz

Speziell bei der Abhandlung des Untersuchungsganges der Thoraxorgane soll erneut auf die *zentrale Wichtigkeit der körperlichen Untersuchung* hingewiesen werden. Zweifelsfrei hat die Röntgenuntersuchung der Lungen eine so große Bedeutung erreicht, daß jede eingehende Durchuntersuchung ein Röntgenbild erfordert und daß bei nur geringstem Verdacht auf eine Lungenerkrankung ein Röntgenbild angefertigt werden muß. Dies hat zu der Überzeugung geführt, daß die physikalische Untersuchung der Lungen unbedeutend sei und verführt manchen Röntgenologen, aber auch leider manchen Internisten dazu, Diagnosen kritiklos allein aus Röntgenbildern abzuleiten.

Es ist ein Irrtum zu glauben, daß das Röntgenbild alles an Befunden aufdecken kann, was bei einer Untersuchung der Lungen feststellbar ist. Die so häufige Bronchitis z. B., die sich bei der Auskultation durch deutliche, laute, gut feststellbare und für die Leitung einer Therapie so wichtige Rasselgeräusche anzeigt, ist im Röntgenbild zuerst gar nicht und später nur bei chronischen Formen unsicher feststellbar. Auch eine trockene Pleuritis (Pleurareiben) und die Differentialdiagnose zwischen einer spastischen (Giemen und Brummmen, „kontinuierliche" Nebengeräusche) und feuchten Bronchitis („diskontinuierliche" Nebengeräusche) mit der daraus notwendigen therapeutischen Konsequenz (Verordnung von Sekretolytika) lassen sich röntgenologisch nicht feststellen. (Die Definition der Rassel- bzw. Nebengeräusche ist derzeit im Umbruch; s. auch S. 146.) Eine ausreichende vernünftige Untersuchung der Lungen kann überhaupt nur mit Hilfe physikalischer Untersuchungsmethoden im Zusammenhang mit dem Röntgenbild durchgeführt werden.

Die Untersuchung des Thorax geschieht nach folgenden Prinzipien:

1. Die Inspektion, bei der besondere Deformitäten, Vorwölbungen, Hautveränderungen, puls- und atemsynchrone Bewegungen insbe-

sondere die Gleichseitigkeit und Gleichzeitigkeit der Atmung festgestellt werden.

2. Die Palpation, wonach man die Thoraxbeweglichkeit, die Konsistenz des Thorax, evtl. Schmerzhaftigkeit, Abgrenzung von Vorwölbungen beurteilt. Hierher gehört im strengen Sinne auch die Prüfung des Stimmfremitus.

3. Die Perkussion, bei der durch Beklopfen der Thorax in Eigen-
schwingungen versetzt wird, deren Klang krankhafte Vorgänge im
Thoraxraum erkennen läßt.

4. Die Auskultation, bei der mit Hilfe des Stethoskops das Atemgeräusch und evtl. Nebengeräusche bei forcierter Atmung zu beurteilen sind.

Wenn die genannte Reihenfolge nicht eingehalten wird, so besteht die
Gefahr, daß wichtige Befunde übersehen werden.

11.1 Topographische Anatomie und Grenzlinien des Thorax

Um bestimmte Veränderungen genau lokalisieren zu können, ist es notwendig, den Thorax in bestimmte Gebiete durch **anatomische Grenzlini-
en** einzuteilen (Abb. 11.1): Sternallinie (1), Parasternallinie (2), Medioklavikularlinie (3) (Mamillarlinie ist nicht korrekt, weil die Mamillen in
keiner festen anatomischen Beziehung zum Thorax stehen), vordere (4),
die mittlere (5), die hintere (6) Axillarlinie, Vertebrallinie (8) und Skapularlinie (7).

Darüber hinaus muß man für die Feststellung einer lobären Pneumonie die **Begrenzung der einzelnen Lungenlappen** kennen. Die Abbildung
zeigt, daß die linke Lunge 2, die rechte 3 Lungenlappen aufweist, von denen dorsal nur Ober- und Unterlappen zu perkutieren und zu auskultieren sind, während vorne rechts sich der Mittellappen zwischen den Ober-
und Unterlappen schiebt. Als obere Begrenzung gilt der Interkostalraum
zwischen 3. und 4. Rippe, die untere Begrenzung liegt etwa auf einer Linie
zwischen vorderer Axillarfalte und Processus Xiphoideus. Die Kenntnis
dieser anatomischen Verhältnisse ist wegen des durch Auskultation und
Perkussion gut feststellbaren **Mittellappensyndroms** wichtig (atelekta-
tische Verdichtung des Mittellappens bei Verlegung des Bronchus z. B.

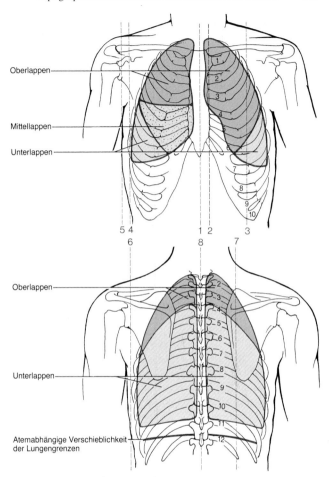

Abb. 11.1. Grenzlinien zur Thoraxtopographie

durch ein Bronchialkarzinom). Es ist selbstverständlich, daß gerade die Begrenzung der Lungenlappen (besonders beim *Lungenemphysem*) bei pyknischen Patienten mit hochstehendem Zwerchfell oder bei mageren Asthmatikern variabel sein kann. Die *Verschieblichkeit der Lungengrenzen* beträgt normalerweise am Rücken bei tiefer In- und Exspiration 4 cm.

11.2 Weibliche Brust

Niemals die Untersuchung der Mamma auslassen!

Das Mammakarzinom ist einer der häufigsten Tumoren und weist bei
früher Entdeckung durch operative Entfernung eine hohe Heilungsrate
auf. Es ist unumgänglich, daß bei jeder Durchuntersuchung durch eine
eingehende Palpation nach Knoten in der Brust gefahndet wird.

Bei der *Inspektion* der Mamma wird auf *Symmetrie* geachtet. Größen-
differenzen zwischen beiden Brüsten sind normal und haben keine klinische Bedeutung. Oft werden *Rötungen* bemerkt, die durch eine Entzündung verursacht sind. Eine *ödematöse* Schwellung kann durch eine
Entzündung wie auch durch ein Karzinom hervorgerufen sein.

Bei Herzkranken, die auf einer Seite liegen, kann möglicherweise nur
eine Brust ödematös geschwollen sein. Die Brustwarze muß bezüglich
Größe und Form beurteilt und beide Seiten miteinander verglichen werden. Nur so erkennt man *Einziehungen der Brustwarze* (Karzinomverdacht). Hin und wieder wird auch außerhalb der Schwangerschaft ein *Sekret* ausgeschieden, welches serös-blutig, geblich oder grünlich sein kann.
Besonders blutige Ausscheidungen bedürfen einer genauen fachärztlichen Abklärung.

Von besonderer Bedeutung sind Hauteinziehungen und -veränderun-
gen, die als *Apfelsinenhaut* beschrieben werden (Abb. 11.2). Hier liegt ein
Ödem der Haut vor, wobei die Haarfollikel leicht eingezogen sind, so daß
die Haut wie bei einer Apfelsine gepunktet erscheint. Gerade nach einer
derartigen Veränderung ist sehr exakt zu forschen, da das Karzinom hier
in einem Stadium erkannt werden kann, in dem es einer Palpation manchmal noch nicht zugänglich ist.

Die *Einziehungen in der Brust* durch ein Karzinom zeigen sich besonders gut *im Sitzen.* Durch den in der Brust befindlichen Tumor werden die
Bindegewebsstrukturen der Brust verkürzt, so daß die Haut in der sonst
weichen Brust eine Delle bzw. Einziehung aufweist. Natürlich kann eine
derartige Einziehung auch durch eine einfache Fettnekrose, durch eine fi-
broblastische Proliferation oder durch eine Entzündung hervorgerufen
worden sein. Wenn man die Patientin die *Arme über den Kopf heben* läßt,
wird durch die Anhebung der Brust eine Retraktion deutlich sichtbar.

Die Palpation der Mamma wird technisch am besten im Liegen ausgeführt. Die beiden untersuchenden Hände tasten von oben kreisförmig

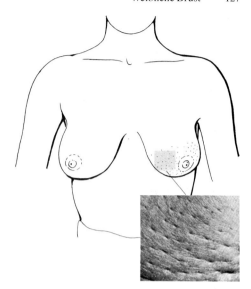

Abb. 11.2. Apfelsinenhaut bei Mammakarzinom

um die Mamillen von außen nach innen, den Kreis verkleinernd, den gesamten Drüsenkörper der Brust ab. Der obere äußere Quadrant ist besonders zu untersuchen, da hier das Mammakarzinom besonders häufig zuerst entsteht. Es empfiehlt sich bei stärkerer Entwicklung der Mammae, die Palpation zwischen den Händen vorzunehmen; mehrfache Betastungen sind notwendig. Einige Untersucher geben der Palpation im Sitzen bei Vorbeugung des Oberkörpers den Vorzug.

Das Brustgewebe ist bei älteren Frauen gewöhnlich knotig und härter, während bei jüngeren Patientinnen ein weicher und homogener Eindruck gewonnen wird. In der prämenstruellen Phase ist der Drüsenkörper oft druckschmerzhaft. Das Fettgewebe kann sehr verschieden derb ausgeprägt sein und die Palpation von fraglichen Knoten erschweren. Der Druck sollte nicht allzu stark ausgeübt werden, da sonst kleine Resistenzen nicht mehr getastet werden können. Selbstverständlich muß bei Schmerzen besonders vorsichtig vorgegangen werden. Jede schon sichtbare Veränderung bedarf einer besonderen Untersuchung. Wird eine Resistenz festgestellt, sollte ihre Größe, Lokalisation, Form, Konsistenz, Beweglichkeit und Empfindlichkeit beurteilt werden. Spezielle Untersu-

chungen mit modernen bildgebenden Verfahren geben weitere Auskunft.

Bei der Feststellung einer umschriebenen Resistenz, evtl. mit Hautein-
ziehung oder Karzinomverdacht, kann die Diagnose nur durch eine Pro-
beexzision gesichert werden. Im Zusammenhang mit Veränderungen an
der Brust sollten immer auch die Lymphknoten in der Achselhöhle sowie
in der Supraklavikulargegend eingehend palpiert werden.

Bei hängendem bzw. neben der Patientin liegendem Arm greift der
Untersucher mit fest zusammenliegenden Fingern so tief in die Ach-
selhöhe hinauf, wie es möglich ist, preßt die Fingerspitzen gegen die
Rippen und zieht jetzt die Finger mit mäßigem Druck nach kaudal, so
daß evtl. vergrößerte Lymphknoten unter den Fingern deutlich tastbar
hindurchrutschen. Die Untersuchung wird – wenn nötig – mehr ventral, medial und dorsal durchgeführt.

12 Untersuchung von Thorax und Lunge

F. Anschütz

Auskultation und Perkussion der Lunge ergeben Befunde, die mit keiner anderen Methode erfaßt werden können. Gute Beherrschung der Technik ist die Voraussetzung.

12.1 Inspektion

Thoraxtypen. Bei genauer Beobachtung sieht man, daß auch bei gesunden kräftigen Patienten gewisse *Asymmetrien* und Unregelmäßigkeiten des Thorax ohne besondere klinische Bedeutung vorkommen. Bei *Rechtshändern* ist in der Regel der rechte M. pectoralis hypertrophiert, was zu einer scheinbaren Vorwölbung der rechten Brustseite führt. Auch bei Männern, insbesondere bei älteren, kann das Fettgewebe um die Mamille so stark entwickelt sein, daß es zur sog. *Gynäkomastie* kommt. Diese ist stärker ausgeprägt, wenn eine hormonelle Störung vorliegt, wie etwa bei Leberzirrhose bzw. bei einer Therapie mit weiblichen Geschlechtshormonen wegen Prostatakarzinom.

Bei der Betrachtung des knöchernen Thorax findet man *Vorwölbungen* nach Rippenbrüchen, u. U. auch durch Tumoren, Rötungen, v. a. aber Verformungen des Thorax infolge einer Skoliose oder Kyphoskoliose. Starke *Skoliosen* können manchmal nur sehr geringfügig sichtbare Verkrümmungen der Wirbelsäule bzw. Asymmetrien der vorderen Thorax- oder hinteren Rückenmuskulatur hervorrufen. Eine wichtige Veränderung ist die Vorwölbung der linken Brustseite bei angeborenen Herzfehlern. Aber auch bei sog. erworbenen Vitien, die im jugendlichen Alter zur Herzvergrößerung geführt haben, kann es zu dieser *Vorwölbung des knöchernen Thorax* kommen (Voussure).

An der Haut des Thorax sucht man mit einem Blick nach kleinen, stern-artigen Gefäßerweiterungen, die pathognomonisch für eine Leberzirrho-se sind und besonders am oberen Thorax und unteren Halsbereich aber auch im Gesicht auftreten können (*Spider-Naevus*, Abb. 12.1). Besonders eindrucksvoll ist die Veränderung der Thoraxform beim *Emphysem*. Der Thorax wird als faßförmig bezeichnet, d. h. der a.-p.-Durchmesser ist so er-heblich angestiegen, daß er ebenso groß wird wie der Querdurchmesser zwischen linker und rechter Thoraxwand (Abb. 12.2): Ein Querschnitt durch den Thorax würde einem Kreis ähneln. Der Thorax des Emphyse-matikers steht gewissermaßen in einer dauernden Inspirationsstellung. Besteht der Verdacht auf ein Emphysem, sollte in jedem Falle mit einem Zentimetermaß die *Differenz zwischen der maximalen In- und Exspira-tion* gemessen werden. Diese Differenz, die bei einem gesunden jungen Mann 10–12 cm, sogar 14 cm betragen kann, sinkt beim Emphysematiker auf 1–2 cm, in Einzelfällen bis auf eine totale Thoraxstarre ab. Die Mes-sung wird am besten ca. 5 cm oberhalb des Processus xiphoideus in einer waagerechten Linie um den Thorax herum vorgenommen. Bei einer *abso-luten Starre* sollte man auch an das Vorliegen einer Spondylitis ankylopoe-

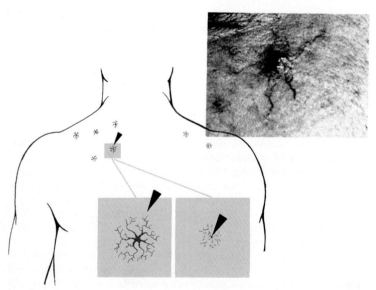

Abb. 12.1. Spider-Naevi bei Leberzirrhose am Rücken

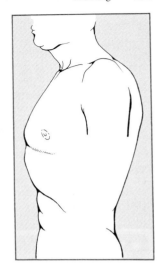

Abb. 12.2. Tonnenförmiger Emphysemthorax
mit großem Tiefendurchmesser

tica (M. Bechterew) denken. Weitere abnormale Konfigurationen des
Thorax beruhen auf früheren operativen Plastiken, aber auch auf *Pleu-*
raschwarten mit Einziehung des Thorax zur kranken Seite. Als *Hühner-*
brust oder *Kielbrust* bezeichnet man eine kahnförmige Vorwölbung des
Sternums, als *Trichterbrust* eine nicht selten vorkommende Einziehung
des unteren Sternums, die in extremen Fällen bis an die Wirbelsäule her-
angehen kann und das Herz dann nach links verdrängt.

12.2 Atmung

Am Fuß der Untersuchungsliege stehend beobachtet der Untersucher, möglichst ohne Wissen des Patienten, die Atmung. Er beurteilt
diese bezüglich Atemzahl (Frequenz), Tiefe und Regelmäßigkeit.

Wird nämlich der Patient darauf aufmerksam gemacht, daß der Arzt seine
Atemzüge beobachtet, pflegt er diese zu verändern. Die Atemzahl beträgt
in Ruhe 16/min. Die *Atmung* soll links und rechts *gleichmäßig* erfolgen. Sie
beginnt mit dem Bauch, der Brustkorb folgt. Bei Erkrankungen innerhalb

132 Untersuchung von Thorax und Lunge

des Thorax, wie bei Pneumonien und Ergüssen, aber auch bei Schwarten-
bildungen, kann die Atembewegung auf einer Seite nachschleppen. Zudem können die Exkursionen der einen Seite wesentlich geringer sein als
die der anderen. Es ist erstaunlich, in welchem Ausmaß bei einseitigen
Prozessen der Thorax *halbseitig beatmet* werden kann. Außerdem gibt
es eine vorwiegend thorakale und vorwiegend abdominale Atmung.

Eine Erhöhung der Atemfrequenz, die sog. *Tachypnoe* (Abb. 12.3 a)
weist auf Erkrankungen des Herz- und Kreislaufsystems und der Lunge
hin. Die Atmung ist normalerweise nicht ganz gleichmäßig, sondern unterliegt in ihrer Tiefe und Frequenz leichten Schwankungen. Als *Brady-
pnoe* bezeichnet man die Verlangsamung der Atemzahl, als *Dyspnoe* wird
der Zustand bezeichnet, der von den Patienten subjektiv als Atemnot
empfunden wird. Eine *Dyspnoe* kann vorwiegend *inspiratorisch* (Verlegung der Trachea oder eines Bronchus, Schwellung der Glottis) oder *expi-*

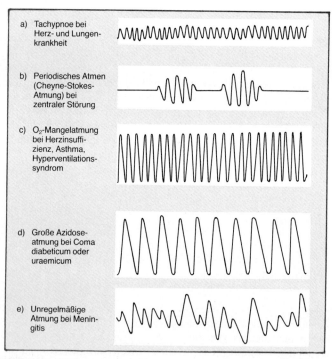

Abb. 12.3. Atmungstypen

ratorisch ausgeprägt sein (Verlegung der Bronchiolen bei Asthma bronchiale). Als exspiratorischen *Stridor* bezeichnet man das lang anhaltende, pfeifende Exspirium bei Asthma bronchiale, aber auch bei Verlegung der Luftwege im Bereich der Trachea (Fremdkörper, Tumoren). Bei der exspiratorischen Dyspnoe kommt es oft zur Herauswölbung der Interkostalräume, bei der inspiratorischen zum Einziehen. Als *Orthopnoe* wird eine Form der Dyspnoe bezeichnet, die es dem Patienten nur dann ermöglicht, genügend Volumen zu ventilieren, wenn er in aufrecht sitzender Haltung die vermehrte und behinderte Atmung leisten kann. Die große *Kußmaul-Atmung ist tief*, gleichmäßig, sie wird durch eine Beeinflussung des Atemzentrums durch *Azidose*, z. B. im diabetischen Koma oder bei der Urämie, verursacht (Abb. 12.3 d). Bei schwerer körperlicher Belastung besteht ebenfalls eine Hyperventilation, aber auch bei Übererregbarkeit, Angst und Fieber (Abb. 12.3 c).

Ein besonderer Atmungstyp ist das periodische Atmen, wie man es als *Cheyne-Stokes-Atmen* mit An- und Abschwellen der Atemtiefe, mit längeren, bis zu Minuten dauernden apnoischen Pausen, bei schwerkranken Patienten mit vorgeschädigtem Atemzentrum, sieht (Abb. 12.3 b). Hier spricht das Atemzentrum erst dann wieder an, wenn durch die Apnoe eine Vermehrung der sauren Substanzen auftritt, die das Atemzentrum zu neuer Tätigkeit anreizen. Gleichzeitig mit der Hyperventilation wacht der Patient auf und schläft in der apnoischen Phase wieder ein. Meist ein Zeichen schlechter Prognose, wird es aber auch in geringerem Ausmaß im Schlaf bei jugendlichen Gesunden beobachtet. Bei bestimmten Formen von Hirnhautentzündungen (Meningitiden) kommt es zu einer ausgesprochen unregelmäßigen Atmung (Abb. 12.3 e).

Deutlich hörbar, wird die Atmung dann, wenn Flüssigkeit, wie Bronchialsekret, in Bronchien oder sogar in der Trachea liegenbleiben und bei Bewußtlosen, aber auch bei kleinen Kindern, in- und exspiratorisch hin- und herbewegt werden. Dieses sog. *Trachealrasseln* ist bei tief bewußtlosen Patienten agonal häufig.

12.3 Palpation

Die Gleichmäßigkeit der Thoraxatmung wird folgendermaßen geprüft:
Am Rücken des sitzenden Patienten werden beide Daumen an eine korrespondierende Stelle, sich beinahe berührend, an der Wirbelsäule

in Höhe des 9. bis 10. Brustwirbels fixiert. Die beiden Hände umfassen
den Thorax seitlich von hinten und 3. und 4. Finger suchen korrespondierende Stellen der Rippen links und rechts thorakal seitlich auf. Der
Patient wird aufgefordert, langsam und tief einzuatmen.
Der Untersucher fühlt die auf beiden Seiten gleichmäßige Verschiebung der Rippe unter den Fingerkuppen.

Auf diese Weise können sehr feine Differenzen in der Beatmung des
Thorax festgestellt werden, die dem beobachtenden Auge entgehen z. B.
Nachschleppen der Atmung bei *intrapulmonalen* oder *pleuralen Prozessen*, die der Auskultation, auch der Perkussion oft nicht zugänglich sind.
    Zumindest kann bereits bei der körperlichen Untersuchung die Seite
des Krankheitsherdes lokalisiert werden. Beim Emphysematiker ist verständlicherweise die Bewegung geringer. Dieselbe Untersuchung kann
beim auf dem Rücken liegenden Patienten ventral vorgenommen werden.

12.4 Prüfung des Stimmfremitus

Als *Stimmfremitus* bezeichnet man die tastbaren Schwingungen des
Thorax bei der Phonation. Wenn durch eine Veränderung im Thoraxraum
die Übertragung der an der Stimmritze entstehenden Schwingungen auf
die Thoraxwand nicht möglich ist, kann diese sonst tastbare Schwingung
abgeschwächt oder aufgehoben sein.
    Voraussetzung für die Erzeugung einer Thoraxschwingung ist, daß die
erregende Schwingung, nämlich die der Stimmbänder, eine Frequenz hat,
die der *Eigenfrequenz des Thorax* entspricht. Beim Erwachsenen ist die
Frequenz relativ niedrig, so daß Schwingungen im Thorax nur dann erzeugt
werden können, wenn mit tiefer Stimme gesprochen wird. Die Untersuchung hat dann ihre Grenzen und kann nicht ausgeführt werden, wenn bei
Frauen und bei Kindern die Schwingung der Stimmbänder (hohe Stimm-
lage) so hoch ist, daß die Eigenfrequenz des Thorax nicht erregt wird.
    Die Prüfung des Stimmfremitus wird folgendermaßen durchgeführt:

Beim sitzenden Patienten wird eine Hand am besten hinten zwischen
der hinteren Axillarlinie und der Skapularlinie in Höhe der 8.–10. Rip- ·
pe mit der ulnaren Kante oder mit der Handfläche, leicht an die Tho-

raxwand gelegt (Abb. 12.4). Der Patient wird aufgefordert, mit tiefer Stimme „99" zu sagen. Man spürt dann an der Handfläche ein leichtes Schwingen und Zittern der Thoraxwand. Die Untersuchung wird mit der gleichen Hand auf der anderen Seite an einer möglichst genau korrespondierenden Stelle wiederholt.

Auf diese Weise können, mit jeweiligem erneutem Sprechen des Patienten, verschiedene Partien des Thorax hinten und vorne abgetastet werden.

Die normalen *Variationen des Stimmfremitus* hängen also ab von:

- der Stärke der Stimme,
- der Höhe der Stimme,
- möglicherweise veränderten anatomischen Beziehungen der Bronchien zur Brustwand,
- der variablen Dicke der Thoraxwand, insbesondere vom Fettpolster und von der Muskelentwicklung.

Am stärksten ist der Stimmfremitus an den unteren Thoraxabschnitten tastbar. Es soll aber hier betont sein, daß *große Variationen* vorkommen

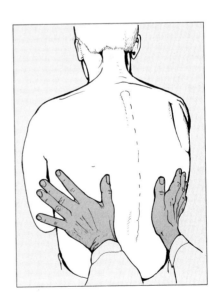

Abb. 12.4. Handhaltung zur Prüfung des Stimmfremitus

können, ohne das krankhafte Befunde vorliegen oder sich irgendwie besondere anatomische Verhältnisse nachweisen lassen.

In jedem Fall können lediglich die Veränderungen der beiden Seiten links gegen rechts miteinander verglichen werden.

Die Veränderungen des Stimmfremitus bestehen entweder in einer *Verstärkung* oder in einer *Abschwächung*. Beide Tastbefunde stehen relativ zueinander, so daß der Untersucher oft nicht weiß, ob links ein abgeschwächter oder rechts ein verstärkter Stimmfremitus tastbar ist. Der Stimmfremitus ist v. a. bei *Pleuraerguß*, aber auch bei einem *Pneumothorax* abgeschwächt oder aufgehoben. Er ist ebenfalls aufgehoben, wenn ein Bronchus durch ein Karzinom bei einer *Atelektase* verlegt ist. Durch alle diese Veränderungen wird verhindert, daß die Schwingungen der Stimme auf die Thoraxwand übertragen werden können, weil eine Unterbrechung vorliegt. Bei recht dicken *Pleuraschwarten* kann der Stimmfremitus durchaus verstärkt sein, besonders dann, wenn durch eine Verziehung und Schrumpfung ein Bronchus in die Nähe der Thoraxwand gezogen wird. Ausgedehnte Infiltrationen der Lunge wie bei der *Lobärpneumonie* führen ebenfalls zur Stimmfremitusverstärkung.

12.5 Perkussion

Wenn man einen Körper durch Klopfen in Schwingung versetzt, hängt die erzeugte *Tonhöhe*, also die Frequenz, sowie auch die Dauer des Tons und die Lautstärke (Amplitude der Schwingung), einmal von der Intensität des Klopfens, zum anderen aber von *physikalischen Eigenschaften des beklopften Körpers* ab. Verschiedene Körper, mit der gleichen Intensität beklopft, geben verschieden laute, verschieden lange und verschieden hohe Töne. Man kann sich leicht von dem grundsätzlichen Unterschied durch Beklopfen einer Tischplatte, eines Tabletts, eines Polsters u. ä. einen Eindruck von den erheblichen Differenzen verschaffen: Die physikalischen Eigenschaften der in Schwingung versetzten Gewebe sind für die Klangqualität der erzeugten Schwingung entscheidend. Dies sind *Dichte*, *Elastizität, spezifisches Gewicht*.

Für den besonderen Fall der Perkussion des menschlichen Körpers heißt dies, daß durch Beklopfen eines Körperteiles aus dem Klopfschall auf dessen Dichte geschlossen werden kann, wobei bei der Untersuchung z. B. des Thorax der Luftgehalt unter dem klopfenden Finger die Schallqualität der erzwungenen Schwingung bedingt. Durch Klopfen mit der

Hand auf den eigenen Oberschenkel und auf den Brustkorb lassen sich ohne weiteres die prinzipiellen Differenzen zwischen diesen Klangqualitäten am menschlichen Körper sofort und eindrucksvoll darstellen.

Grundsätzlich unterscheidet man *4 Klangqualitäten des Schalls*, die man am besten bei eigener Perkussion, einmal des Oberschenkels und einmal des Brustkorbes, nacheinander selbst erzeugen und hören sollte:

- *Tief – hoch*: Der am Oberschenkel entstehende Schall hat eine höhere Frequenz als der beim Beklopfen des Thorax.
- *Laut – leise*: Der am Oberschenkel entstehende Schall ist leiser als der Schall am Thorax.
- *Gedämpft – ungedämpft*: Der Schall am Oberschenkel ist kürzer, also stärker gedämpft als der Schall am Thorax, der länger dauert.
- *Tympanitisch – nichttympanitisch*: Diese Klangqualität läßt sich weder am Oberschenkel noch am Thorax erzeugen. Bei Beklopfen des gasgefüllten Kolons oder der Magenblase im Liegen läßt sich die besondere Klangqualität des tympanitischen Schalls mit seinen Beimengungen von harmonischen Schwingungen und dem musikalischen Klang von dem nichttympanitischen Schall des Thorax unterscheiden.

Der sog. *Schenkelschall* ist also hoch, leise und gedämpft, während der sog. *Lungenschall* laut, tief und ungedämpft klingt. Der tympanitische Schall entsteht dann, wenn ein größerer, zusammenhängender, luftgefüllter Raum zur Schwingung gebracht wird.

Bei der Perkussion des Thorax kann aufgrund der genannten Eigenschaften durch Beklopfen die lufthaltige Lunge von den nichtlufthaltigen umgebenden Organen und Gewebe (Zwerchfell, Herz, Thoraxmuskulatur) abgegrenzt werden.

Ein *normaler Lungenschall* wird dann gefunden, wenn bei einem nicht adipösen, nicht zu muskulösen Patienten das Verhältnis zwischen dem Luftgehalt der Lunge und dem Bestand an Lungensepten der Norm entspricht. Vermehrt sich durch eine Rarefizierung der Alveolen der Luftgehalt der Lunge, so ändert sich der Schall, der dann tiefer, länger und lauter wird (*Schachtelton* bei Emphysem, s. unten). Andrerseits wird ein höherer, kürzerer und leiserer Schall gefunden, wenn der Luftgehalt der Lunge abnimmt durch das *Ausfüllen der Alveolen* durch *Exsudat, Fibrin, Tumorgewebe* oder andere Massen oder durch einen vor der Lunge liegenden *Erguß* (Rippenfellentzündung, Herzinsuffizienz).

Auch bei bester Technik und stärkster Perkussion dringt der erzeugte Schall *nicht tiefer als 5–6 cm* in das Innere des Thorax ein, so daß tieferliegende Veränderungen des Lungengewebes der perkussorischen Technik entgehen müssen. Sind Fettgewebe und Muskulatur sehr stark ausgeprägt, so kann die Technik der Perkussion bei solchen Patienten unanwendbar werden.

12.5.1 Vergleichende, direkte Perkussion

Die Finger der rechten Hand (ohne den Daumen) werden in leichter Beugestellung gegeneinander gedrückt. Der Untersucher beklopft mit den Fingerspitzen locker aus dem Handgelenk topographisch entsprechende Stellen der Brustwand am liegenden oder sitzenden Patienten. Es entsteht ein relativ langer, tiefer, sonorer Ton, wenn der Luftgehalt der unter der klopfenden Hand befindlichen Lungenabschnitte und die Entwicklung der Muskulatur des Fettgewebes sowie der Knochenbau des Thorax auf beiden Seiten gleich ist. Man beklopft von kranial nach kaudal vorgehend möglichst genau korrespondierende Abschnitte der linken und rechten Thoraxseite, bis der erzeugte Ton leise, hoch und kurz wird, d. h. dorsal die Lungen-Zwerchfell-Grenze erreicht ist (Abb. 12.5).

Da durch das relativ kräftige Anschlagen und die breite Perkussionsfläche ein weites und tiefreichendes Lungenvolumen in Schwingung gebracht wird, läßt sich durch diese Methode relativ schnell überprüfen, ob *grobe Veränderungen im Thoraxraum* vorliegen und in welcher Höhe die Lungen-Zwerchfell-Grenzen liegen.

Beim liegenden Patienten wird dann die Methode bei erhobenen Armen von den beiden Achselhöhlen abwärts und von vorne am besten in der Medioklavikularlinie in Richtung auf die Lungen- Leber- und Lungen-Herz-Grenze fortgesetzt. Man kann damit auch sofort die Lage des Herzens an der linken vorderen Thoraxwand feststellen.

12.5.2 Methode der indirekten Perkussion

Diese Technik ermöglicht es, *die Grenze zwischen der lufthaltigen Lunge und dem umgebenden nichtlufthaltigen Gewebe* genauer festzulegen.

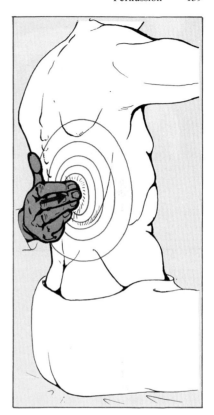

Abb. 12.5. Technik der vergleichenden direkten Perkussion

Der Untersucher beklopft bei diesem Vorgehen das Mittelglied des linken, fest an die Thoraxwand gedrückten Mittelfingers (Plessimeterfinger) mit dem Mittelfinger der rechten Hand (Perkussionsfinger) (Abb. 12.6). Durch Verschieben des Plessimeterfingers läßt sich so bei immerwährendem Klopfen der Übergang vom tiefen, sonoren Schall der Lunge in den hohen, leisen Schall des umgebenden Gewebes feststellen. Auch mit der Methode der indirekten Perkussion kann man vergleichend größere Lungenabschnitte untersuchen, indem man eine große Fläche und ein großes Volumen in Schwingungen versetzt.

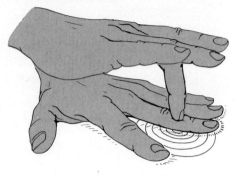

Abb. 12.6. Technik der vergleichenden indirekten Perkussion

Der Vorteil der vergleichenden Perkussion mit der indirekten Methode liegt darin, daß Fehlinterpretationen, die durch die unterschiedliche Thoraxwanddicke (Fett und Muskulatur) verursacht werden, bei gleicher Kompression des Plessimeterfingers auf die Thoraxwand weitgehend ausgeschaltet werden.

12.5.3 Abgrenzende, indirekte Perkussion

Diese Technik wird zum *genauen Erfassen einer Schallgrenze*, z. B. für die Perkussion der Herzdämpfung oder für die Feststellung der Lungengrenzenverschieblichkeit angewandt.

Das Endglied des linken Mittelfingers wird fest auf die Thoraxwand aufgesetzt (Plessimeterfinger) (Abb. 12.7). Mit dem Perkussionsfinger wird auf das Grundgelenk des Endgliedes perkutiert, so daß eine kleine Fläche und ein geringes Volumen in Schwingung versetzt werden. Um zu vermeiden, daß die Schallveränderungen durch die unter dem Finger liegenden Rippen hervorgerufen werden, perkutiert man am besten im Interkostalraum und kann so sehr genau den Umschwung von dem langen, lauten, tiefen Lungenschall in den leisen, hohen, gedämpften Schall des homogenen umgebenden Gewebes feststellen.

Die Auflagefläche und der Druck des Plessimeterfingers auf das beklopfte Gewebe sind für die Schallqualitäten von großer Bedeutung. Nur wenn

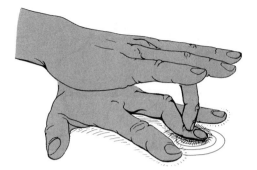

Abb. 12.7. Technik der abgrenzenden indirekten Perkussion

ein *gleicher Druck in der gleichen Fläche* auf die perkutierten Stellen ausgeübt wird, ist es möglich, den Schall zu vergleichen. Bei fettleibigen und
sehr muskulösen Patienten muß der Druck verstärkt werden, um einen
vergleichbaren und beurteilbaren Perkussionsschall zu erzeugen.

12.5.4 Praktische Durchführung

Am liegenden Patienten wird mit der vergleichenden indirekten Methode
die vordere Brustwand rechts bis in die Leberdämpfung hinein perkutiert
(Abb. 12.8).

Der Umschwung des Lungenschalls in den Leberschall liegt meist in
Höhe der 6.–7. Rippe, ist aber je nach Zwerchfellstand großen Variationen unterworfen. Die Perkussion soll soweit fortgesetzt werden, bis ein
eindeutiger, hoher, voll gedämpfter Schall erklingt. Nach Aufsitzen des
Patienten wird die Perkussion am Rücken bis an die Zwechfellgrenzen
links und rechts vergleichend wiederholt. Nach Heben der Arme über den
Kopf wird von der linken und rechten Achselhöhle bis gegen die Magenblase bzw. bis gegen die Leberdämpfung erneut indirekt vergleichend
perkussorisch untersucht.

Auf diese Weise werden *6 Perkussionslinien* von oben nach unten gegen den Abdominalraum durch den Thorax gezogen. Bei orientierender
Untersuchung kann es durchaus genügen, daß diese Perkussion in Form
der vergleichenden direkten Perkussion (s. o.) durch schnelles Beklopfen
der Thoraxwand vorgenommen wird.

Der Schall verändert sich über der ganzen Lunge je nach Entwicklung der Muskulatur und des Fettgewebes. Der sog. *Lungenschall* ist in großen Bezirken mit großer Variation hörbar. Als *hypersonoren Schall* bezeichnet man den tiefen, lauten, lang anhaltenden Ton (Schachtelton) beim vermehrten Luftgehalt der Lunge, wie z.B. beim Emphysem oder beim Spontanpneumothorax. Eine *Schallverkürzung* ist eine leichte, aber deutliche Veränderung des Perkussionsschalls, wenn der Lufgehalt der Lunge sich geringfügig verändert, was in der Nähe von Grenzen, aber auch bei geringeren Ergüssen und bei nicht das gesamte Gewebe durchsetzenden Pneumonien häufig festgestellt wird. Als *totale Dämpfung* bezeichnet man den leisen, hohen Schall ohne Resonanz bei starken Pleuraergüssen, bei starken Infiltrationen, bei dicken Schwarten oder auch bei Atelektasen (Verlust des Lufgehalts der Lunge bei Bronchusverschluß). Der tiefste *sonore Schall* wird normalerweise an den unteren Teilen der Lunge, wo viel Lungengewebe vorliegt, gefunden.

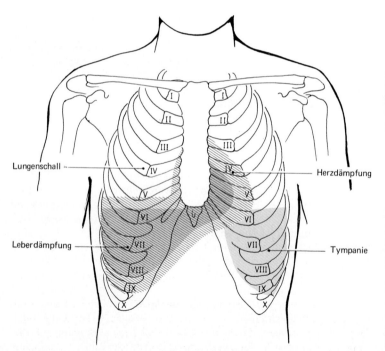

Abb. 12.8. Topographie der einzelnen Perkussionsqualitäten

Die *Körperhaltung* kann eine erhebliche Auswirkung auf die Perkussion haben. Bei Kyphoskoliose kann die Technik unanwendbar werden. Bei auf der Seite liegenden Patienten findet man durch Kompression der untenliegenden Lunge unmittelbar über der Auflagefläche oft eine Dämpfung, auch wenn das Lungengewebe normal belüftet ist.

Zu jeder Untersuchung der Lunge gehört die exakte Feststellung der *Zwerchfellbeweglichkeit*, womit sich kleine Ergüsse, die der Untersuchung sonst entgehen und v. a. auch in einem Röntgenbild durchaus übersehen werden können, sehr gut darstellen lassen.

Mit der Technik der abgrenzenden Perkussion wird bei normaler Atemmittellage die Lungen-Zwechfell-Grenze beim sitzenden Patienten hinten (normalerweise etwa in Höhe des 10. Brustwirbeldornfortsatzes) bestimmt. Der Patient wird aufgefordert, tief einzuatmen und die Atmung anzuhalten. Die verschobene Lungengrenze wird weiter perkutiert. Die neue Grenze liegt 4–5 cm kaudal der bisher gefundenen. Nach kurzer Markierung wird bei weiter angehaltenem Atem auf der Gegenseite von unten nach oben in den Lungenschall erneut perkutiert. Der Patient wird zum Ausatmen aufgefordert und die Verschieblichkeit dieser Grenze bei maximalen Exspirationsstellung in cm ausgemessen.

Diese Untersuchung gibt einen guten Überblick über die Ventilationsfähigkeit der Lunge. Beim Emphysem ist die Zwerchfellverschieblichkeit erheblich eingeschränkt, die Lungengrenzen stehen tiefer.

12.6 Auskultation der Lunge

Durch das Abhören der Lunge während der Ein- und Ausatmung lassen sich spezifische, für die Diagnose wichtige Befunde erheben. Man beurteilt das *Atemgeräusch* und die *Nebengeräusche*.

Der Patient wird aufgefordert, mit leicht offenem Mund tief und schnell ein- und auszuatmen (Frequenz 20–25/min). Die Auskultation wird zuerst im Liegen an der vorderen Thoraxwand, dann lateral immer wieder mit der anderen Seite vergleichend bei erhobenen Armen und schließlich im Sitzen dorsal von den Lungenspitzen bis gegen das Zwerchfell an von oben nach unten in Abständen von 3–4 cm durchgeführt.

Da es bei einer länger anhaltenden, tiefen und beschleunigten Atmung zu einem Abatmen von Kohlensäure *(Hypokapnie)* kommt, treten besonders bei erregbaren, jüngeren Patienten eine Reihe von *subjektiven Mißempfindungen* auf (Schwindel, Ohrensausen, Tetanie). Es ist daher notwendig, die Form der Atmung genau vorzuschreiben. Die Anzahl der auskultierten Atemzüge ist zu begrenzen (maximal 8–10).

Praktisch geht man am besten so vor, daß der Untersucher dem Patienten die Tiefe und Frequenz der Atmung kurz demonstriert.

Beschleunigtes Ein- und Ausatmen ist notwendig, weil dadurch evtl. Schleimansammlungen in den Bronchien, die bei normaler Atmung nicht zu Nebengeräuschen führen, Rasselgeräusche hervorrufen können.

12.7 Atemgeräusch

Das normale *Vesikuläratmen* ist inspiratorisch brausend, tief, lang andauernd, nach dem Atmungswechsel allmählich leiser werdend. Die *Inspiration ist länger hörbar als die Exspiration*. Die Entstehung des Geräusches wird einmal mit dem Eindringen der Luft in die Alveolen und damit zusammenhängenden Wirbelbildungen erklärt, zum anderen aber auch durch eine Dehnung der Alveolarwände.
   Zu diesem Alveolar- oder Vesikuläratmen tritt (in manchen Partien stärken, in manchen geringer) das sog. *Röhrenatmen*, d. h. Schwingungen, die im Bronchialbaum entstehen und die unter bestimmten pathologischen Veränderungen (Infiltrat) auch an der äußeren Thoraxwand als Bronchialatmen hörbar werden können. Über sämtlichen Lungenabschnitten ist ein mehr oder weniger *gemischtes Atmen* zwischen den genannten Vesikuläratmen und dem Röhrenatmen zu hören. In Partien, wo vorwiegend das Füllen der Alveolen hörbar und der Abstand zu den Bronchien groß ist, hört man ein *reines Vesikuläratmen* (lateral hinten, 4 cm oberhalb des Zwerchfells). In anderen Partien ist eine deutlich stär-

kere *Beimengung des Röhrenatmens* hörbar, wenn nämlich das Lungengewebe dünner, die Bronchien aber dichter am Stethoskop sind und schneller durchströmt werden, wie dies z. B. auch beim gesunden, nicht zu adipösen und zu muskulösen Patienten rechts, hinten, paravertebral in Höhe des Hilus der Fall ist.

Das *Röhrenatmen* entsteht durch eine stehende Welle, die im Bronchialbaum von der Stimmritze bis zu der relativ plötzlichen Verzweigung der beiden Hauptbronchien in die untergeordneten Bronchien reicht. Lediglich die Lautstärke, nicht die Tonhöhe wird durch die Beschleunigung der Atmung verändert. *Reines Röhrenatmen hört* man bei der Auskultation der *Trachea* bei In- und Exspiration. Die Frequenz und damit die Tonhöhe des Röhrenatmens hängt von dem Abstand der Stimmritze bis zu der sog. Bronchialaufteilung ab und ist deshalb bei großen Menschen tiefer als bei kleinen oder bei Kindern. Das sog. *puerile Atmen*, ein Atemgeräusch mit hohen Frequenzen, das bei Kindern gehört wird, entsteht durch das Überwiegen des Röhrenatmens gegenüber dem Vesikuläratmen infolge der nicht sehr ausgeprägten Alveolarschicht.

Beim normalen *Vesikuläratmen* ist die Einatmungsphase länger als die Ausatmungsphase mit einem ungefähren Verhältnis von 5:2. Es gibt große individuelle Variationen. Das Vesikuläratmen hört man normalerweise über den meisten Teilen der Lunge (s. oben).

Beim *Bronchovesikuläratmen* ist das Verhältnis von In- und Exspiration zugunsten der Exspiration verschoben. Man hört In- und Exspiration oft gleich lang. Normalerweise kann es neben dem Sternum und hinten in Höhe des Hilus gehört werden.

Das Bronchialatmen ist ein hohes, pfeifendes Atemgeräusch wie das Röhrenatmen, welches an Stellen gehört wird, an denen normalerweise vorwiegend Vesikuläratmen zu auskultieren ist. Es wird dadurch hörbar, daß die Alveolen durch ein Infiltrat ausgefüllt sind, sich also nicht inspiratorisch mit Luft auffüllen lassen, so daß Füllungs- bzw. Dehnungsgeräusche entfallen. Bei durchgängigen Bronchien wird so das hochfrequente blasende Röhrenatmen hörbar. Charakteristischerweise ist hierbei die Inspiration kürzer als die Exspiration. Manchmal kann das verlängerte Exspirium ein wesentlich deutlicherer Hinweis auf ein derartiges Bronchialatmen sein als die Beimengung der hohen Frequenzen des Röhrenatmens. Zwischen dem reinen Vesikuläratmen, dem bronchovesikulären Atmen und dem Bronchialatmen gibt es alle Übergänge. Das Charakteristische des bronchialen Atemgeräusches hört man bei Auskultation der Trachea.

Von besonderer Bedeutung ist die Beurteilung der *Lautstärke des Atemgeräusches*. Bei nicht verbildetem Thorax soll über beiden Lungenhälften praktisch die gleiche Lautstärke hörbar sein. Bei bestimmten Veränderungen kann das Atemgeräusch ausgesprochen **abgeschwächt** sein, z. B. beim Pleuraerguß. Man hört dann das Atemgeräusch leiser auf der kranken Seite. Von großer Bedeutung ist es, wenn man feststellt, daß das Atemgeräusch **völlig aufgehoben** ist. Das fehlende (oder gerade nur eben hörbare) Atemgeräusch bei intaktem Atemgeräusch auf der Gegenseite hat eine große pathognomonische Bedeutung, da hier i. allg. entweder ein großer Erguß, ein Verschluß des Bronchus oder ein Pneumothorax vorliegt. Beidseitig ist das Atemgeräusch bei der Rarefizierung der Lungen beim Emphysem deutlich leiser.

12.8 Nebengeräusche

Nebengeräusche sind akustische Phänomene, die normalerweise nicht bei der Auskultation des Thorax gehört werden. Sie können einem normalen Atemgeräusch überlagert sein, aber auch bei bronchialem oder bei bronchovesikulärem Atem vorkommen. Während bisher Unterscheidungen der Nebengeräusche, wie „trocken", „feucht", „rasselnd", „giemend", „brummend", „klingend", „nichtklingend", „grobblasig", „feinblasig", gebraucht wurden, ist man heute auf Grund von Ergebnissen moderner Meßmethoden zu einer physikalisch begründeten und vereinfachten **Klassifikation und Nomenklatur** gekommen (Tabelle 12.1):

- **Kontinuierliche Nebengeräusche** mit hoher Frequenz (ca. 400 Hertz), subjektiver Eindruck „pfeifend", oder niederer Frequenz (ca. 200 Hertz), subjektiver Eindruck „brummend".
- **Diskontinuierliche Nebengeräusche** (Rassel-Geräusche): a) feines (hohe Frequenz), b) grobes (niedrigere Frequenz) Rasseln.
- **Pleurareiben**.

Die **kontinuierlichen Nebengeräusche**, früher als Stridor, Pfeifen, Giemen und Brummen bezeichnet, sind charakterisiert durch einen kontinuierlichen Gehörseindruck, der durch eine musikalische oder „harmonische" Qualität entsteht. Sie werden durch eine lokale Alteration oder durch eine generalisierte Bronchialeinengung hervorgerufen. Extrathoraxal liegen diesen Prozessen eine Trachealstenose, ein psychogener Stridor, intrathorakal aber Entzündungen im Bereiche der Bronchien bei chronischer Bronchitis und Asthma, aber auch Atemwegsstenosen durch Tumoren zu Grunde. Auch die interstitiellen Lungenerkrankungen, wie die exogenallergische Alveolitis (Hypersensitivitätspneumonitis) ruft

Tabelle 12.1. Vereinfachte, moderne Form für die Beschreibung von Nebengeräuschen

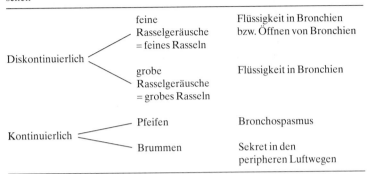

	feine Rasselgeräusche = feines Rasseln	Flüssigkeit in Bronchien bzw. Öffnen von Bronchien
Diskontinuierlich		
	grobe Rasselgeräusche = grobes Rasseln	Flüssigkeit in Bronchien
	Pfeifen	Bronchospasmus
Kontinuierlich		
	Brummen	Sekret in den peripheren Luftwegen

kontinuierliche Nebengeräusche hervor. Das Geräusch hängt im Wesentlichen von der Art der Stenosierung, der Intensität des Atemstroms und der Viskosität des schwingenden Sekrets ab.

Diskontinuierliche Nebengeräusche (Rasselgeräusche) werden in feines und grobes Rasseln unterschieden. Sie entstehen dadurch, daß durch den Luftstrom in dem bronchialen Sekret Luftblasen entstehen und plötzliches Öffnen von kleinen Luftwegen mit schnellem Ausgleich der Drucke für diese Geräusche verantwortlich sind.

Gerade beim Lungenödem ist es wahrscheinlich, daß die groben diskontinuierlichen Geräusche durch die Atemluft, die in der Flüssigkeit bewegt wird, hervorgerufen werden. Sie sind fast nur inspiratorisch hörbar. Während bei Patienten mit obstruktiven Lungenerkrankungen feine kontinuierliche Geräusche inspiratorisch und exspiratorisch auskultiert werden können, – wie auch bei der Lungenfibrose. Bei der Lungenstauung sind die groben diskontinuierlichen Nebengeräusche auf Grund der Schwerkraft am liegenden Patienten nur dorsal hörbar. Andere Ursachen bestehen in Bronchiektasen oder im Trachealrasseln bei Patienten in der Agonie.

Das *Pleurareiben* entsteht dadurch, daß bei einer Pleuritis fibrinosa die Blätter der parietalen und der viszeralen Pleura bei der Atmung durch ihre Rauhigkeit auskultatorisch feststellbare Phänomene erzeugen. Pleurareiben kann stark schmerzhaft sein, so daß die Untersuchung dadurch auf Schwierigkeiten stößt. Das Geräusch ist ohrnah, oft in- und exspiratorisch hörbar und gleicht dem Lederknarren von neuen Schuhen. Bei stäkerem Ausmaß kann man die Schwingungen sogar mit der aufgelegten Hand tasten. Das Pleurareiben ist als Ausdruck einer Pleuritis nur an den unteren Lungenpartien hörbar, da stärkere Bewegungen der Pleura viszeralis gegenüber der Pleura parietalis nur an den unteren Lungenabschnitten auftreten. Pleuritische Veränderungen an den oberen Lungenabschnitten, insbesondere an den Lungenspitzen, führen nicht zu Geräuschen.

Bei schweren Infektionen der Lunge und der Pleura kann es schwierig sein, pleuritisches Reiben, kardiales Reiben sowie entstehende Nebengeräusche und Atemgeräusche voneinander zu trennen.

13 Durch Inspektion, Palpation, Perkussion, Auskultation feststellbare Lungenaffektionen

F. Anschütz

Der geübte Untersucher stellt mit der Technik der Inspektion, Palpation, Perkussion und Auskultation der Lunge so sichere Diagnosen, daß – wenn nötig – eine sofortige Therapie eingeleitet werden kann.

Man kann damit einen *Pleuraerguß*, ein *Lungeninfiltrat*, eine *Atelektase*, einen Spontanpneumothorax und eine *Bronchitis* ohne weitere Hilfsmittel (Röntgen) diagnostizieren. Die Wichtigkeit der Untersuchungsmethode wird dadurch unterstrichen, daß z. B. der *Spontanpneumothorax* mit den Methoden der Perkussion, Auskultation und Palpation so exakt festgestellt werden kann, daß ein sofortiges therapeutisches Eingreifen auch ohne eine Röntgenaufnahme angezeigt ist, insbesondere wenn ein *Ventilpneumothorax* mit lebensgefährlicher Verdrängung der Mediastinalorgane droht (s. S. 151).

13.1 Wasseransammlungen im Pleuraraum (Pleuraerguß)

Die Inspektion zeigt, daß die erkrankte Seite bei der *Atmung nachschleppt.* Dasselbe kann palpatorisch festgestellt werden. Die Perkussion ergibt bei stärkerem Ausmaß über den abhängigen Lungenpartien im Sitzen eine *absolute Dämpfung* gegenüber der gesunden Seite. Der *Stimmfremitus* auf der erkrankten Seite ist *aufgehoben.* Das *Atemgeräusch* ist hörbar, aber *abgeschwächt.* Am oberen Rand kann man hin und wieder eine Verschärfung des Atemgeräusches feststellen, da durch den Erguß die angrenzende Lunge komprimiert sein kann. Bei mageren Patienten, insbesondere auch bei Kindern, kann man auf der gesunden Seite unmittelbar neben der Wirbelsäule ebenfalls eine Schalldämpfung feststellen.

Dieses Phänomen ist dadurch zu erklären, daß der normale volle Lungenschall auch von der anderen Lungenseite mitbestimmt wird. Bei erhobenem Arm ist die Perkussionslinie der beginnenden Dämpfung seitlich, d. h. in der vorderen, mittleren und hinteren Axillarlinie, höher als vorn in der Parasternallinie oder hinten in der Skapularlinie *(Damoiseau-Linie)*.

13.2 Infiltrat

Die Inspektion zeigt ein *Nachschleppen* der erkrankten Seite, was sich palpatorisch bestätigen läßt. Der *Stimmfremitus* ist auf der kranken Seite *vermehrt.* Die Perkussion zeigt eine *Verkürzung des Klopfschalls,* die bei peripher gelegenen Infiltraten bis zur Dämpfung ausgebildet sein kann. Das Atemgeräusch ist im Sinne des *Bronchialatmens* verschärft, das *Exspirium* ist *verlängert.* Handelt es sich wirklich um ein reines Infiltrat, sind keine Nebengeräusche hörbar. Da aber i. allg. eine begleitende Bronchitis vorliegt, hört man meist in dem verschärften Atemgeräusch bzw. im Bronchialatmen diskontuierliche, hoch- bis mittelfrequente Nebengeräusche. Die Diskrepanz zwischen deutlichem Bronchialatmen und Fehlen einer erheblicheren Dämpfung liegt darin, daß die Perkussion lediglich 4–5 cm unter den klopfenden Finger vordringt, daß also ein Infiltrat zentraler liegen kann, als es der Perkussion zugänglich ist. Das Atemgeräusch wird aber bereits dadurch verändert.

Das Röntgenbild ist meist überlegen. Man findet bei Pneumonien oft im Röntgenbild viel deutlichere *Infiltrate* (Verschattungen), als es der Veränderung des Atemgeräusches entsprechen würde. Das liegt daran, daß zur Erzeugung von Bronchialatmen größere zusammenhängende Lungenabschnitte infiltrativ verändert sein müssen, während bronchopneumonische Veränderungen viel häufiger diffus in normales Alveolen- und Lungengewebe eingestreut sind, also ein normales oder nur gering verändertes Atemgeräusch verursachen. Auch *zentral liegende Pneumonien* sind auskultatorisch nicht erfaßbar. Andrerseits finden sich gerade bei beginnenden Pneumonien eindeutig Fälle, bei denen das Atemgeräusch bereits im bronchialen Sinne verändert ist, während sich röntgenologisch noch keine erheblicheren Infiltrate nachweisen lassen.

13.3 Vermehrter Luftgehalt der Lunge

13.3.1 Spontanpneumothorax

Dringt Luft vom Bronchialsystem oder von außen durch eine Verletzung der Pleura in den Pleuraraum, kollabiert die Lunge. Die Inspektion zeigt ein *Nachschleppen* der erkrankten Seite und manchmal eine leichte Vorwölbung. Der *Stimmfremitus* auf der erkrankten Seite ist *aufgehoben.* Perputorisch findet man einen *hypersonoren,* also tieferen, *Klopfschall* als auf der gesunden Seite. Das *Atemgeräusch* ist *aufgehoben* oder bei einem Teilpneumothorax jedenfalls deutlich abgeschwächt. Man hört keine Nebengeräusche. Während die Veränderung des Klopfschalls wegen des Haut-, Muskel- und Fettgewebes oft nicht sehr eindrucksvoll ist, ist die Aufhebung des Atemgeräusches auch bei normalem Klopfschall bereits beweisend für einen Pneumothorax. Beim Eintreten eines *Ventilpneumothorax* (inspiratorische Volumenvermehrung mit allmählicher Verdrängung des Mediastinums zur gesunden Seite) kann man durch Perkussion die Verlagerung des Herzens oder des Mediastinums zur gesunden Seite nachweisen. Diese Entwicklung ist lebensbedrohlich.

13.3.2 Emphysen

Bei der Inspektion erkennt man den charakteristischen „*faßförmigen Thorax*" des Emphysematikers, der dadurch gekennzeichnet ist, daß die Rundung des Thorax von vorn und von der Seite gesehen gleich groß ist (normalerweise ist der Tiefendurchmesser nur halb so groß wie der seitliche Durchmesser des Thorax). Zusätzlich erkennt man fast immer eine *Zyanose der Akren,* vielleicht auch Trommelschlegelfinger und Uhrglasnägel. *Verminderte Atemexkursionen,* d.h. die in- und exspiratorische Differenz des Brustumfangs ist sehr klein und kann fast aufgehoben sein. Bei höheren Graden der Erkrankung ist eine *Tachypnoe* die Regel. Die Palpation zeigt, daß der *Stimmfremitus* beiderseits *leicht abgeschwächt* ist. Die Perkussion ergibt einen deutlichen *hypersonoren Klopfschall* durch den vermehrten Luftgehalt der Lungen, der sich bis zu einem sog. *Schachtelton* steigern kann. Die *Lungengrenzen* stehen ausgesprochen *tief,* oft in Höhe des 12. Brustwirbeldornfortsatzes, manchmal auch am 1. Lendenwirbel. Auch von vorn wird die Lungen-Leber-Grenze oft in Höhe der 6./7. Rippe, jedenfalls deutlich unterhalb des Rippenwinkels, perkutiert. Die Herzgrenzen lassen sich in einzelnen Fällen überhaupt

nicht, in manchen deutlich zu eng perkutieren, da sich die gedehnte Lunge
zwischen die linke vordere Brustwand und das Herz schiebt. Dann sind
auch *keine Herztöne hörbar.* Die Lungengrenzen sind sowohl vorn wie
auch hinten kaum verschieblich. Auskultatorisch hört man ein *leises,*
manchmal sogar *fast aufgehobenes Atemgeräusch.* Es ist oft exspiratorisch verlängert. Häufig geht das Emphysem mit einer Bronchitis einher,
und man hört gleichzeitig alle oben genannten diskontuierlichen und kontinuierlichen Nebengeräusche.

13.4 Atelektase

Wenn ein Bronchialast durch einen Fremdkörper, durch einen entzündlichen oder durch einen tumorösen Prozeß verschlossen ist, wird die Luft in
der Lunge distal des Verschlusses resorbiert, das Gewebe schrumpft und
bildet, akustisch betrachtet, eine homogene Masse.

Bei der Inspektion erkennt man das *Nachschleppen* der erkrankten
Seite bei der Atmung. Die Seite ist meist auch eingefallen. Palpatorisch ist
der *Stimmfremitus abgeschwächt.* Perkutorisch stellt man eine deutliche
Schallverkürzung bis zur -dämpfung fest. Auskultatorisch ist das *Atemgeräusch aufgehoben.*

Erst wenn eine Infektion hinzukommt, können auch Nebengeräusche
wie Rasseln, Giemen oder Brummen auftreten. Bei einer Druckerhöhung
in der Lunge, z. B. durch einen Erguß, kann es zu einer *Kompressions-
atelektase* kommen. Hier kann der Stimmfremitus eher verstärkt sein.
Mit den Mitteln der körperlichen Untersuchung ist eine Differentialdiagnose nicht zu stellen.

14 Untersuchung des Herz-Kreislauf-Systems

F. Anschütz

Auskultation und Perkussion ermöglichen exakte Aussagen über das Herz. Pulsbetastung und Arterienauskultation zeigen Störungen des arteriellen Kreislaufs. Genaue Inspektion und einfache Versuche geben Auskunft über den funktionellen Zustand der Venen. Nur der Geübte ist in der Lage, die Möglichkeiten der körperlichen Untersuchung auszuschöpfen.

14.1 Arterienpuls

Durch die *Pulsbetastung* können 2 wesentliche Aussagen gemacht werden:
- über die Kreislauffunktion (Hochdruck, Niederdruck, Kollaps, arterielle Enge, akuter Verschluß)
- über den Herzrhythmus (Bradykardie, Tachykardie, Arrhythmie).

Man sollte bei der Beurteilung des Pulses grundsätzlich die Aussage über den peripheren Kreislauf von der Aussage über die Herztätigkeit trennen.

Die einfachste Aussage, die aus der Fühlbarkeit eines Pulses gemacht werden kann, ist die über die Durchgängigkeit der Arterien.

Man vergleicht *korrespondierende Pulse* wie z.B. an der Radialarterie links und rechts miteinander und kann so aussagen, ob hier tastbare Differenzen für eine Veränderung der Durchblutung sprechen könnten. Bei Verschlüssen oder bei arteriellen Engen ist auf der betroffenen Seite der Puls nicht oder weniger deutlich tastbar. Dies gilt besonders für die so häufig von der arteriellen Verschlußkrankheit befallenen unteren Extremitäten. Eine Übersicht der Punkte, die bei einer Untersuchung getastet und verglichen werden sollten, gibt Abb. 14.1. Der Puls an der Karotis, an der Radialis und an der Femoralis ist immer, auch bei Fettleibigen, tastbar. Bei einiger Übung können hier Differenzen ertastet werden, die auf eine arterielle Durchblutungsstörung hinweisend sofort durch die Auskultation des Gefäßes weiter abgeklärt werden können (s. unten). Bei großer Fettleibigkeit kann der Puls an den anderen Stellen (Subklavia,

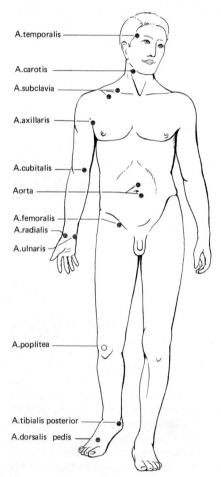

A.temporalis

A.carotis

A.subclavia

A.axillaris

A.cubitalis

Aorta

A.femoralis
A.radialis

A.ulnaris

A.poplitea

A.tibialis posterior

A.dorsalis pedis

Abb. 14.1. Palpationsstellen für arterielle Pulse

Brachialis, Poplitea, Dorsalis pedis) nicht oder nur schwer tastbar sein. Wenn keine Ödeme, Hautindurationen oder andere grobe anatomische Störungen (Frakturen, Amputationen, Operationen usw.) vorliegen, sollten korrespondierende Pulse links und rechts gleich gut gefühlt werden können. Ist dies nicht der Fall, so ist eine arterielle Enge anzunehmen, eine Veränderung des Pulsdrucks ist allerdings erst bei einer hochgradigen Verengung der Arterie von über 70% tastbar.

Selbst wenn der Puls an den genannten Arterien gut und gleichmäßig tastbar ist, können durch *Auskultation der Arterien* Gefäßgeräusche feststellbar sein, wenn das Lumen der Arterie durch einen arteriosklerotischen oder entzündlichen Prozeß eingeengt worden ist. Deswegen gehört die Auskultation der Femoralarterien und der beiden Karotiden ebenso zur Routineuntersuchung wie die Auskultation des Herzens.

Man kann an den Arterien Geräusche von unterschiedlichster Intensität und Dauer hören. Da die Strömung der Systole besonders hoch ist, wird hier durch die hohe Blutgeschwindigkeit die laminare Strömung in eine turbulente übergeführt und damit hörbar. Ist die Enge so hochgradig, daß auch die geringere diastolische Strömung zu Turbulenzen führt, wird das Geräusch auch in der Diastole hörbar. Bei der Deutung des Arteriengeräusches muß selbstverständlich berücksichtigt werden, daß auch die Beschleunigung der intraarteriellen Blutgeschwindigkeit aus anderer Ursache zu sog. *spontanen Gefäßgeräuschen* führen kann, wie bei hochgradiger Anämie, bei Hyperthyreose, bei arteriovenösen Fisteln oder im Fieber. In die Diastole reichende Gefäßgeräusche sind immer als pathologisch anzusehen.

Die Gründlichkeit der Arterienuntersuchung hängt selbstverständlich von der vorliegenden Beschwerde ab. So ist bei einem Patienten mit einem intermittierenden Hinken oder Schmerzen in den Beinen in Abhängigkeit von Bewegungen eine ausgiebige und minutenlange Suche nach der Dorsalis pedis unerläßlich und vermeidet manche Fehldiagnose gegen neurologische oder vertebragene Krankheitsbilder. Jede Form des Kopfschmerzes, Schwindels und anderer passagerer zerebraler Erscheinungen muß durch eine intensive Untersuchung der Karotiden abgeklärt werden. Die *Auskultation des Abdomens* bei unklaren abdominellen Beschwerden gehört zur Routine und deckt nicht selten *Arterienstenosen* auf, die ebenfalls Ursache für unklare Bauchschmerzen sein können.

Die *Lagerungsprobe nach Ratschow* ermöglicht eine quantitative Aussage über das Ausmaß eines arteriellen Verschlusses. Der Verlauf der Erkrankung, Besserung und Verschlechterung können objektiviert werden. Das Prinzip der Methode besteht darin, daß bei erhobenen Gliedmaßen das arterielle Blut gegen einen erhöhten Widerstand in die Peripherie fließen muß und daß bei einer Gefäßenge der arterielle Druck nicht ausreicht, um die Peripherie zu perfundieren, so daß die betroffene Extremität abblaßt. Dieses kann man beim Vergleich der beiden erhobenen Füße oft sehr gut erkennen. Während der Hängephase strömt das Blut durch die eingeengten Gefäßbezirke langsamer in die entleerte Extremität ein, so daß an der betroffenen Extremität die reaktive Hyperämie und die Venenfüllung verspätet eintreten.

Voraussetzung zur Durchführung ist, daß der Patient sich mindestens eine Stunde in einem warmen Raum aufgehalten hat.

Der Patient legt sich auf eine Liege, die Hautfarbe wird in Horizontallage beobachtet. Dann hebt der Patient die Beine annähernd senkrecht hoch, entweder stützt der Arzt die Beine ab, oder der Patient hält an den Oberschenkeln die Beine selbst hoch, wenn er kräftig genug ist. Zwei Minuten lang wird im Sekundentempo eine kreisende Bewegung der Füße in den Sprunggelenken durchgeführt. Danach läßt der Patient seine Beine, nachdem er sich aufgesetzt hat, locker herabhängen.

Der Untersucher registriert die Dauer bis zum Eintritt der Fußrötung (normal 3–5 s) und der Venenfüllung (normal 5–7 s). Ein- oder beidseitige Verzögerungen sprechen für das Vorliegen einer arteriellen Durchblutungsstörung. Die Nachrötung kann der Venenfüllung vorausgehen oder nachfolgen. Die Venen füllen sich vor der reaktiven Hyperämie, wenn eine besonders schlechte Kollateralversorgung besteht und dabei arteriovenöse Kurzschlüsse geöffnet sind.

Die genannte Lagerungsprobe für die untere Extremität kann entsprechend als Faustschlußprobe auch an der oberen Extremität durchgeführt werden.

Die Beurteilung der *Konsistenz der Arterienwand* läßt einen Rückschluß auf den Grad einer Arteriosklerose zu, d.h. man kann die Arterienwand als deutlich verhärtet tasten. Da die Verkalkungen und Sklerosierungen bzw. Indurationen der Arterienwand oft diskontinuierlich die Wand durchsetzen, fühlt der tastende Finger die Arterie so höckerig, daß der Ausdruck *„Gänsegurgelarterie"* geprägt worden ist. Die Pulsationen der geschlängelten Arterien sind unter der Haut oft als schlangenartige Bewegungen erkennbar.

14.2 Pulsfüllung

Vor der Ära der Blutdruckmessung diente die Betastung des Pulses und die Feststellung, ob es sich um einen harten oder weichen Puls handelt, für den Kliniker zur Schätzung des Blutdrucks. Der Finger tastet den sog. **Pulsdruck**, d. h. die Blutdruckamplitude zwischen dem diastolischen und dem systolischen Druck. Ist der diastolische Druck normal (ca. 80 mm Hg), so führt die normale Blutdruckamplitude von rund 40 mm Hg zu einer geringen Dehnung der Arterienwand, die dem tastendem Finger als Puls imponiert. Die ankommende Druckwelle wird um so intensiver empfunden, je größer Amplitude und je niedriger der diastolische Druck ist. Dabei entspannt sich das Arterienrohr diastolisch stärker, und die Ausdehnung der Arterienwand durch die Pulsdruckamplitude ist größer, so daß der Puls deutlich gefühlt wird. Wenn die Blutdruckamplitude als solche größer ist, wird sie vom Finger ebenfalls leichter gefühlt.

Aus der Vielfältigkeit der aufgezeigten Beziehungen geht hervor, daß es nicht leicht ist, durch die Palpation allein zuverlässige Werte über diastolischen Druck, Pulsdruckamplitude und systolischen Druck zu gewinnen. Auch bei arteriosklerotisch veränderten Arterienwänden wird die Druckamplitude stärker auf den Finger übertragen, aber auch deshalb, weil die Arteriosklerose der Aorta zu einer größeren Blutdruckamplitude führt.

Wenn man die Arme hoch über die Herzebene anheben läßt, sinkt der Mitteldruck in der Radialarterie um so tiefer, je höher der Arm gehoben wird. Wenn man den Radialispuls dann palpiert, werden die Pulsationen (Druckamplitude) deshalb besser tastbar, weil die Wandspannung der Arterie entsprechend dem Absinken des Mitteldrucks abnimmt, die Amplitude des Drucks aber unverändert in die Höhe fortgeleitet wird.

Man unterscheidet den sog. gespannten Puls oder **Pulsus durus** bei Hochdruck von dem weichen **Pulsus mollis** des Kollapses oder des Niederdrucks. Als **Pulsus parvus** wird ein Puls bezeichnet, bei dem bei erhaltenem diastolischen Druck nur eine kleine Blutdruckamplitude tastbar ist. Ein Pulsus magnus ist ein Puls mit einer großen Blutdruckamplitude.

Eine Besonderheit beitet der sog. **Pulsus celer et altus,** der schnellende, hohe Puls. Diese Pulsstörung tritt bei Aorteninsuffizienz auf (s. S. 178). Eine weitere Besonderheit ist der sog. **Pusus paradoxus,** der dadurch charakterisiert ist, daß seine Amplitude während der inspiratorischen Phase der Atmung abnimmt, während die Druckdifferenz bei der Atmung normalerweise größer wird (Perikardadhäsionen, Perikardergüße, Pleuraschwarten).

Der *dikrote Puls* ist charakterisiert durch eine kleine Welle, die sich nach der Hauptwelle einstellt und so als Doppelschlag tastbar ist. Die Ursache besteht darin, daß durch die physikalischen Bedingungen des Arterienrohrs (Elastizität, Länge, peripherer Widerstand) eine resonante Welle im Röhrensystem der betasteten Arterie durch die Herzfrequenz und das Schlagvolumen erzeugt wird (Resonanzwelle). Ein dikroter Puls wird vorwiegend bei Fieber tastbar. Der *kleine fadenförmige frequente Puls* ist der charakteristische Tastbefund beim akuten Kreislaufversagen im Schock. Während sonst die Pulse gleichmäßig in allen Körperteilen tastbar sind, kann es gerade beim *Volumenmangelschock* (große Blutung) zu einer ausgesprochenen Diskrepanz zwischen der Tastbarkeit des Pulses an der Peripherie und zentral kommen: trotz intensiver Suche sind die Pulse an den Extremitäten nicht oder nur gerade tastbar, während man an der Femoralarterie und an der Karotis deutliche Pulsationen tastet. Die Ursache hierfür liegt in der reflektorischen Kontraktion der peripheren Arterien.

Die *Blutdruckmessung* gehört in jedem Falle zur körperlichen Untersuchung und besonders zur Beurteilung des Herz-Kreislauf-Systems. Die technische Durchführung ist ausführlich geschildert worden (s. S. 60).

Der Blutdruck ist ein Augenblickswert, bei dem der diastolische und der systolische Druck zu verschiedenen Zeiten gemessen werden, so daß bei wiederholter Messung *Differenzen* von systolisch bis 15 und diastolisch bis zu 10 mm Hg durch die spontanen Schwankungen des Blutdrucks durchaus vorkommen können. *Seitendifferenzen* in dieser Größenordnung und solche, die darüber hinausgehen, sind als abnormal anzusehen und verdächtig auf eine arterielle Enge in der zuführenden Arterie.

Man muß damit rechnen, daß der systolische Druck etwa 10 mm Hg und der diastolische Druck 4–6 mm Hg tiefer liegt als die intraarteriellen Drucke. *Verfälschungen der Blutdruckwerte* sind v. a. bei dicken Extremitäten zu erwarten (oberhalb von 32 cm Armumfang systolisch 20–25, diastolisch 15–20 mm Hg zu hoch). Bei körperlicher Belastung ist nur der systolische Blutdruck zu verwerten, da diastolisch bei hohen Blutgeschwindigkeiten die Druckwerte stark verfälscht und zu niedrig gemessen werden. Im Schock führt die Verlangsamung der Blutgeschwindigkeit und die Kontraktion der peripheren Arterien dazu, daß Arterientöne überhaupt nicht entstehen; die Methode ist dann nicht mehr anwendbar. (s. auch S. 270)

14.3 Venöses System

Auch ohne daß erhebliche Varizenbildungen an den Beinen auf den ersten Blick sichtbar sind, können Funktionsstörungen des **venösen Rückstroms** zu Beschwerden und zu rezidivierenden Thrombophlebitiden oder Phlebothrombosen führen.
    Zur Prüfung der Klappenfunktion wird der **Perkussionstest** ausgeführt:

Am stehenden Patienten wird eine Venenerweiterung (Varize) unterhalb des Knies aufgesucht und palpiert. Mit der anderen Hand wird kräftig die gleiche Vene oberhalb des Knies beklopft. Wenn die Perkussionswelle von dem palpierenden Finger getastet wird, sind die Klappen zwischen den untersuchenden Händen funktionsuntüchtig.

Von besonderer Bedeutung für die Beurteilung einer Varikosis sind die Abflußverhältnisse in den tiefen und in den oberflächlichen Venen. Diese hängen direkt von der Funktion der Venenklappen und der Venae perforantes ab. Der **Perthes-Versuch** prüft diese Verhältnisse:

Am stehenden Patienten wird eine Staumanschette angelegt und so die oberflächlichen Venen komprimiert. Der Patient wird aufgefordert, einige Minuten zu gehen.

Folgende Rückschlüsse lassen sich ziehen:
- Die Varizen sind völlig kollabiert: Die tiefen Venen sind durchgängig und die Klappen der Venae communicantes funktionieren.
- Die Varizen sind unvollständig entleert: Die Klappenfunktion der Venae communicantes ist eingeschränkt.
- Die Varizen sind unverändert gefüllt: Die Venenklappen sind insuffizient, der Abfluß in den tiefen Venen ist eingeschränkt.
- Die Varizen nehmen sogar an Füllung zu: Die tiefen Venen sind verschlossen, die Venae communicantes werden umgekehrt durchströmt.

Bei der Beurteilung von venösen Rückflußstörungen ist die Funktionstüchtigkeit der Klappen in der Vena saphena und in den Venae communicantes von größter Bedeutung. Man prüft diese oft gestörte Funktion durch den **Trendelenburg-Versuch:**

Man fordert den liegenden Patienten auf, das Bein anzuheben, so daß die Varizen sich entleeren. Dann legt man in der Mitte des Oberschenkels eine Staumanschette an, die die oberflächlichen Venen komprimiert. Danach wird der Patient aufgefordert aufzustehen. Nach einer Minute wird die Stauung geöffnet:

- Die oberflächlichen Venen füllen sich langsam nach Lösen der Stauung: die Klappen der V. saphena magna und Venae communicantes sind intakt;
- noch während der Stauung langsame Füllung, nach Lösung zusätzliche Füllung: die Klappen der Vena saphena magna sind schlußunfähig;
- noch während der Stauung schnelle Füllung der Vena saphena und nach Öffnung der Stauung zusätzliche weiter Füllung: die Klappen der Vena saphena magna sind insuffizient, ebenso wie die Venae communicantes, die retrograd durchströmt werden.

Venöse Insuffizienzen der oberen Extremitäten sind viel seltener, meist die Folge einer Achselvenenthrombose (Paget-Schroetter-Syndrom), mit Stauungszeichen, Zyanose, Schmerzen und Parästhesien.

14.4 Beurteilung der Herztätigkeit durch die Pulsbetastung

Die Herzfrequenz variiert normalerweise erheblich nach Alter, Geschlecht, bei seelischen Erregungen und körperlichen Anstrengungen. Als *Tachykardie* bezeichnet man Pulsfrequenzen über 100 min, als *Bradykardie* solche unter 60 min. Werte darüber und darunter sollten abgeklärt werden. Bei paroxysmalen ventrikulären oder supraventrikulären Tachykardien kann die Kreislaufleistung sehr schlecht werden. Bei weiteren Frequenzsteigerungen droht Kammerflattern. Frequenzen über 170/min bei Älteren und über 220/min bei Jüngeren sind lebensbedrohlich. Bei totalem, atrioventrikulärem Block beobachtet man langsame, spontane Kammerrhythmen. Unterhalb einer Ruhefrequenz von 45/min sollte man immer an eine derartige Rhythmusstörung denken. Der vom Atrioventrikularknoten ausgehende, spontane Kammerrhythmus kann bis zu einer Frequenz von 20/min abfallen.

Eine *scheinbare Bradykardie* liegt vor, wenn der tastende Finger bei Extrasystolie nur jeden 2. Pulsschlag fühlt, weil die Extrasystole als frustrane Kontraktion nicht zur Ausbildung einer Pulswelle führt. Die angeschlossene Herzauskultation klärt diese Besonderheit auf.

Eine genaue Analyse der Arrhythmien erfordert ein Elektro-kardiogramm. Bei leicht erregbaren jüngeren Patienten findet man im Zusammenhang mit der Ein- und Ausatmung eine Beschleunigung bzw. Verlangsamung des Pulses. Diese sog. *respiratorische Arrhythmie* ist physiologisch und kann Schwankungen um 100% der Frequenz während eines Atemzugs betragen. Nur die längere eingehende Betastung des Pulses läßt eine gewisse Differenzierung der einzelnen Arrhythmieformen zu (Abb. 14.2).

Durch die Palpation kann man manchmal recht gut sog. *Extrasystolien* feststellen. Die Extrasystolie ist gekennzeichnet durch einen regelmäßigen Rhythmus, der von Extraschlägen unterbrochen wird. Bei längerer Pulspalpation tastet man dann sehr gut den Grundrhythmus und die in den Grundrhythmus eingestreuten unregelmäßigen Extraschläge. Die Beurteilung dieser oft harmlosen Störung hängt von der Grundkrankheit ab. Im Zusammenhang mit einem Myokardinfarkt können Extrasystolen eine ausgesprochen schwere Bedeutung haben. Das gleiche gilt für akute ent-

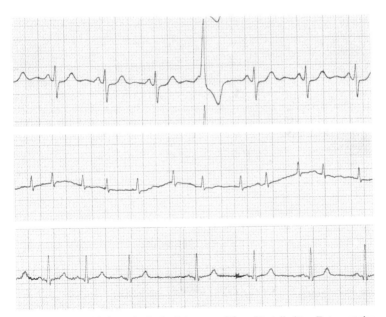

Abb. 14.2. Verschiedene Arrhythmieformen. *Oben:* Ventrikuläre Extrasystole; *mitte:* Absolute Arrhythmie; *unten:* Respiratorische Sinusarrhythmie

zündliche Prozesse wie die Myokarditis. Aber auch Rauchen oder Übererregbarkeit führen zu derartigen Extrasystolen. Eine genaue Analyse muß in jedem Fall mittels EKG erfolgen, um die anatomische Zuordnung der Extrasystolen (Vorhof, Atrioventrikularknoten, Ventrikel) abzuklären oder sogar festzustellen, daß sie von verschiedenen Reizzentren ausgehen. Eine weitere Unregelmäßigkeit ist der sog. *Pulsus alternans,* bei dem sich eine stärkere und eine schwächere Pulsation bei regelmäßigem Rhythmus tasten läßt (Verdacht auf Herzinsuffizienz).

Manchmal ist die dem Normalschlag folgende Extrasystole so schlecht gefüllt, daß sie peripher nicht getastet werden kann (s. oben). Je schneller sie dem Normalschlag folgt, desto schlechter ist die Extrasystole gefüllt und um so vorsichtiger muß sie beurteilt werden.

Die *absolute Arrhythmie* ist dadurch gekennzeichnet, daß sich auch bei längerer Palpation kein regelmäßiger Rhythmus durch den tastenden Finger feststellen läßt. Kontraktionen des linken Ventrikels und Puls sind völlig unregelmäßig. Die Störung beruht auf einem Vorhofflimmern, d. h. auf einer so hochfrequenten elektrischen Erregung des Vorhofs (300–600/min), daß der Vorhof mechanisch steht. Unregelmäßig werden vom Vorhof Erregungen in den AV-Knoten aufgenommen und führen zu Kammerkontraktionen. Diese Störung beruht auf einer muskulären Erkrankung des Vorhofs (Überdehnung bei Mitralfehler, entzündliche, degenerative Gefäßprozesse). Zu dem charakteristischen Herzsyndrom der Hyperthyreose gehört das Vorhofflimmern mit absoluter Arrhythmie.

14.5 Untersuchung des Herzens

Durch die körperliche Untersuchung des Herzens werden wesentliche Symptome entdeckt, die durch keine andere Untersuchungsmethode gewonnen werden können. Das so wichtige Elektrokardiogramm ist nicht immer gleich durchführbar. Die Röntgenuntersuchung des Herzens läßt oft eindeutige Aussagen vermissen. Das Ultraschallechokardiogramm und die modernen Kathetermethoden sind an Spezialisten und Kliniken gebunden. Schon an dieser Stelle sei betont, daß die geübte Herzauskultation durch die Herzschallschreibung nicht ersetzt werden kann.

14.5.1 Topographische Anatomie des Thorax

Um die einzelnen auskultatorischen Phänomene am Herzen anatomisch richtig einordnen zu können, ist es notwendig, allgemein verbindliche *Be-*

zugslinien und *Bezugspunkte* anzugeben. Das zwischen den Rippen liegende Gewebe (Interkostalräume) folgt der Numerierung der oberen begrenzenden Rippe. Als *Präkordium* bezeichnet man die Gegend unmittelbar vor dem Herzen. Der rechte Ventrikel liegt vorne und wäre besser der vordere, der linke hinten und wäre besser der hintere Ventrikel genannt. Die röntgenologische Silhouette wird im wesentlichen durch den rechten Ventrikel ausgefüllt. Der linke Ventrikel wird am linken Herzrand gerade randbildend. Der rechte Vorhof ist rechts randbildend, der rechte Ventrikel erreicht unmittelbar vor dem Zwerchfell den rechten Herzrand. Die linke Herzkontur wird von oben nach unten vom Aortenknopf, vom Pulmonalbogen und vom Herzohr und darunter vom linken Ventrikel begrenzt.

Die Auskultationsstellen zur Beurteilung von Herzton und Herzgeräusch richten sich nach der Lage der Herzklappen bzw. nach dem durch den entsprechenden Klappenfehler verursachten Blutstrom (s. Abb. 14.3). Die Auskultationsstelle der *Aortenklappe* liegt in der Höhe des 3. Interkostalraums rechts. Das Stenosegeräusch in der Aorta wird in Richtung des Blutstroms, also in Richtung der Herzbasis und in den Hals fortgeleitet. Die *Mitralklappe* wird in der Höhe des Ansatzes der 4. Rippe links in der Mitte des Herzschattens am sog. *Erb-Punkt* auskultiert. Die Geräusche der Mitralklappe werden auch hier in Richtung des Blutstroms, also zur Herzspitze hin, fortgeleitet. Die *Pulmonalklappe* hört man am besten am Ansatz der 3. Rippe links sternal. Hier ist die Fortleitung eines Geräusches in die linke obere Thoraxaperatur zu erwarten. Die *Trikuspidalklappe* wird am Ansatz der 4. und 5. Rippe rechts sternal auskultiert. Das Geräusch wird in Richtung auf das Zwerchfell fortgeleitet.

Grundsätzlich werden bei der Auskultation die vier Klappen an den genannten 4 Punkten auskultiert. Darüber hinaus werden aber mit dem Stethoskop die *gesamte Herzdämpfung* und die Umgebung abgehorcht, da die Geräusche bei Anomalien bis weit in den Thorax hinein fortgeleitet sein können (z. B. das systolische Geräusch der Mitralinsuffizienz bis in die linke Axilla).

Beim Vergleich von Röntgenbildern sollte man sich immer daran erinnern, daß das Röntgenbild im Stehen in tiefer Inspiration gewonnen wird, so daß der Herzschatten schlank und schmal erscheint, weil das Zwerchfell tief steht. Bei der Perkussion und Auskultation hingegen, die im Liegen vorgenommen werden, liegt das Herz eher breit dem hochstehenden Zwerchfell auf. An dieser Stelle sei bemerkt, daß das EKG ebenfalls im Liegen aufgezeichnet wird, so daß der QRS-Vektor der Herzfigur im Liegen, nicht aber dem Stehen gewonnenen Röntgenbild entspricht.

Gerade die Untersuchung des Herzens hat die schon früher in den Mittelpunkt gestellte Reihenfolge der Untersuchung zu berücksichtigen:
1. Inspektion
2. Palpation
3. Perkussion
4. Auskultation

Dieses Vorgehen ist zu empfehlen, damit nicht wichtige Symptome übersehen werden.

14.5.2 Inspektion des Herzens

Bei mageren Patienten erkennt man bei der Betrachtung des liegenden Patienten *Pulsationen* in der Herzgegend, die an der linken Thoraxseite meist stärker, v. a. aber auch als epigastrische Pulsationen im Rippenwinkel unterhalb des Sternums am Processus xiphoideus feststellbar sind. Bei älteren Patienten mit gewölbtem Emphysemthorax sind diese Pulsationen meist nicht zu erkennen. Die *Pulsation der Herzspitze,* weiter unten bei der Palpation als Herzspitzenstoß näher besprochen, gibt bereits eine Auskunft über die normale Lage des Herzens. Bei *Pleuraschwarten*, bei Mediastinalverziehungen anderer Art, bei schrumpfenden Lungenprozessen kann das Herz so stark nach der kranken Seite hin verzogen sein, daß bei Rechtsverlagerungen die maximale Pulsation unmittelbar neben dem Sternum sichtbar wird. Andrerseits kann das Mediastinum zur gesunden Seite hin durch *Ergüsse* stark verdrängt werden, so daß die Pulsationen bei Verdrängung nach links in der linken vorderen Axillarlinie sichtbar werden. Für die Beurteilung einer Herzerkrankung ist die Feststellung einer Vorwölbung des Thorax wichtig. Die sog. *Voussure* bedeutet, daß durch die Hypertrophie des rechten oder auch des linken Ventrikels, infolge eines bereits in der Kindheit bestehenden Vitiums, die Rippen während des Wachstumsalters nach vorn gedrängt worden sind, so daß ein asymmetrischer Thorax mit einer manchmal starken Vorwölbung der 4., 5. und 6. Rippe links parasternal zu beobachten ist.

Atypische Pulsationen, d. h. *systolische Einziehungen* in der Herzspitzengegend, können bei Verklebung des Perikards mit dem Herzmuskel (Concretio cordis, Pericarditis adhaesiva) beobachtet werden.

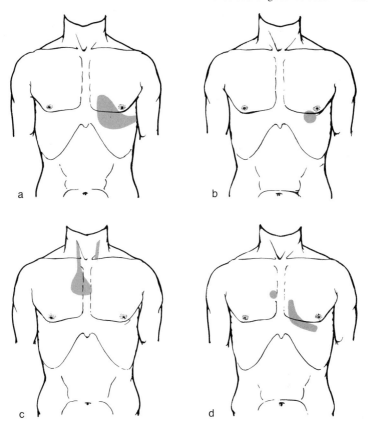

Abb. 14.3. Auskultations- und Projektionsstellen der Geräusche von verschiedenen Klappenfehlern; *a* Mitralinsuffizienz, *b* Mitralstenose, *c* Aortenstenose, *d* Aorteninsuffizienz bei Dilatation des rechten bzw. des linken Ventrikels erweitern sich die Projektionsflächen. Laute Geräusche sind auch am Rücken meist paravertebral zu hören

Weiterhin sieht man atypische *Pulsationen der Halsgefäße* bei Aorteninsuffizienz (Homo pulsans), bei der Hyperthyreose oder bei vegetativ erregbaren Patienten. Die Stauungsinsuffizienz des Herzens ist durch die sichtbare Halsvene im Sitzen oder im halbhohen Liegen, evtl. auch durch die Pulsationen der oberflächlichen Jugularvene zu erkennen (s. S. 87).

14.5.3 Palpation des Herzens

Palpatorisch kann man am Thorax ein sog. *Schwirren* feststellen. Dieses wird durch laute systolische Geräusche, die bei kongenitalen Vitien, Stenosen oder Septumdefekten auftreten, hervorgerufen. Die bei den genannten Herzfehlern entstehende Energie der Geräusche ist so stark, daß sie als tastbare Schwingung auf der Thoraxwand fühlbar wird.

Man legt bei der Untersuchung die flache Hand leicht auf den Thorax und versucht genau festzulegen, an welcher Stelle des Thorax das Schwirren am deutlichsten tastbar wird. Es muß durch gleichzeitige Pulspalpation als systolisch, präsystolisch oder diastolisch eingeordnet werden.

Diastolisches Schwirren ist in manchen Fällen einer schweren Mitralstenose tastbar (heute selten). Am häufigsten findet sich das systolische Schwirren bei Aortenstenose oder kongenitalen Vitien, insbesondere bei einer Fallot-Tetralogie. Kontinuierliches, über die gesamte Systole und Diastole fühlbares Schwirren findet sich bei arteriovenösen Fisteln und beim offenen Ductus Botalli.

Das *perikarditische Reiben* kann in hochgradigen Fällen sowohl systolisch als auch diastolisch palpierbar sein.

Mit der flachen Hand kann man die Herztätigkeit fast immer fühlen. Während die Aktivität des rechten Ventrikels nicht tastbar ist, gibt der *Herzspitzenstoß* wichtige Aufschlüsse über Herzgröße und den linken Ventrikel.

Mit den aneinanderliegenden Fingerspitzen der rechten Hand werden in der vermuteten, vielleicht auch perkutorisch grob festgestellten Gegend der Herzspitze nacheinander die Interkostalräume im linken Thoraxbereich durch zunächst vorsichtiges, später kräftigeres Eindrücken untersucht. Beurteilt wird der Charakter und die Lokalisation. Bei klinischem Verdacht Wiederholung in linker Seitenlage.

Man fühlt hier den *Herzspitzenstoß,* der bei jugendlichen Individuen mit flachem Thorax ohne viel Muskulatur und Fettgewebe zu tasten ist. Normalerweise ist er kurz und führt nur zu einer leichten Erschütterung der palpierenden Finger. Er hat einen sog. *„schütternden" Charakter.* Die Stelle des Herzspitzenstoßes entspricht anatomisch exakt der Lage der linken Herzspitze und findet sich normalerweise im 5. ICR innerhalb der Medioklavikularlinie.

Bei Hypertrophie des linken Vertrikels verändert sich dieser palpatorische Eindruck: Der Spitzenstoß erhält einen ausgesprochen **hebenden Charakter.** Der Stoß selber dauert länger und drückt den tastenden Finger merklich nach außen. Bei mageren Individuen ist die Bewegung des Interkostalraumes sogar sichtbar. Dieser Befund ist der Ausdruck einer Muskelhypertrophie des linken Ventrikels, was diagnostisch von großer Bedeutung sein kann (Beurteilung eines erhöhten Blutdrucks). Bei Vergrößerung des Herzens tastet man den Spitzenstoß hebend oder schütternd außerhalb der Medioklavikularlinie als Ausdruck der Dilatation des linken Ventrikels.

14.5.4 Perkussion des Herzens

Die Perkussion des Herzens wird durchgeführt, um Größe, Form und Lage des Herzens zu bestimmen. Die Notwendigkeit einer guten perkussorischen Technik wird dadurch offenbar, daß es bei akuten Krankheitsfällen in der Praxis oder beim Hausbesuch nicht möglich ist, den Patienten sofort einer Röntgenuntersuchung zu unterziehen, für Diagnose und Therapie jedoch die Herzgröße ein wichtiges Kriterium darstellt. Tatsächlich läßt sich bei der weit überwiegenden Anzahl der Kranken mit guter perkussorischen Technik die linke, so wichtige Herzgrenze mit einer ganz erstaunlichen Genauigkeit festlegen. Der heute wegen Ungenauigkeit zunehmenden Ablehnung der Herzperkussion wird nicht gefolgt. Für die Erstuntersuchung in der Praxis bzw. im Notfall ist die Bestimmung der linken Herzgrenze nicht zu entbehren.

Technik der Herzperkussion

Die linke Herzgrenze ist perkussorisch bei 85% aller Patienten mit einem Fehler von ±0,5–1,0 cm (verglichen mit dem Röntgenbild im Liegen) und damit für praktische Belange ausreichend zuverlässig zu bestimmen. Der Fehler bei der Perkussion der rechten Herzgrenze ist wesentlich größer.

Zur perkussorischen Untersuchung der Herzgröße wird als erstes die Lungen-Leber-Grenze in der rechten Thoraxhälfte festgelegt (Abb. 14.4,1).

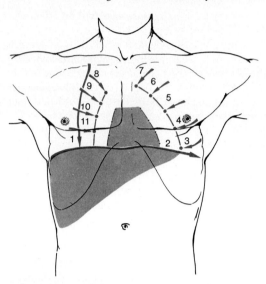

Abb. 14.4. Topographie der Thoraxorgane. Technik der Herzperkussion. *1:* Feststellung der Lungen-Leber-Grenze rechts; *2:* Übertragen des rechtsseitigen Zwerchfellstandes nach links; *3–7:* radiäre Perkussion in den ICR links 90° auf die erwartete Herzgrenze zu; *8–11:* Perkussion in den ICR rechts auf die rechte Herzgrenze zu

Dies ist deshalb wichtig, da immer wieder grobe Irrtümer bezüglich der grundsätzlichen Lage des Herzens vorkommen können. Das Herz liegt nämlich bei mageren Patienten wesentlich weiter kaudal als bei adipösen, da der *Zwerchfellstand großen Variationen* bei den einzelnen Körperbautypen unterliegt.

Unter der Annahme, daß die Lungen-Leber-Grenze auf der rechten Seite nach links übertragen werden kann (gleich hoher Zwerchfellstand), wird in dem ICR, welcher in Zwerchfellhöhe auf die vermutete Herzgrenze trifft, von links außen nach medial mit der oben beschriebenen, abgrenzenden Perkussionstechnik auf die vermutete Herzkontur hin perkutiert (Abb. 14.4, 3). Zwischen den einzelnen Perkussionsschlägen wird der Finger um höchstens 0,5–1 cm verschoben. Je mehr man sich der vermuteten Herzkontur nähert, um so kleiner wird das nach innen gerichtete Fortschreiten des Fingers. Die Grenze wird mehrfach perkutiert, bis die Veränderung des Schalls zum höheren, leiseren und gedämpften Schall die Herzgrenze nachweist. Wenn diese Grenze mit der lauten Perkussion erreicht ist, wird leise weiter perkutiert, bis eine weitere Grenze unmittelbar neben dem Sternum erkennbar wird. Dieser Perkussionsvorgang wiederholt sich in den einzelnen ICR links von unten nach oben bis an die Parasternallinie in Höhe des 2.–3. ICR und wird dann auf der rechten Thoraxseite von oben nach unten in den ICR weiter forgesetzt (Abb. 14.4, 4–11).

Die durch die laute Perkussion gewonnene, außen gelegene Grenze des Schallwechsels wird als *relative Herzdämpfung*, die innere, mit leiser Perkussion festgelegte, als *absolute Herzdämpfung* bezeichnet.
Man gewinnt dadurch meist eine gute Aussage über die Herzgröße. Die Festlegung der linken Herzgrenze kann unmittelbar über dem Zwerchfell dadurch schwierig werden, daß hier der tympanitische Schall der Magenblase den Umschlag in den gedämpften Schall aus dem Lungenschall schwerer hörbar macht.
Die *Leber-Lungen-Grenze* verläuft i. allg. rechts in Höhe der 5.–6. Rippe. Die Perkussion der *Herzspitze* erfolgt dann im ICR der 5.–6. oder 4.–5. Rippe. Die erste Schallverkürzung bei mittelstarker Perkussion tritt 1 cm medial der Medioklavikularlinie bei nicht vergrößertem Herzen ein. Die Herzkontur steigt leicht nach links außen gebogen bis zum Sternum an. Die Schalldämpfung läßt sich meistens an der linken Herzgrenze recht gut bestimmen, wenn Muskulatur und Fettgewebe nicht zu stark entwickelt sind. Die rechte Herzgrenze ist nicht so genau zu bestimmen, da sie oft mit der Sternum-Interkostal-Grenze zusammenfällt, welche bereits eine Veränderung des Klopfschalls bewirkt. Wenn das rechte Herz stark vergrößert ist, läßt sich aber die rechte Herzgrenze gut perkussorisch festlegen.
Man muß darauf achten, bei der Perkussion der rechten Thoraxhälfte die Dämpfung eines stark vergrößerten Herzens nicht mit der Lungen-Leber-Grenze zu verwechseln. Wenn die Schallverkürzung z. B. schon im Bereich der 2.–4. Rippe liegt, ist es angezeigt, in der Axillarlinie noch einmal erneut zu perkutieren. Ausgedehnte rechts oder auch links gelegene *Ergüsse* im Thoraxraum können die Feststellung einer Herzkontur unmöglich machen.
Während die *relative Herzdämpfung* dadurch entsteht, daß das kugelige Herz nur in seinem vordersten Teil der Thoraxwand direkt anliegt und in seinen lateralen Teilen vom Thorax etwas entfernt und darum nur der lauten Perkussion zugänglich ist, erfaßt man mit der *absoluten Dämpfung*

die dem Thorax direkt anliegende Herzvorderwand. Bei hypertrophiertem Herzen ist diese Fläche vergrößert. Die Untersuchung der absoluten Herzdämpfung spielt in der Klinik, im Gegensatz zu der Bestimmung der relativen Herzdämpfung, nur eine untergeordnete Rolle.

Die Herzperkussion ist nicht diagnostisch verwertbar bei *Emphysem,* groben *Thoraxverbildungen,* größeren *Fettmassen* und *Pleuraergüssen.*

14.5.5 Auskultation des Herzens

Eine zufriedenstellende Auskultation kann nur dann durchgeführt werden, wenn der Patient entspannt liegt und der Untersucher sich in einem ruhigen Raum konzentrieren kann. Eine Grundregel der Auskultation ist es, daß der Untersucher nicht mehr als 7–10 einzelne Herzschläge auskultiert, dann absetzt und evtl. nach einer Pause eine andere Stelle erneut auskultiert. Nur so ist gewährleistet, daß er die einzelnen Geräuschphänomene vollständig erfaßt.

Gerade Anfänger und Ungeübte sollten bei der Auskultation des Herzens nacheinander die folgenden einzelnen Geräuschphänomene untersuchen:

1. Wie ist der Herzrhythmus? Regelmäßig, unregelmäßig?
2. Welches ist der 1. Ton, welches ist der 2. Ton?
   Durch gleichzeitige Betastung des Karotis- oder des Radialispulses läßt sich diese Frage i. allg. leicht entscheiden (Verzögerung des Karotispulses 0,04 s, des Radialispulses 0,08 s gegen den 1. Herzton).
3. Wie ist die Lautstärke der Herztöne an der Basis, an der Spitze?
4. Sind die Herztöne gespalten oder gedoppelt?
5. Liegt ein Geräusch zwischen dem 1. und 2. Ton, ist es also systolisch, oder zwischen dem 2. und 1. Ton, ist es also diastolisch?
   Bei normaler Herzfrequenz von rund 72/min ist der Abstand zwischen dem 1. und 2. Ton (systolisch) deutlich kürzer als der zwischen dem 2. und 1. Ton (diastolisch). Je schneller die Herzfrequenz, desto mehr gleichen sich die Intervalle an: Je schneller der Puls, desto schwerer läßt sich also ein Geräusch einordnen.
6. Welchen Charakter, welche Tonhöhe hat das Geräusch? Rumpelnd, dumpf, schabend, zischend?
7. Wie ist seine Lautstärke, Krescendo- oder Dekrescendocharakter?

Erst wenn diese einzelnen Fragen nacheinander analysiert sind, läßt sich eine genauere Diagnose aus den Geräuschphänomenen stellen. Die Auskultation erfolgt zunächst an den obengenannten *typischen Auskultationsstellen* der einzelnen *Herzklappen,* berücksichtigt aber im übrigen die gesamten Geräuschphänomene an der vorderen, auch an der hinteren Brustwand. Gerade bei lauten Geräuschen ist es notwendig, diese auch im *Rücken* zu auskultieren, da bei kongenitalen Vitien diese dorthin fortgeleitet sein können. Regelmäßig gehört es dazu, bei der Feststellung von systolischen Geräuschen diese auch in der *oberen Thoraxapertur* und deren Fortleitung in die *Karotiden* zu suchen. Die Projektion der Geräusche ist charakteristisch für die einzelnen Klappenfehler.

Herztöne

Der *1. Herzton* entspricht dem Beginn der Kontraktion des linken Ventrikels. Er besteht aus zwei Komponenten. Die *erste Komponente* entsteht durch den Schluß der Mitralklappen und deren Anspannung sowie durch die Vibration der Herzstrukturen und der eingeschlossenen Blutmenge. Die *zweite Komponente* wird durch die Öffnung der Aortenklapen und durch die Schließung der Tricuspidalklappen hervorgerufen, sowie durch den steilen Anstieg des intraventrikulären Drucks mit der Austreibung des Blutes in die Aorta

Der *1. Herzton ist dumpf,* niederfrequent und dauert ungefähr 0,15 s. Da der Trikuspidalklappenschluß meist nicht hörbar ist, hat man einen geschlossenen Gehörseindruck. Eine *Spaltung* des Herztons wird hörbar beim Rechtsschenkelblock, möglicherweise sogar bei pulmonaler Hypertonie (Trikuspidalkomponente später als normal). Ein besonders *lauter 1. Herzton* wird gehört bei einem kurzen PR-Intervall, da die Ventrikelsystole zu einem Zeitpunkt beginnt, in welchem die Klappen noch weit geöffnet sind (0,1–013 s). Bei einem PR-Intervall von über 0,24 s ist der Herzton entsprechend eher leise. Bei wechselndem PR-Intervall ändert sich so die Intensität des 1. Herztons von Schlag zu Schlag. Beim totalen atrioventrikulären Block kann es bei engem Zusammenfallen von Vorhof- und Ventrikelkontraktion zu einem sehr lauten 1. Herzton kommen („Kanonenschlag"). Bei Mitralstenose, Vorhofmyxom und holosystolischem Mitralklappenprolaps wird der 1. Ton ebenfalls laut wahrgenommen.

Einen *leisen 1. Herzton* hört man bei Myokardinsuffizienz, Linksschenkelblock und bei vorzeitigem Schluß der Mitralklappe (Aorteninsuffizienz), sowie bei Überlagerung durch Lungengewebe bei Emphysem.

Der 2. Herzton entsteht durch den Klappenschluß der Aorten- und Pulmonalklappe. Er ist deutlich kürzer als der 1. und in Abhängigkeit

von der Atmung gespalten hörbar. Der Abstand beträgt weniger als
0,01–0,03 s. Eine weite *Spaltung des 2. Herztons* beruht auf einem kom-
pletten Rechtsschenkelblock, auf einem Vorhoseptumdefekt und auf
einer Mitralinsuffizienz oder einem Ventrikel septumdefekt, weil die
Aortenklappe sich früher schließt. Eine sog. *paradoxe Spaltung* (Die
Aortenklappe schließt *nach* der Pulmonalklappe) bei Linksschenkelblock, Schrittmacherstimulation des rechten Ventrikels, Aortenklappenstenose und bei Volumenbelastung, z. B. beim offenen Ductus arteriosus
botalli. Die *Intensität des 2. Herztons* ist bei Hypertonie gesteigert.

Überzählige Herztöne (s. Abb. 14.5). Bei der Auskultation läßt sich ein
Extraton vor allem bei Tachykardie oft nicht genau einordnen, so daß
man sich auch nach genauer Prüfung mit der Diagnose eines sog. „3teili-
gen Rhythmus" zufrieden geben muß. Eine genauere Analyse ist dann
nur durch die Herzschallschreibung und die Zuordnung der einzelnen
Geräuschphänomene zum EKG möglich. Beim Schenkelblock kontra-
hieren sich die beiden Ventrikel nicht mehr synchron, so daß der zeitliche
Abstand zwischen Aorten- und Pulmonalklappenschluß mehr als 0,05 s
beträgt (s. o.). Rücken die beiden Anteile des 2. Tones auf einen Abstand
von 0,06 bis 0,11 s auseinander, so ist an den Mitralöffnungston bei Mitralstenose zu denken (protodiastolischer Galopp; Einzelheiten s. Mitralstenose).

Der *sog. 3. Herzton* imponiert als Doppelung des 2. Tons im Abstand
von 0,14 s. Er ist bei Jugendlichen häufig hörbar und beruht auf einer verstärkten Einströmung von Blut in die Ventrikel. Wird er bei einem älteren
Menschen im Zusammenhang mit Angina pectoris hörbar, weist er als
Ausdruck einer ventrikulären Insuffizienz auf einen Myokardinfarkt hin
(protodiastolischer Galopp s. auch Abb. 14.7, S. 183).

Als *präsystolischer Galopp* wird die verstärkte Vorhofkontraktion bei
insuffizientem linkem Ventrikel hörbar. Der präsystolische Galopp
(4. Ton, Vorhofton) ist ein Charakteristikum des versagenden Hyperto-
nieherzens.

Bei Herzinsuffizienz mit Tachykardie können der 3. Herzton (Fül-
lungston) und der 4. Herzton (Vorhofton) oft zusammenfallen, so daß es
zu einer akustischen Überlagerung kommt. Der jetzt als *Summations-
galopp* bezeichnete Rhythmus ist Ausdruck des Linksherzversagens.

Spaltungen des 1. Tons wurden bereits beschrieben. Sie werden bei
einer Myokardinsuffizienz gefunden. Trotz der nicht ganz klaren Zu-

---

Abb. 14.5. Schematische Darstellung der überzähligen Herztöne →

Bezeichnung	Punctum maximum	Entstehung	
3. Herzton (Ventrikelfüllungston)	Herzspitze (in Linksseitenlage)	Verstärkter Bluteinstrom in den linken oder rechten Ventrikel; physiologisch in der Jugend, Insuffizienzzeichen im Alter	
4. Herzton (Vorhofton)	Absolute Herzdämpfung	Verstärkte Vorhoftätigkeit	
Summationsgalopp (3. u. 4. Herzton)	Absolute Herzdämpfung	Summe beider Mechanismen bei Tachykardie und/oder verlängerter AV-Überleitung; Insuffizienzzeichen	
Mitralöffnungston	Zwischen Herzspitze u. Sternalrand	Zurückschnellen der stenosierten Mitralklappe in den Vorhof	
Trikuspidalöffnungston	Absolute Herzdämpfung	Zurückschnellen der stenosierten Trikuspidalklappe in den Vorhof	
Protodiastolischer Extraton	Absolute Herzdämpfung	Beendigung d. diastol. Ventrikelfüllung durch Perikardverdickung oder Erguß	
Systolischer Extraton (Klick)	Herzspitze	Perikardadhäsion Mitralklappenprolaps	
Gedoppelter 1. Herzton	Herzspitze	Ungleichzeitiges Ende der Umformungszeit im rechten und linken Ventrikel	
Pulmonaldehnungston	2. ICR links parasternal	Verstärkte Anspannung der Pulmonaliswand bei Blutauswurf unter erhöhtem Druck	
Aortendehnungston	2. ICR links parasternal bis Herzspitze	Verstärkte Anspannung der Aortenwand bei Blutauswurf unter erhöhtem Druck	
Gedoppelter 2. Herzton	2. ICR links parasternal	Ungleichzeitiges Ende der Austreibungszeit im linken und rechten Ventrikel	

sammenhänge sei darauf hingewiesen, daß bei Patienten mit koronarer
Myokarderkrankung in einem hohen Prozentsatz Doppelungen und Ver-
breiterungen des 1. Herztons vorkommen.

Die weiteren Ursachen eines 3teiligen Rhythmus – wie der sog. meso-
systolische Klick, perikarditische kurze Geräusche, ein Aortendeh-
nungston usw. – sind in Abb. 14.5 einzeln aufgeführt.

Perikarditisches Reiben

Laute, ohrnahe, über Systole und Diastole unregelmäßige verteilte
Geräusche von manchmal typisch reibendem Charakter werden bei der
Pericarditis fibrinosa hörbar. Auch perikarditische Geräusche können
nur auf die Systole oder nur auf die Diastole begrenzt sein. Sie werden
über der gesamten Herzdämpfung gehört, nicht selten verbunden mit
Pleurareiben. Die *Atemabhängigkeit* eines ohrnahen, reibenden Herz-
geräusches spricht für eine pleuritische Genese.

Bei weichem, elastischem Thorax kann man die Lautstärke durch
Druck des Stethoskops auf den Thorax verstärken. Außerdem läßt sich
durch Umlagerung des Patienten oft der Charakter der Geräusche deutlicher verändern, als dies bei intrakardialen Geräuschen der Fall ist. Als
Ursache kommt entweder eine Pericarditis epistenocardica nach Herzinfarkt oder ein entzündlicher Prozeß im Sinne einer virusbedingten Perikarditis seltener Tuberkulose, Tumoren in Betracht.

Herzgeräusche

Gerade in den Herzkammern sind erhebliche Querschnittveränderun-
gen, beim Übergang der großen Gefäße in die Kammern und von diesen
in die großen Schlagadern, vorhanden, die bei der großen *systolischen
Beschleunigung* eigentlich immer zu Turbulenzen führen. Es ist aber auch
eine Frage der umgebenden und überlagernden Gewebe (Lunge, Muskulatur, Thorax, Fettpolster usw.), ob am Herzen systolische Geräusche hörbar sind. Da gerade Muskulatur und Fettpolster bei Kindern weniger ausgeprägt sind, hört man bei diesen häufiger systolische Geräusche als bei
Erwachsenen. Bei mageren Patienten mit schmalem Thorax sind Geräusche lauter zu hören als bei älteren Patienten mit faßförmigem Emphysemthorax.

Die *Bedeutung* eines *systolischen Geräusches* ergibt sich aus dem Ge-
samtbefund, d. h. aus Herzform und -größe, Beschwerden, EKG und den
übrigen, durch die eingehende Diagnostik erhobenen Befunden. Sicher

---

Abb. 14.6. Schematische Darstellung der verschiedenen Herzgeräusche →

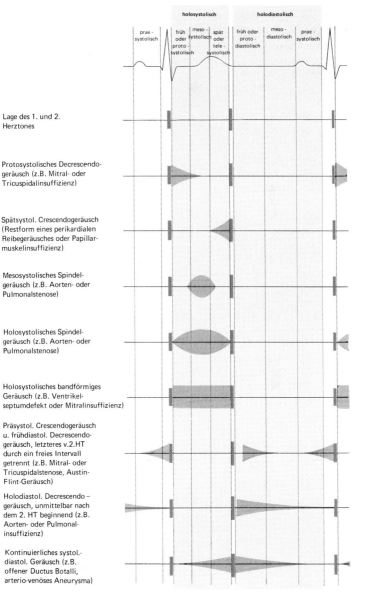

ist nicht in jedem Fall ein systolisches Geräusch als krankhaft anzusehen, da – wie gesagt – in jedem Herzen und an den großen Gefäßen während der Herzkontraktion Turbulenzen zu erwarten sind. Bei der Feststellung eines Geräusches bei der Auskultation ist folgendes zu beurteilen:

- Systolisch-diastolisch
- Früh- mittel- oder spät-systolisch/diastolisch
- Dauer
- Lautstärke
- Projektion (s. Abb. 14.3)
- Tonhöhe und vermutliche Form

Einteilung der *Lautstärke* erfolgt nach dem Schema von Lewin und Silbermann.

1/6: Sehr leises, vom Geübten gerade noch wahrnehmbares Geräusch
2/6: Leises, jedoch sofort erkennbares Geräusch
3/6: Mittellautes Geräusch, durch die aufgelegte Hand hindurch auskultierbar
4/6: Lautes Geräusch, noch proximal des Handrückens auskultierbar
5/6: Sehr lautes Geräusch, von der aufgelegten Hand bis zum Unterarm fortgeleitet
6/6: Distanzgeräusch, ohne Aufsetzen des Stethoskops hörbar

In der Klinik unterscheidet man akzidentelle Geräusche von funktionellen und organischen Geräuschen. Als *akzidentell* bezeichnet man systolische Geräusche bei Patienten, deren eingehende klinische Untersuchung keinen Anhalt für eine organische Erkrankung ergibt. Diastolische Geräusche sind nie akzidentell. *Funktionell* sind Geräusche der Stärke 1/6 bis 3/6, die durch Kreislaufbelastung (Fieber, Hyperthyreose, Anämie) hervorgerufen werden, in Ruhe oder nach Beherrschung der Grundkrankheit aber verschwinden oder deutlich leiser werden. Funktionelle Herzgeräusche entstehen durch erhöhte Strömungsgeschwindigkeit des Blutes.

Das *organische Geräusch* hat eine Stärke bis 6/6, kann aber unter den oben genannten Bedingungen auch sehr leise sein (1/6). Es ist oft nur umschrieben an einer bestimmten Auskultationsstelle mit oben charakterisierter Fortleitung hörbar und spricht für einen Klappenfehler oder angeborenen Defekt im Herzen.

Das durch eine Klappeninsuffizienz im Sinne einer Klappenundichtigkeit (z. B. Mitralinsuffizienz) hervorgerufene **systolische Geräusch** entsteht dadurch, daß Blut von einer Herzhöhle mit höherem Druck durch die Klappeninsuffizienz in die Höhle geringeren Drucks gepreßt wird. Bei einer Klappeninsuffizienz weist also die *Dauer* des systolischen Geräusches auf einen größeren Klappendefekt hin. Bei einer Klappenstenose (z. B. Aortenstenose) entsteht das systolische Geräusch dadurch, daß die Strömung des Blutes an der Klappenverengung turbulent wird und dadurch das Geräusch erzeugt. Je lauter dieses Geräusch ist, desto hochgradiger ist also die Stenose und desto kräftiger der Ventrikel. Das Geräusch der Aortenstenose nimmt ab, wenn der linke Vertrikel erlahmt. Bei Septumdefekten wird ein systolisches Geräusch erzeugt, indem Blut vom linken Ventrikel – dem Druckgefälle folgend – in den rechten Ventrikel entweicht. Je enger und kleiner der Defekt, desto lauter das Geräusch. Große Vorhofseptumdefekte verursachen leise oder oft überhaupt keine Geräusche. Bei Kenntnis des vorliegenden Klappenfehlers lassen sich also schon aus den Geräuschen gewisse Quantifizierungen ableiten, die folgendermaßen zusammengefaßt sind:

Klappenstenose: Lautstärke steht im Verhältnis zur Schwere des Fehlers; Klappeninsuffizienz: Dauer des Geräusches steht zum Ausmaß der Insuffizienz in Beziehung; Septumdefekt: je kleiner der Septumdefekt, um so lauter das Geräusch.

Identifikation von akzidentellen, harmlosen systolischen Geräuschen. Für jeden praktisch tätigen Arzt ist es von großer Bedeutung, ein *akzidentelles Herzgeräusch* von einem organischen trennen zu können. Folgende Befunde sprechen für ein harmloses Geräusch ohne Krankheitswert:

- Lokalisation über der Herzdämpfung links sternal
- Keine Projektion nach außen
- Dauer 1/3, höchstens 1/2 Systole
- Niedrige Tonhöhe
- Verstärkung durch jede Form der Belastung;
  Abnahme im Valsalva-Versuch;
  Zunahme in der Hocke
- Die bei fraglichen Befunden durchgeführten Untersuchungen (EKG, Rö-Thorax, UKG) ergeben keine abnormen Ergebnisse.

Diastolische Geräusche entstehen durch eine Klappeninsuffizienz, wenn von einer Stelle hohen Drucks, z. B. von der Aorta (Aorteninsuffizienz) Blut in den entleerten linken Ventrikel diastolisch zurückfließt, oder wenn durch eine stenosierte Klappe (Mitralstenose) Blut vom Vorhof in den linken, diastolisch erschlafften Ventrikel einströmt.

14.6 Einzelne Herzklappenfehler

Das klinische Bild der einzelnen Klappenfehler ist oft so charakteristisch, daß der Geübte die Diagnose schon vor der Auskultation des Herzens aus der Inspektion, Palpation und Perkussion stellt. Das Geräusch bestätigt dann nur die Diagnose.

14.6.1 Aorteninsuffizienz

Die mangelnde Schlußfähigkeit (Insuffizienz) der Aortenklappe beruht auf einem frischen oder bereits abgeheilten, entzündlichen Prozeß, meist einer *rheumatischen Endokarditis* oder einer *bakteriellen Besiedlung* der Klappe. Die Klappen sind am Rande durch die Entzündung zerstört, geschrumpft und schließen nicht mehr. Diastolisch fließt nach Klappenschluß Blut aus der Aorta in den linken Ventrikel zurück.

Bei der Inspektion fällt v. a. eine *starke Pulsation* der gesamten Arterien auf, besonders am Hals. Je nach Schwere der Aorteninsuffizienz können diese Pulsationen gerade bemerkbar oder so hochgradig sein, daß der gesamte Körper des Menschen herzsynchron schwingt *(Homo pulsans)*. Die Pulsation kann an den Ellenbeugen und in der Leistenbeuge sichtbar werden. Man sieht über dem Präkordium links eine besonders starke Herzpulsation. Bei jugendlichen Patienten kann die linke Thoraxhälfte vorgewölbt sein. Der *Sitzenstoß* ist *hebend* und nach links außen verlagert.

An der Radialis ist der sog. *Pulsus celer et altus* zu tasten, der sich durch einen steilen und hohen Druckanstieg auszeichnet. Da diastolisch Blut aus dem Arteriensystem in den linken Ventrikel zurückfließt, sinkt der Druck in der Aorta und in den anderen Arterien besonders tief ab und führt zu einer Entspannung der Arterienwände. Systolisch wird dann das Schlagvolumen mit dem in den Ventrikel zurückgeflossenen Volumen, dem sog. *Pendelblut,* in die Aorta eingeworfen und führt hier durch die schnelle Auffüllung zu dem genannten schnellen Druckanstieg. Die *Blutdruckamplitude* der Aorteninsuffizienz ist deshalb besonders *groß*. Man mißt bei einer mittelgradigen Aorteninsuffizienz Werte, die systolisch um 140–150 mm Hg liegen, diastolisch um 50–60 mm Hg. Bei hochgradiger Aorteninsuffizienz mit großem Pendelblut und erheblicher Entleerung des Arteriensystems hört man spontane Arterientöne: Der diastolische Druck beträgt also scheinbar 0 mm Hg

Man kann die *Entspannung der Arterien* und das schnelle Auffüllen des Arteriensystems auch bei einer geringgradigeren Aorteninsuffizienz darstellen. Durch Heben des Armes über den Kopf des Patienten wird der arterielle Mitteldruck gesenkt, wobei der Höhenunterschied zwischen Radialispuls und Herz der Drucksenkung in cm H_2O entspricht. Dadurch wird die Arterie diastolisch noch deutlicher entspannt und das geschilderte Palpationsphänomen besonders deutlich tastbar:

> Wenn man das Handgelenk des Patienten locker mit der vollen Hand umfaßt und es über den Kopf des Patienten hebt, tastet man den geschilderten Pulsus celer et altus mit der vollen Handfläche. Bei Patienten mit intakter Aortenklappenfunktion ist eine derartige Pulsation nicht zu fühlen.

Die große Blutdruckamplitude führt zu einigen weiteren typischen Phänomenen, z. B. zum *Kapillarpuls:* Ein leichter Druck auf das Nagelende führt zu einer weißen Verfärbung des Nagelbettes. Bei Aorteninsuffizienz kann man die Blutfüllung herzsynchron in das Weiße des Druckgebietes einschießen sehen. Dasselbe gilt für Hautrötung nach Reiben an der Stirn.

Das *diastolische Geräusch* der Aorteninsuffizienz ist ausgesprochen *hochfrequent,* oft leise, mit *blasendem Charakter.* Es ist in der Diastole direkt aus dem 2. Ton heraus hörbar, der nicht mehr wahrgenommen wird. Die Dauer des diastolischen Geräusches steht in einem engen Zusammenhang mit der Schwere der Aorteninsuffizienz. Die Geräuschintensität läßt im Laufe der Diastole nach, es handelt sich also um ein *Dekrescendogeräusch.* Hörbar ist es rechts sternal, fortgeleitet aber in Richtung des Rückstroms auf die Herzdämpfung zu in Form einer über die Brust gelegten, von links unten nach rechts oben verlaufenden Schärpe (Abb. 14.3). Die Aorteninsuffizienz ist in der Regel wegen des hohen Schlagvolumens, das in der Systole ausgeworfen wird, von einem *systolischen Geräusch* begleitet, das also nicht in jedem Fall auf eine begleitende Stenose zurückzuführen ist. Das anfangs sehr leise Geräusch kann oft der erste Beweis für die Klappenbeteiligung bei einem septischen Prozeß sein.

14.6.2 Aortenstenose

Die Aortenstenose entsteht durch eine Verklebung der Aortenklappen, die zu einer Verengung des Aortenostiums führt. Ursache sind früher *abgelaufene Entzündungsprozesse* an den Klappen, die fibrotisch verheilt sind. Im Alter finden sich auch *arteriosklerotisch-bedingte* Aortenstenosen. Der kräftige linke Ventrikel kann lange Zeit eine mäßige Stenose ohne wesentliche klinische Erscheinungen überwinden. Die Inspektion gibt meist keine Besonderheiten. Bei höheren Graden der Aortenstenose kann man aber die Dilatation des hypertrophen Ventrikels bereits durch den **hebenden Spitzenstoß in der linken Axillarlinie** feststellen. Die Herzdämpfung ist perkussorisch entsprechend verbreitet. Der Blutdruck ist bei der kompensierten Aortenstenose meist normal, in einzelnen Fällen sogar systolisch erhöht. Liegen niedrige Blutdruckwerte vor, ist dies bereits Ausdruck der beginnenden muskulären Insuffizienz. Ein Abfall des diastolischen Drucks legt den Verdacht auf eine begleitende Insuffizienz nahe. Die Aortenstenose ist ein relativ häufiger Klappenfehler.

Das Geräusch ist **systolisch, laut, rauh.** Man hört es am lautesten rechts sternal im 2. und 3. ICR und es ist in die obere Thoraxapertur, besonders in die **Karotiden** rechts und links *fortgeleitet.* An der Herzspitze ist es meist wesentlich leiser hörbar. Bei gut erhaltener Muskelkraft und **hochgradiger Stenose** kann das Geräusch so laut werden, daß es tastbar wird, also zum **Schwirren** führt. Charakteristisch für das Geräusch der Aortenstenose ist das systolische An- und Abschwellen, das sich im Schallbild als **spindelförmiges Austreibungsgeräusch** manifestiert. Je hochgradiger die Stenose, um so leiser kann der 2. Ton werden. Ein normal lauter, nicht veränderter 2. Herzton bei lautem systolischen Geräusch spricht eher gegen eine Aortenklappenstenose. Dann ist an eine **hypertrophe obstruktive Kardiomyopathie** mit Stenosierung der Ausflußbahn des linken Ventrikels zu denken.

14.6.3 Mitralfehler

Eine reine Mitralinsuffizienz und eine reine Mitralstenose sind seltener als die Kombination beider Klappenfehler: Meist handelt es sich um ein sog. **kombiniertes Mitralvitium** mit Stenose und Insuffizienz. Das während der Diastole aus dem linken Vorhof in den linken Ventrikel strömende Blut wird durch die Stenose behindert. Systolisch strömt das Blut durch die insuffiziente Mitralklappe in den linken Vorhof zurück. Die Mitralfehler beruhen meist auf einer durchgemachten **rheumatischen Endokarditis.**

Bei der Inspektion fällt ein charakteristisches Aussehen auf, nämlich das sog. **Mitralgesicht.** Es handelt sich hierbei um eine schmetterlingsförmige Hautrötung, die sich über beide Wangen und den Nasenrücken ausbreitet und durch eine Erweiterung der Hautgefäßte verursacht ist. Dazu kommt eine Zyanose der Lippen und der Akren.

Palpatorisch kann man laute Geräusche, insbesondere den **paukenden 1. Ton** der Mitralstenose, aber auch das diastolische Geräusch der Stenose oder das systolische der Insuffizienz tasten. Die Perkussionsfigur wie auch das Röntgenbild geben die typische *Mitralkonfiguration* mit der Vorwölbung der linken Herzkontur bei Vergrößerung des Vorhofs wieder.

Die Palpation des Pulses zeigt bei länger bestehenden Mitralfehlern in der Regel eine *absolute Arrhythmie* (Vorhofflimmern) als Folge der Vorhofüberdehnung. Vorhofflimmern bedeutet eine elektrische Erregung des Vorhofs mit einer Frequenz von 300–600/min, welche hämodynamisch einem Stillstand entspricht. Unregelmäßig dringen einige der Vorhoferregungen über den AV-Knoten in den linken Ventrikel und führen zu einer dauernd unregelmäßigen Kontraktion des Herzens. Die absolute Arrhythmie kann sehr unterschiedliche Frequenzen haben. Die sog. schnelle Form führt zu Frequenzen bis 160–170/min, selten auch mehr, mit oder ohne *Pulsdefizit.* Bei diesem bedrohlichen Zustand fördert nur ein Teil der Kontraktionen so viel Blut, daß eine Pulswelle an der Radialis tastbar wird. Andere, weniger gut gefüllte Kontraktionen lassen keine tastbare Pulswelle entstehen. So stellt der Untersucher das für die Beurteilung eines Mitralfehlers so wichtige Kriterium, das sog. Pulsdefizit, fest, d.h. die Differenz zwischen der Herzfrequenz, am Herzen auskultierbar, und der Pulsfrequenz, an der Radialis tastbar. Erst wenn kein Pulsdefizit mehr vorliegt, kann von einer vollen Kompensation der Herzfunktion bei Mitralfehlern gesprochen werden.

Das Geräusch der Mitralinsuffizienz ist systolisch, hat meist blasenden Charakter und wird umschrieben am besten an der Herzspitze gehört. Es wird in die linke Axilla bzw. nach links vom Herzen fortgeleitet. Bei schweren Klappendefekten ist es holosystolisch, bei leichteren nur frühsystolisch oder kann kurz andere Teile der Systole ausfüllen (auch spätsystolisch).

Wenn sich durch eine primäre Herzmuskelerkrankung arteriosklerotischer, koronarer oder entzündlicher Ursache der Anulus fibrosus so stark dilatiert, daß die Ränder der Mitralsegel sich nicht mehr berühren können, so kommt es zu einer sog. Mitralisation oder *relativen Mitralinsuffizienz.*

Das Geräusch der reinen Mitralstenose ist bei erhaltenem Sinusrhythmus durch folgende Besonderheiten charakterisiert: Präsystolisches Krescendogeräusch in den paukenden 1. Ton hinein, lauter 2. Ton, ein nach einem Abstand von 0,06 bis 0,11 s hörbares diastolisches Tonsegment, der sog. Mitralöffnungston, aus diesem heraus das rauhe diastolische Geräusch, das in das präsystolische Geräusch übergeht.

Dieses typische Geräuschmuster ist nicht in allen Fällen vollständig hörbar. Charakteristisch bleibt der paukende 1. Ton und der Mitralöffnungston nach dem 2. Klappenton. Dies führt zu dem charakteristischen Grundrhythmus des sog. *„Walzertaktes"* oder *„Wachtelschlags"*.
Man hört das präsystolische Geräusch am besten über der Herzspitze, die
Doppelung über dem Erb-Punkt.

Die Geräuschphänomene werden folgendermaßen erklärt: Das präsystolische Geräusch entsteht dadurch, daß der Vorhof das Blut vor der
Systole während seiner Kontraktion durch die Enge der Mitralstenose in
den linken Ventrikel preßt. Der *paukende 1. Ton* ist dadurch zu erklären,
daß die Kontraktion des Ventrikels um ein kleines Blutvolumen herum zu
einem schnellen Druckanstieg führt (s. auch Kanonenschlag bei Extrasystolie). Der *Mitralöffnungston* entsteht dadurch, daß die während der Systole gegen den Vorhof vorgewölbten Segel der Mitraklappe sich früh-
diastolisch mit dem Blutstrom in den linken Ventrikel wölben. Da die
Klappen an den Schließungsrändern miteinander verwachsen sind und
sich nicht ganz öffnen können, erzeugen sie beim Aufspannen ein knal-
lendes Geräusch (wie ein Segel, das sich plötzlich im Wind „stellt"). Das
niederfrequente diastolische Geräusch nach dem Mitralöffnungston entsteht beim Einströmen des Blutes in den linken Ventrikel durch die ver-
engte Mitralklappe und geht mit dem Beginn der Vorhofkontraktion in
das präsystolische Geräusch über.

Da zwischen dem Aortenklappenschluß, der das Ende der Systole anzeigt, und der Öffnung der Mitralklappe eine Zeit vergeht, in der der ab-
fallende Druck im linken Ventrikel noch höher ist als im linken Vorhof,
öffnet sich die Mitralklappe später, als sich die Aortenklappe schließt.
Die Mitralöffnung kann erst dann vor sich gehen, wenn der Druck im linken Ventrikel unter den Druck im linken Vorhof sinkt. Je höher der
Druck im linken Vorhof, um so früher öffnet sich die Mitralklappe und
um so enger wird der Mitralöffnungston an den Aortenklappen-
schlußton, den 2. Herzton heranrücken. Es ist daher möglich, das *Ausmaß der Stenose* (bzw. des Druckes im linken Vorhof) nach dem Abstand zwischen dem 2. Herzton und dem Mitralöffnungston zu schätzen.
Ein Abstand von 0,06 bis 0,08 s bedeutet eine hochgradige Mitralstenose, während ein Abstand von 0,1 s meistens eine geringgradigere Mitralstenose anzeigt.

Im Verlaufe der Mitralstenose tritt durch Vorhofüberdehnung ein Vorhofflimmern ein und es kommt zu einem mechanischen Stillstand des Vorhofs. Dadurch entfällt das präsystolische Geräusch, das durch die Kontraktion des Vorhofs verursacht wird.

14.6.4 Myokardinfarkt

Zur Diagnose eines Myokardinfarktes bei schwerer Angina pectoris sind neben der Feststellung von Herzarrhythmien auskultatorische Phänomene von großer Bedeutung, wie z. B. der 3. und der 4. Extraton. Weitere Geräusche entstehen im Verlauf und ermöglichen dessen Beurteilung (Perikardreiben, Papillarmuskelinsuffizienz). (s. Abb. 14.7)

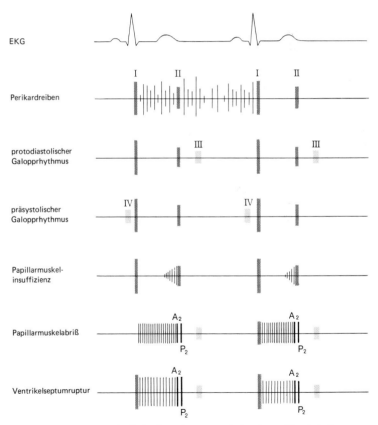

Abb. 14.7. Schema der Auskultationsphänomene beim akuten Herzinfarkt

14.6.5 Auskultationsbefunde nach operativen Eingriffen am Herzen

Schrittmacherton

Nach Implantation eines Schrittmachers kann man gelegentlich einen Ton vor dem 1. Herzton hören. Es handelt sich wahrscheinlich um einen extrakardial ausgelösten Gehöreindruck durch Kontraktion der Interkostalmuskulatur bzw. des Zwerchfells. Er verschwindet nach Einwirkung von Muskelrelaxantien.

Klappenersatz

Sowohl die Kugelklappe nach Starr-Edwards als auch die Scheibenklappe nach Björk-Shiley erzeugen einen Öffnungs- und einen Schlußton, letzterer ist leiser. Gewebeklappen können in Mitralposition einen Mitralöffnungston erzeugen. Ganz in der Regel ist bei allen Klappen ein mittelsystolisches Geräusch der Lautstärke 2/6 zu hören. Wenn man bei einer Klappe in Aortenposition ein diastolisches Geräusch hört, ist an Klappendysfunktion oder an eine Nahtundichtigkeit (Dehiszenz) am Klappenring zu denken.

14.6.6 Weitere Klappenfehler

Auf die eingehende Besprechung der Geräuschphänomene bei den kongenitalen Vitien, den selteneren Klappenstenosen und Insuffizienzen der Trikuspidalis und Pulmonalis wird an dieser Stelle verzichtet. Die einzelnen Geräuschtypen und ihre Deutung sind schematisch in Abb. 14.6 dargestellt.

15 Untersuchung des Abdomens

F. Anschütz

Während bei der Untersuchung des Thorax die Auskultation und die Perkussion ganz im Vordergrund stehen, wird die Untersuchung des Abdomens vorwiegend mit Hilfe der *Palpation* durchgeführt. Bei dünnen Bauchdecken kann man die Abdominalorgane oft gut, d. h. deutlich tasten, Resistenzen feststellen, Schmerzpunkte genau festlegen. Leider ist die Palpationsuntersuchung der Abdominalorgane aber häufig durch eine zu straffe Spannung der Bauchmuskulatur und durch adipöse Bauchdecken erschwert. Gerade bei jüngeren, leicht erregbaren Patienten kann die Bauchdeckenspannung so stark sein, daß die Untersuchung kaum zu Ergebnissen führt. Eine gute entspannte Lagerung im warmen Zimmer erleichtert die Untersuchung erheblich. Im warmen Bad lassen sich Palpationsbefunde am Abdomen, oft auch bei sehr straffen Bauchdecken, gut ertasten.

15.1 Lagerung des Patienten

Der Patient liegt flach auf der Unterlage. Schon die leichte Hebung des Kopfteils einer Untersuchungsliege knickt die Wirbelsäule nach ventral ein und drückt die Abdominalorgane zusammen. Zur Palpation des Abdomens ist deshalb eine flache Lage unbedingt erforderlich. Die Hände sind entspannt parallel zum Körper gelagert. Es empfiehlt sich evtl., die Knie leicht anheben zu lassen, da dadurch die Bauchmuskulatur entspannt wird.

Bei Herzpatienten macht die flache Lagerung oft Beschwerden, sollte aber kurz in Kauf genommen werden, da z. B. die Palpation und die Größenbestimmung der Leber nur in flacher Lage möglich ist.

15.2 Topographie

Das Abdomen wird in *Abdominalquadranten* eingeteilt, die zu bestimmten Organen in Beziehung stehen (Abb. 15.1). Im rechten oberen Quadranten sind Leber, Gallenblase, Duodenum, rechte Niere und die hepati-
sche Flexur des Kolons zu finden. Im linken oberen Quadranten finden
sich Magen, Milz, linke Kolonflexur, Pankreas (Körper und Schwanz) und
linke Niere; rechts unten Appendix, Zökum, rechts Ovar und rechte
Tube; links Sigmoid, linkes Ovar und linke Tube; in der Mitte Harnblase
und Uterus. Bei normaler Anatomie des Abdomens ist die Lokalisation

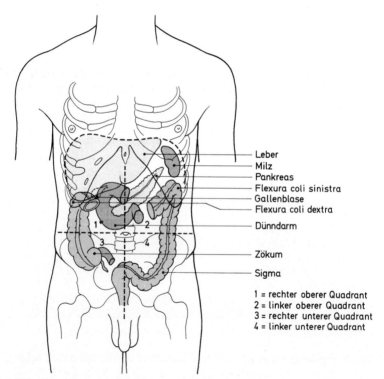

Abb. 15.1. Einteilung des Abdomens in vier Quadranten (Aus Savić 1978)

der genannten Organe rechts genau in den einzelnen Quadranten möglich. Erhebliche *Dislokationen* kommen vor (z. B. die Appendix im rechten oberen oder im linken unteren Quadranten).

15.3 Inspektion und Auskultation

Die Inspektion des entspannt liegenden Patienten zeigt bereits häufig abnormale Veränderungen der Größen einzelner Organe, z. b. eine *vergrößerte Leber* oder einseitige Vergrößerung und Vorwölbungen durch *Tumoren.* Jetzt erkennt man auch Fettpolster, Hautveränderungen, Gefäß- und Venenzeichnungen, Narben nach Operationen. Als Striae bezeichnet man rötliche Hautverfärbungen, die als Folge von Hautüberdehnungen auftreten können (Schwangerschaft, Morbus Cushing).

Vorwölbungen in der Mittellinie entsprechen oft *Nabelhernien. Epigastrische Hernien* sind oft nicht sichtbar, aber um so schmerzhafter. *Schenkelhernien* und *Hodenbrüche* sind im Stehen besser zu erkennen als im Liegen.

Besonders bei Luftfüllung der Darmschlingen, *Meteorismus,* ist der Leib stark aufgetrieben, nach vorne gewölbt und springt oft straff unter dem Rippenbogen und dem Processes xiphoideus vor. Ein Perkussionsschlag erzeugt den typisch tympanitischen Schall. Bei Füllung des Peritonealraumes mit Flüssigkeit, Aszites, ist der Leib meist weich, in Rückenlage fließt er leicht nach beiden Seiten auseinander.

Bei mageren Bauchdecken kann man hin und wieder *peristaltische Kontraktionen* im Abdomen sehen, die bei entsprechenden Beschwerden durch einen Ileus, Darmverschluß, verursacht sein können. Diese Kontraktionen wechseln mit wurmartigen Bewegungen, meist von starken Schmerzen begleitet.

Die *Verteilung des Haarkleids* ist gerade bei Lebererkrankung verändert, die typisch männliche Bauchbehaarung, dreiecksförmig zum Nabel ziehend, verschwindet hier und macht einer sog. Bauchglatze Platz. Bei mageren Personen erkennt man durch die Bauchwand die Pulsation der Aorta abdominalis, oder seltener eines Aneurysmas der Bauchaorta.

Bei dem heutigen Ernährungszustand der Bevölkerung aber steht der Untersucher oft vor unmäßigen Fettansammlungen, durch die nichts zu sehen, wenig zu hören und nichts zu fühlen ist.

Auch die *Auskultation* spielt bei der Untersuchung des Abdomens keine so zentrale Rolle wie bei der Untersuchung des Thorax.

Zur Auskultation der Darmgeräusche wird das Stethoskop leicht an verschiedenen Stellen auf die Abdominalhaut gelegt. Ein leichter Druck ist erlaubt. Manchmal kann man Darmgeräusche dadurch provozieren, daß man das Stethoskop schnell mehrfach hintereinander auf das Abdomen drückt und dadurch die Darmschlingen zu einer Kontraktion bringt.

Ein Urteil über die *Darmgeräusche* kann nur dann abgegeben werden, wenn der Untersucher 2–3 min in Ruhe bei entspanntem Patienten das Abdomen auskultiert hat. Im wesentlichen handelt es sich um 2 pathologische Befunde:

- Totale *Abwesenheit von Darmgeräuschen* („Totenstille") bei Peritonitis und bei paralytischem Ileus (der Darm ist paralytisch gelähmt und nicht mehr zu Kontraktionen fähig).
- Sogenannte *klingende Darmgeräusche,* d. h. verstärkte Geräusche bei obstruktivem Ileus.

Diese verstärkten Darmgeräusche sind hochfrequent, laut, klingend, plätschernd in Phasen der Darmkontraktion. Wenn derartige, in Wellen auftretende Darmgeräusche von Schmerzen begleitet sind oder durch die genannte Provokation mit wiederholtem Druck ausgelöst werden, kann ein *mechanischer Ileus* vorliegen, der die sofortige Zuziehung eines Chirurgen notwendig macht. Es bedarf einer gewissen Übung, um sog. normale Darmgeräusche von verstärkten abtrennen zu können. *Normale Geräusche* sind leiser, weniger klingend, weniger häufig kontinuierlich.

Die Auskultation des Abdomens auf *Arteriengeräusche* wird leider oft vernachlässigt. Bei mehr oder weniger starker Kompression des Abdomens lassen sich oft in Höhe der Aorta abdominalis leise systolische Gefäßgeräusche auskultieren, die durch eine arterielle Stenose im Abdomen (z. B. Aorta abdominalis, A. iliaca, A. renalis) verursacht sein können. Gewöhnlich ist beim normal entwickelten Fettpolster ein arterieller Auskultationsbefund nicht vorhanden. Bei besonders mageren Individuen kann man leicht durch Kompression der Aorta abdominalis ein systolisches Geräusch erzeugen. Die Feststellung eines *systolischen Abdominalgeräusches* kann an einem nicht unerheblichen Teil der Fälle von unklaren Bauchbeschwerden die frühe Diagnose einer abdominalen arteriellen Verschlußkrankheit aufdecken.

15.4 Perkussion

Die Perkussion des Abdomens ergibt meist einen *tympanitischen Klang,* da der Magen und die Darmschlingen von zusammenhängenden großen Luftblasen ausgefüllt sind. In der Regel läßt sich dieser tympanitische Beiklang links über dem Magen, aber auch oft rechts in der Gegend der Leber hören. Jede Vorwölbung des Abdomens wird leise perkutiert, um festzustellen, ob Meteorismus, Skybala oder ein *solider Tumor* diese Wölbung hervorruft. Es sei daran erinnert, daß die Perkussion auch bei bester Technik nicht tiefer als 5–6 cm in das Gewebe eindringt, so daß bei stark entwickelten Bauchdecken eine Schallveränderung nicht erwartet werden kann.

Zur *perkussorischen Größenbestimmung der Leber* perkutiert man in der Medioklavikularlinie von oben kommend die Leber-Lungen-Grenze, wie bei der Untersuchung des Thorax genauer ausgeführt wurde. Nach Markierung des Schallumschwungs vom vollen Schall der Lunge zur Dämpfung perkutiert man von unten aus dem hypersonoren, oft tympanitischen Schall der Darmschlingen wieder in der Medioklavikularlinie nach oben, bis der Schall in der Gegend der Leber zur Dämpfung umschlägt. Die Differenz zwischen den eingezeichneten Marken wird in Zentimetern gemessen.

In einzelnen Fällen läßt sich diese Grenze recht genau bestimmen. Natürlich wird man sich bemühen, die durch den Schallbefund gefundene Grenze durch Palpation zu bestätigen. Eine Prüfung, ob der Umschwung vom Darmschall zum gedämpften Schall auch wirklich dem Leberrand entspricht, läßt sich dadurch herbeiführen, daß man in tiefer Inspiration die Untersuchung wiederholt und hier die gleiche Verschiebung der oberen Lebergrenze (Lunge/Leber) und der unteren Lebergrenze (Darm/Leber) findet.

Wasseransammlungen in der freien Bauchhöhle *(Aszites)* werden mit Hilfe der Perkussion folgendermaßen festgestellt:

Technik der Erzeugung einer in der Flüssigkeit laufenden Welle

Der Patient liegt entspannt in Rückenlage. Die linke Hand des rechts neben dem Patienten stehenden Untersuchers wird leicht komprimierend in die rechte Flanke des Patienten eingedrückt, so daß das Abdomen leicht angespannt wird. Die rechte Hand erzeugt in der linken Flanke des Patienten leicht, locker, aus dem Handgelenk mit vier Fingerspitzen klopfend eine Druckwelle. Wenn in dem Abdomen freie Flüssigkeit vorhanden ist, wird diese Flüssigkeitswelle schnell, d. h. schneller als in 0,1 s auf die rechte Seite des Abdomens übertragen und von der linken Hand des Untersuchers deutlich gespürt. Die Untersuchung kann öfters an verschiedenen Stellen wiederholt werden. Bei ausgeprägtem Aszites ist die Welle gut tastbar.

Die auch normalerweise oft tastbare Druckwelle ist deutlich langsamer und erreicht die tastende Hand erst 0,2–0,3 s nach ihrer Erzeugung. Außerdem ist die Frequenz der getasteten Welle niedriger, was sich bei einiger Übung auch sehr gut tasten läßt. Man kann übrigens, um sicher zu gehen, in Zweifelsfällen so vorgehen, daß eine Hilfsperson während der Erzeugung der Druckwelle auf der rechten Seite des Patienten vorsichtig die Bauchdecke mit der Handkante an der Mittellinie komprimiert, so daß eine durch die Bauchdecke laufende Welle nicht auf die linke Hand des Untersuchers übertragen werden kann. Die Untersuchung wird erschwert, wenn ein erheblicher Meteorismus einen Aszites begleitet. Ein Aszites von weniger als 1–2 l entzieht sich meist dem Nachweis mit dieser Methode.

Feststellung eines Aszites durch Perkussion

Der Aszites läßt sich auch durch die unterschiedliche Dämpfung nachweisen. Da die mit Luft gefüllten Darmschlingen auf der Flüssigkeit schwimmen, läßt sich eine sehr genaue Grenze zwischen den luftgefüllten, tympanitischen, klanggebenden Darmschlingen und der Dämpfung erzeugenden Flüssigkeit perkutieren. Diese Grenze auf der Bauchhaut verändert sich je nach der Lage des Patienten. In Rückenlage ist die Grenze i. allg. in Höhe der beiden Flanken feststellbar, wird aber in Seitenlage nur an der nach unten liegenden Flanke festgestellt werden können. Die Veränderung dieser Grenze in Abhängigkeit von der Körperhaltung beweist die Anwesenheit von freier Flüssigkeit im Bauchraum. Die Technik wird so durchgeführt, daß die Perkussion des Abdomens einmal in Rückenlage und dann in Seitenlage vorgenommen wird, wobei die Dämpfungsgrenzen sich ändern (Abb. 15.2).

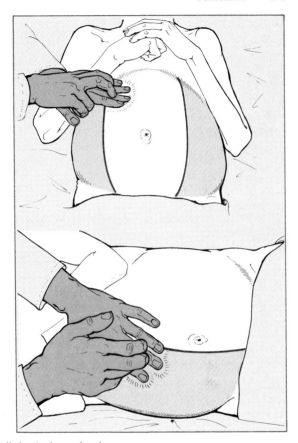

Abb. 15.2. Technik der Aszitesperkussion

Kleinere Flüssigkeitsansammlungen lassen sich dadurch feststellen, daß man den Patienten einmal in Rückenlage und dann in Knie-Ellenbogen-Lage abdominell perkutiert. Da in letzterer Position die Flüssigkeit unmittelbar unter den Bauchdecken liegt, ergibt sich hier eine deutliche Dämpfung, die in Rückenlage nicht vorhanden war.

15.5 Palpation des Abdomens

Die wesentlichen Befunde am Abdomen werden durch Palpation erhoben. Die tastende Hand erfaßt krankhafte Resistenzen in Größe, Form, Lokalisation, Konsistenz, Oberflächenbeschaffenheit, Verschieblichkeit und Schmerzhaftigkeit. Unklare Resistenzen bedürfen der Nachuntersuchung zw. der Bestätigung am nächsten Tag, da schon mancher unklarer Abdominaltumor per vias naturales durch Abführen verschwunden ist.

Eine ausreichende Palpation des Abdomens kann nur bei entspannter Lage des Patienten durchgeführt werden. Die *Entspannung der Bauchdecken* kann man dadurch herbeiführen, daß man den Patienten tief ein- und ausatmen läßt, da bei der Ausatmung die Bauchdecken i. allg. entspannt sind. Außerdem empfiehlt es sich in manchen Fällen, die Unterschenkel leicht angewinkelt auf das Untersuchungssofa aufsetzen zu lassen. Die verschiedenen Arten, das Abdomen zu palpieren, sind in Abb. 15.3 dargestellt.

Wenn keine besonderen Schmerzhaftigkeiten vorhanden sind, macht man sich ein Bild von einem eventuellen Organbefall dadurch, daß man jeweils in der Mitte der 4 obengenannten Quadranten mit der Hand breit und kräftig komprimiert und den Patienten befragt, ob er einen Unterschied in der Empfindlichkeit durch den möglichst gleich ausgeübten Druck bemerke. Wenn man dann eine schmerzhafte Gegend erfaßt hat, versucht man durch vorsichtige Kompression analoger Stellen des Abdomens die unwillkürliche Bauchdeckenspannung zu vergleichen. Die Spannung der schmerzhaften Stelle ist oft größer. Dazu drückt man mit den gestreckten Fingerendgliedern der flach aufgelegten Hand vorsichtig und leicht die Bauchdecken um 1–2 cm ein.

Bei *schmerzhaften Resistenzen* soll der Untersucher nicht gleich den pathologischen Befund ertasten, sondern erst gesunde Stellen palpieren, um sich so von der allgemeinen Bauchdeckenspannung einen Eindruck zu verschaffen und dann allmählich Zentimeter für Zentimeter palpierend zu der fraglich schmerzhaften Resistenz vorrücken.

Bei mageren Individuen findet sich oft ein Schmerzpunkt bei der Palpation der Aorta gegen die Wirbelsäule.

Auch die Leberpalpation wird in der Regel als unangenehm empfunden. Die Leber ist besonders empfindlich und schmerzhaft, wenn sie gestaut ist.

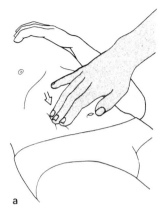

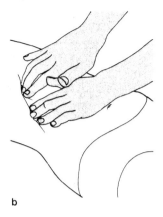

a

b

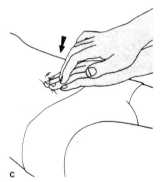

Abb. 15.3 a–c. Verschiedene Arten der Palpation des Abdomens. (**a**) Orientierende Palpation, (**b**) Sechsfingerpalpation (beidhändig), (**c**) Doppelhandpalpation (Aus Savić 1978)

c

   Schmerzhafte Zonen werden im Abdomen, besonders in der Magengegend, recht umschrieben angegeben. Die Stelle des Druckschmerzes ist oft nicht identisch mit der anatomischen Lage des erkrankten Organs. Wichtig ist die Frage, ob der Schmerz nur durch den Druck der Palpation hervorgerufen wird und ob er nach Aufhören des Druckes bestehen bleibt. Der Schmerz einer Entzündung bleibt i. allg. unverändert oder steigt mit zunehmendem Druck an.
   Als besonders schmerzhaft wird bei der Palpation die straff gespannte ***Gallenblase bei Cholezystitis*** im rechten Oberbauch empfunden. Die locker aufgelegten Finger ziehen langsam quer zu der erwarteten Gallen-

blasenvergrößerung von links oben nach rechts unten parallel zum Leber-rand über die Bauchdecken. Die Gallenblase kann dann als ballotierend gespannte, glatte Resistenz getastet werden.

Die umschriebene *Appendizitis* im rechten Unterbauch und mögliche Abszesse sowie die *Pankreatitis* im linken Oberbauch können palpabel sein. Auch eine *Gastritis* verursacht nahe der Mittellinie, meist im linken oberen Quadranten, erhebliche Schmerzen bei Druck. Ein diffuser Schmerz wird bei *Peritonitis* gefunden. Hier imponiert die diffuse oder umschriebene „bretthart" Abwehrspannung des Abdomens. Beim *Los-laßschmerz* handelt es sich um eine Schmerzempfindung, die erst bei schneller Entfernung der palpierenden Hand ausgelöst wird.

Nach Kompression der schmerzlosen Gegenseite wird plötzlich (schnell) die Kompression weggenommen. Dadurch entsteht auf der kranken Seite ein Schmerz (umschriebene Peritonitis, z. B. bei Appen-dizitis).

Eine besondere diagnostische Bedeutung kann das Ausstrahlen des Schmerzes, spontan oder durch die Palpation ausgelöst, haben:
- Rechte Schulter: Gallenblase, Ulcus duodeni
- Linke Schulter: Pankreas, Milz
- Leiste und Harnröhre: tiefer Nierenstein, Appendix
- Steißbein: Genitale, Rektum

15.6 Leberpalpation

Die Leber ist bei vielen Erkrankungen des Herz-Kreislaufsystems und des Stoffwechsels in Mitleidenschaft gezogen. Ihre Höhe muß in cm be-stimmt werden.

Der rechts neben dem Patienten stehende Untersucher verschafft sich durch vorsichtige Palpation mit der flachen Hand einen Überblick über die Organgröße im rechten Oberbauch. Er nimmt eine orientierende Perkussion der oberen Lebergrenze und der unteren Lebergrenze vor. In der Gegend der unteren Lebergrenze werden der Zeigefinger und der Mittelfinger parallel zum Rippenbogen aufgelegt und vorsichtig

1–2 cm in die weichen Bauchdecken eingedrückt. Der Patient wird aufgefordert, tief zu atmen, so daß sich der untere Leberrand von kranial nach kaudal verschiebt (Abb. 15.4 a). Wenn der palpierende Finger gerade unterhalb der unteren Lebergrenze liegt, bewegt sich durch die Inspiration der Leberrand unter der palpierenden Fingerkuppe hindurch. Ist der Leberrand nicht getastet worden, wird 1 cm weiter kranial oder auch kaudal der Finger in die Bauchdecken eingedrückt und der Patient erneut aufgefordert, tief zu atmen. Die Leberhöhe wird in cm vom oberen Perkussionsrand (Leber-Lungen-Grenze) bis zum unteren Palpationsrand ausgemssen.

Zwischen der in cm gemessenen Leberhöhe und deren Volumen besteht eine enge Beziehung.

Die geschilderte Technik ist gegenüber einem anderen Vorgehen vorzuziehen, nach welchem die palpierende Hand nach oben drückend den Leberrand zu ertasten sucht. Da durch die Bewegung der Hand die Druckempfindung an den Fingerspitzen verändert wird, läßt sich eine feine Palpation des Leberrandes nicht so gut durchführen.

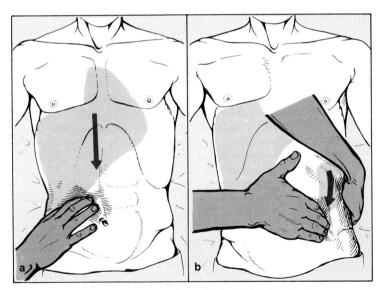

Abb. 15.4. a Technik der Leberpalpation, **b** Technik der Milzpalpation

Neben der **Leberhöhe** muß man sich einen Eindruck von der Konsistenz verschaffen, die hart, derb, weich, schlaff usw. sein kann. Ist die Leber vergrößert, läßt sich durch dünnere Bauchdecken auch nicht selten palpieren, ob dort kleinere oder größere **Knoten** zu tasten sind. Es sei erneut daran erinnert, daß eine vergrößerte Leber sehr schmerzhaft sein kann; also ist Vorsicht geboten. Die Palpation der Leber geschieht von der Medioklavikularlinie ausgehend nach medial und lateral. Nicht selten ist der mediale Leberlappen stärker vergrößert als der laterale, so daß der Hauptbefund mehr in der Mittellinie zu suchen ist.

15.7 Milzpalpation

Aufgrund der anatomischen Verhältnisse ist die palpatorische Methode zur Erfassung einer mäßigen Milzvergrößerung *nicht sehr genau*. Im Zweifelsfall erbringt die Bauchsonografie einen genaueren Befund.

Die linke Hand des rechts neben dem entspannt liegenden Patienten stehenden Untersuchers umfaßt den linken unteren Rippenrand und zieht diesen nach oben (Abb. 15.4 b). Der Patient wird aufgefordert, sich schwer in diese Hand hineinfallen zu lassen und nicht der anhebenden Kraft zu folgen. Die rechte Hand palpiert mit der bei der Leberpalpation beschriebenen Technik:
Der Zeige- und Mittelfinger werden vorsichtig 2–3 cm tief in die entspannten Bauchdecken in der Gegend eingedrückt, wo die untere Milzkontur vermutet wird. Der Patient wird aufgefordert, tief zu atmen, so daß durch die Zwerchfellsenkung die Milz unter dem Rippenbogen erscheint. Es wird nun an mehreren Stellen palpiert. Der Patient wird jedesmal aufgefordert, wieder tief zu atmen, so daß die ganze Gegend am linken Rippenbogen abgesucht werden kann.

Mit dieser Technik gelingt es, beim nicht zu fettleibigen Patienten mit weichen Bauchdecken, auch eine Milz zu tasten, die nicht vergrößert ist. Ein Irrtum kann dadurch möglich sein, daß der Rand einer vergrößerten Milz viel tiefer liegt. Wenn man aber, wie oben angegeben, leicht komprimierend mit der flachen rechten Hand die ganze rechte Seite des Abdomens abtastet, fühlt man gut eine stark vergrößerte Milz, deren unterer Rand in die Mitte des unteren linken Quadranten oder sogar bis in das kleine

Becken hineinreichen kann. Die Milz ist i. allg. nicht druckempfindlich. Nur die große Milz bei Leukämie mit *Milzinfarkten* ist schmerzempfindlich und macht eine vorsichtige Palpation notwendig.

15.8 Nierenpalpation

Der rechts neben dem entspannt liegenden Patienten stehende Untersucher legt seine linke Hand unter den Rücken des Patienten zwischen der rechten untersten Rippe und dem rechten Hüftkamm, so daß die Finger der linken Hand in Höhe des Nierenlagers liegen. Die rechte Hand palpiert an symmetrischer Stelle im Oberbauch und komprimiert so, daß die Niere zwischen die 3 mittleren Finger der beiden Hände zu liegen kommt (Abb. 15.3 c).

Auf diese Weise kann man bei nicht zu fettleibigen Patienten die Niere direkt palpieren, mindestens aber einen Abdominalschmerz sehr genau in dieses vermutete Nierenlager lokalisieren.

Dieselbe Prozedur wird auf der Gegenseite wiederholt, indem die linke Hand unter die linke Niere geführt wird und die rechte Hand auf der linken Abdominalseite nach unten komprimiert.

Zystennieren, Nierentumoren und ähnliche Organveränderungen können direkt getastet werden. Der Druckschmerz der *Pyelitis* ist sehr genau zu lokalisieren. Bei fettleibigen Patienten oder bei solchen, die ihre Bauchdecken nicht entspannen können, ist die Methode nicht anwendbar.

Einen Überblick über die Empfindlichkeit der Nierenbecken verschafft man sich dadurch, daß beim sitzenden Patienten von hinten der Schlagschmerz des Nierenbeckens geprüft wird. Dazu erschüttert man zunächst durch einen kurzen kräftigen Schlag die untere Thoraxgegend, um dem Patienten die Empfindung der reinen Erschütterung zu vermitteln. Erst dann klopft man in die weicheren Nierenlager und befragt den Patienten nach der Schmerzhaftigkeit – links mit rechts vergleichend.

Der durch einen lateral lokalisierten Schlag angegebene Schmerz ist oft mehr auf die Nieren zu beziehen, während medial angegebene Schmerzen auch von der Muskulatur hervorgerufen werden können. Ein *Muskel-schmerz* läßt sich oft dadurch bestätigen, daß ein Druck von lateral direkt gegen die Wirbelsäule als schmerzhaft angegeben wird.

15.9 Palpation der anderen Abdominalorgane

Gelegentlich lassen sich auch andere Organe im Abdomen tasten. Wenn auch normalerweise die Gallenblase nicht tastbar ist, kann diese bei Vergrößerung deutlich als ballotierende wurstförmige Blase festgestellt werden. Ist dort kein Druckschmerz vorhanden, besteht Verdacht auf einen tumorösen Verschluß *(Courvoisier-Zeichen)*.

Eine bei *Harnverhaltung* gefüllte Harnblase ist nicht nur bei Männern, sondern auch bei Frauen der Grund, warum ältere, bettlägerige Patienten sich plötzlich schlechter fühlen. Man palpiere deshalb sehr häufig gerade bei unklaren Verschlechterungen den Unterbauch. Die Harnblase kann innerhalb kurzer Zeit zu extremen Größen anschwellen („Uterus masculinus").

Im linken Unterbauch tastet man bei Obstipation, aber auch bei Patienten ohne Stuhlstörung, das gefüllte Sigmoid.

Überhaupt sei man sich darüber im klaren, daß nicht ganz eindeutige Palpationsbefunde im Abdomen durch Skybala hervorgerufen sein können. Ehe weitere eingreifendere Untersuchungen zur Klärung einer Resistenz im Abdomen eingesetzt werden, muß diese auch nach gründlichem Abführen über mehrere Tage wiederholt tastbar sein.

Die Konsistenz eines *Karzinoms* ist im Abdomen sehr hart, narbig, knöchern tastbar, während *Skybala* i. allg. weich sind und sich gut verschieben lassen. Die schmerzhafte Resistenz eines *Aortenaneurysmas* pulsiert. Pulsationen können aber auch von der normalen Aorta an umgebende Organe von harter Konsistenz fortgeleitet werden, die so einen pulsierenden Eindruck vermitteln. An dieser Stelle sei erneut auf die so wichtige Palpation der Femoralarterien hingewiesen.

Untersuchungsgang bei Verdacht auf Appendizitis
Der typische Druckpunkt liegt in der Mitte zwischen Nabel und Spina iliaca anterior (McBurney).

Wegen der nicht seltenen atypischen Lage der Appendix sollten außerdem untersucht werden:

- Psoasschmerz: Kraftvoller Versuch des Patienten, das gestreckte Bein gegen Widerstand des Arztes zu erheben
- Obturatorschmerz: wird ausgelöst durch Rotation des in der Hüfte um 90° gebeugten Oberschenkels
- Entlastungsschmerz: tiefe länger andauernde Palpation des rechten Unterbauches. Plötzliches Loslassen verursacht Schmerz im linken Unterbauch

Hernien der Bauchwand

Die Untersuchung des Abdomens sollte nicht abgeschlossen werden, ohne daß geprüft wurde, ob *Hernien* vorliegen. Narben nach chirurgischen Operationen können sich insbesondere im Stehen erheblich vorwölben, aber auch eine *Rektusdiastase* kann bei einer Frau nach einer Geburt erhebliche Ausmaße haben und ein Hervortreten von Darm zwischen den beiden Bauchmuskeln ermöglichen.

Nabelhernien sind meist gut reponibel, können aber, wenn sie klein sind, erhebliche Schmerzen hervorrufen. Das gleiche gilt für die kleinen, oft sehr schmerzhaften in der Linea alba zwischen Xiphoid und Nabel gelegenen *epigastrischen Hernien.*

Inguinalhernien können direkt oder indirekt zu einem Übertreten von Abdominalinhalt in den Hodensack führen.

Man tastet den Hodenkanal, indem man im Stehen dem Ductus spermaticus folgend vom Hoden aus in Richtung nach lateral oben, am besten mit dem kleinen Finger, palpiert, husten läßt und dort evtl. eine sich deutlich vergrößernde Vorwölbung feststellt, die sehr stark druckschmerzhaft sein kann.

Bei Frauen kommen sog. *Schenkelhernien* vor, die man nur im Stehen feststellen kann.

Die *äußeren männlichen Genitalien* müssen vor allem auf Mißbildungen untersucht werden, wenn eine chronische Harninfektion vorliegt (Hypospadie, Phimose). Die Bestimmung der Hodengröße ist bei Verdacht auf eine endokrine Störung mit Hilfe einer Vergleichskette aus verschieden großen Holzkugeln vorzunehmen (s. S. 313). Der normale Hoden ist deutlich druckempfindlich. Eine *Hydrozele* läßt sich durch die Durchleuchtbarkeit mit einer Lampe im Dunkelraum gut nachweisen. Schmerzhaftigkeiten, Vergrößerungen, insbesondere des Nebenhodens, sind verdächtig auf Tuberkulose.

Von besonderer Bedeutung ist auch hier die genaue Untersuchung der **Lymphknoten in der Leistenregion.** Während kleine, weizenkorngroße, nicht dolente, gut verschiebliche Verdickungen in der Leiste meist keine klinische Bedeutung haben, weisen Vergrößerungen auf Erkrankungen im kleinen Becken oder auf eine generalisierte Lymphknotenerkrankung hin (sofortige Kontrolle der Halsregion, der Achselhöhle und Milz!). Beurteilt wird die Größe, Konsistenz, die Verklebung untereinander und mit dem umgebenden Gewebe sowie die Schmerzhaftigkeit der tastbaren Lymphknoten. Die inguinalen Lymphknoten drainieren die Genitalien, das Perineum, das untere Abdomen. Entzündungen am Ober- und Unterschenkel führen zu einer Vergrößerung in der Rosenmüller-Grube medial innen am Oberschenkel 10 cm unterhalb des Leistenbandes. Linsen-, vielleicht sogar bohnengroße Lymphknoten in der Leistenbeuge haben oft keine wesentliche, klinisch krankhafte Bedeutung.

15.10 Rektale Untersuchung

Da **Prostatavergrößerungen** bei Männern höheren Alters sehr häufig mit dadurch bedingten Blasenentleerungsstörungen und Harninfekten vorkommen und die Möglichkeit einer frühzeitigen Diagnose eines **Prostatakarzinoms** besteht, gehört die rektale Untersuchung zur internistischen Durchuntersuchung bei jedem Patienten über 35 Jahre. Verschiedene Techniken sind möglich (Abb. 15.5).

Seitenlagerung. Der Patient liegt bei Rechtshändigkeit des Untersuchers auf der rechten Seite. Der Untersucher steht ventral vor dem Patienten, der aufgefordert wird, die Beine anzuziehen. Der Untersucher führt den Zeigefinger der rechten Hand so in den Anus ein, daß der gebeugte Finger die Prostata umgreifen kann.

Beim auf dem Rücken liegenden Patienten, der die Oberschenkel gespreizt und die Unterschenkel leicht angezogen hat, wird mit einer Zellstoffplatte das Scrotum mit der linken Hand angehoben. Der rechte Zeigefinger wird vorsichtig in den Anus eingeführt, so daß die Fingerkuppe die Prostata umfaßt und umfahren kann.

Bei der Untersuchung im Stehen legt der Patient mit leicht auseinandergestellten Knien die Ellenbogen auf das Untersuchungssofa, so daß er gebückt steht. Der rechte Zeigefinger wird in den Anus einge-

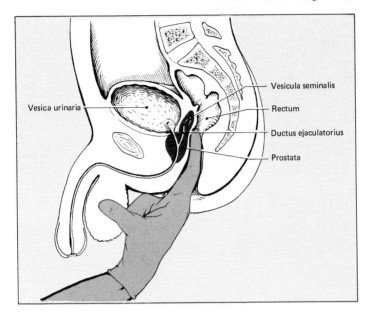

Abb. 15.5. Technik der rektalen Untersuchung

führt. Der Vorteil dieser Untersuchungstechnik ist, daß bei leichtem Aufrichten des Patienten die Eingeweide in das kleine Becken hineinsinken, so daß ein höherer Teil des Rektums mit untersucht und beurteilt werden kann.

Vor jeder digitalen rektalen Untersuchung wird nach Auseinanderspreizen der Analfalten die Analregion nach **Rhagaden, Fisteln, Hämorrhoiden** untersucht. Vor der Palpation mit Einmalhandschuhen und evtl. Fingerling wird **reichlich Salbe** auf den untersuchenden Finger gegeben und der Finger ausgesprochen langsam eingeführt, da in einzelnen Fällen erhebliche Schmerzen erzeugt werden können.

Der **Sphinktertonus** wird beurteilt durch Aufforderung an den Patienten zur Kontraktion. Die Prostata wird in ihren unteren Abschnitten und, wenn möglich, auch in den oberen Abschnitten mit dem untersu-

chenden Finger umfahren und die **Abgrenzbarkeit** gegen das umlic-
gende Gewebe geprüft. Dann wird die eigentliche Drüse auf ihre **Här-
te,** auf **Knoten** und **Schmerzhaftigkeit** untersucht.

Die normale Prostate fühlt sich an wie der Muskelwulst des innervierten
Daumenballens, ein Karzinom aber wie der Knochen der vorspringenden
Gelenke zwischen Mittelglied und Grundphalanx des Daumens.

Nach Beurteilung der Prostata dringt der untersuchende Finger so tief
wie möglich in das Rektum ein, indem durch Drehung des Armes die
Fingerkuppe des untersuchenden Zeigefingers von ventral über lateral nach dorsal verlagert wird. Beim stehenden Patienten gelingt es,
ein Rektumkarzinom bis in die Höhe von maximal 10 cm zu tasten,
ebenfalls die Valvula analis inferior, das sacrale Promontorium und die
Cervix uteri.

16   Internistische Untersuchung der Extremitäten

F. Anschütz

Die Extremitäten sind unter 2 Aspekten zu untersuchen:
- Im Hinblick darauf, daß sich an ihnen internistische Leiden manifestieren oder charakteristische Symptome bieten und
- als Teil des Bewegungsapparates mit eigenständigen Erkrankungen der Orthopädie.

Die systematische Untersuchung der Extremitäten entwickelt sich von peripher nach zentral:

Durch Inspektion werden folgende Kriterien beurteilt: Symmetrie, Form, Muskelentwicklung, Haut, Haare und Nägel, Gefäßzeichnungen, Gelenke, Knochenentwicklung, kongenitale Defekte, ungewöhnliche Bewegungen und am Rumpf die regionalen Lymphknoten.

Durch die anschließende Palpation unterrichtet sich der Untersucher über die Eigenschaften der Haut und der Gelenke, deren Temperatur, evtl. lokale Empfindlichkeiten, Krepitationen, regionale Lymphknoten und Pulsationen.

Die Prüfung der Gelenkbeweglichkeit ist im Kapitel Orthopädie ausführlich dargestellt.

16.1 Obere Extremitäten

Bei der Beurteilung des symmetrischen Baus der Extremitäten erinnere man sich daran, daß der **Rechtshänder** rechts stärker entwickelte Muskulatur hat. Umfangsdifferenzen sind festzulegen. Differenzen von 1–2 cm kommen an den Unter- und Oberarmen bei ausgeprägter Einhändigkeit durchaus vor.

Die typischen Handveränderungen können hier nur kurz angeführt werden, z. B. die große, sog. *Pratzenhand* des Akromegalen. Charakteristisch für zyanotische, kongenitale Vitien sind sog. *Trommelschlegelfinger*, während Uhrglasnägel (flache Rundung der Nägel, auch von der Seite gesehen) bei chronischen Lungenerkrankungen gefunden werden, aber auch bei Endocarditis lenta (Abb. 16.1 a).

Das *Ödem* der oberen Extremität ist seltener als das der unteren. Einseitig beruht es oft auf venösen Abflußbehinderungen, meist in der Achselhöhle, z. B. nach Mammaamputation mit Ausräumung der axillären Lymphknoten. Ein *einseitiges Ödem* kann aber auch bei längerer unveränderter Lagerung eines schwerkranken herzinsuffizienten Patienten auf einer Seite entstehen. Umschriebene eingesunkene Stellen, die das Bild der Arme und der Hände verändern, beruhen auf *muskulären Atrophien* und haben eine neurologische Ursache.

Von besonderer Bedeutung ist die Betrachtung der Handinnenfläche. Hier ist oft durch Erkennung der rötlich gefleckten Zeichnung eines sog. *Palmarerythems,* besonders an Thenar und Hypothenar, die Verdachtsdiagnose auf eine Leberkrankheit zu stellen (Leberzirrhose). Das Palmarerythem besteht aus fleckig-rötlichen Bezirken in einer Ausdehnung von 3–5 mm, die fast nur am äußersten Teil des Handballens gesehen werden (Abb. 16.1 b).

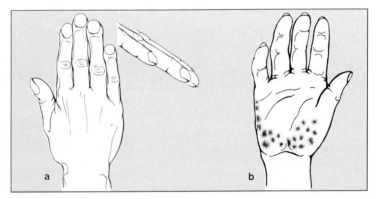

Abb. 16.1. Handveränderungen. **a** Trommelschlegelfinger und Uhrglasnägel, **b** Palarerythem

Die Betrachtung der Innenhand läßt außerdem einen sehr guten *Rückschluß auf die körperliche Arbeit* des Patienten zu. Klagen über körperliche Unbeweglichkeit und völlige Arbeitsunfähigkeit stehen bei Rentenneurotikern oft in einem krassen Gegensatz zu der deutlichen Handflächenverhornung. Erinnert sei an dieser Stelle auch an die zwar typische, aber gerade bei gesunden dunkelhäutigen Individuen oft ebenfalls erkennbare *Pigmentierung der Handlinien* und der Fingerbeugefalten bei M. Addison (Nebennierenrindenunterfunktion).

Die Beurteilung der Venen und Arterien ist ausführlich im Kreislaufkapitel besprochen (s. S. 153 u. 159). Bei klinisch behandelten Patienten, bei denen häufig intravenös injiziert wird, kann es nicht selten zu Thrombophlebitiden der Arm- und Handvenen kommen. Die Füllung der Handvenen ist abhängig von der Lagerung und vom Venendruck. Bei Arteriosklerose ist der Arterienpuls oft durch eine schlangenartige pulsatorische Bewegung der Arterien unter der dünnen Haut zu erkennen. Der *Raynaud-Phänomen* kann durch Kälteberührung ausgelöst werden. Die Finger sind dann kalt und blaß. Betroffen sind symmetrisch alle Fingerspitzen, während beim sog. toten Finger von dem gleichen Phänomen oft nur ein Zeigefinger befallen ist. Bei der *Sklerodermie* tritt das Raynaud-Phänomen oft symptomatisch auf, wobei es zu Fingerspitzennekrosen kommen kann.

Die *Lymphangitis* zeigt sich in einem roten Band über den entzündeten Lymphbahnen. Die Hand des Patienten mit allgemeiner *vegetativer Übererregbarkeit* ist oft während der körperlichen Untersuchung feucht, kalt und marmoriert, während die Hand bei der *Hyperthyreose* sich warm und trocken anfühlt.

Man fandet immer nach sog. Xanthomen: gelbe, etwas erhabene, papulöse Plaques, die sehr unterschiedlich in Größe und Ausdehnung sind. Sie finden sich an den Handflächen oder an den Ellbogen außen und an den Knien. Sie sind Ausdruck einer Lipidstoffwechselstörung.

Am Ellbogen findet man bei rheumatoider Arthritis nicht selten große Rheumaknoten.

Die *Behaarung der Arme* ist bei Männern deutlich stärker als bei Frauen. Sind Abweichungen vorhanden, denke man an eine Erkrankung der Gonaden (Hirsutismus oder Hypogonadismus). *Gebrochene Fingernägel* sprechen für eine Störung im Verdauungstrakt bzw. für eine Störung der Resorption mit Eisenmangel. *Abgeknabberte Fingernägel* weisen auf eine psychopathische Persönlichkeit mit hoher Erregbarkeit hin. Die blau verfärbten Hände, vor allem auch Finger (Zyanose), können lokal durch Kälte auftreten, aber auch zentral durch Herzerkrankungen oder pulmonale Diffusionsstörungen hervorgerufen worden sein. Kleine linienförmige Hämorrhagien unter den Nägeln werden als *Splinterhämorrhagien* bei bakterieller Endokarditis gefunden. Schmerzhafte rötliche Flecke an den Fingerkuppen können durch *Hautembolien* oder periphere Arteriitiden bei Sepsis hervorgerufen sein.

16.2 Untere Extremitäten

Die durch die Einseitigkeit des Menschen (Rechtshändigkeit, Linkshändigkeit) hervorgerufenen *Differenzen in der Muskulatur* des Menschen sind an den unteren Extremitäten meist nicht so stark entwickelt wie an der oberen Extremität. Ist eine Seite deutlich stärker, spielen Ödeme, Atrophien, Traumatisierungen usw. eine weitaus größere Rolle. Es ist notwendig, bei geringstem Verdacht auf *Umfangsdifferenzen mit dem Zentimetermaß* an exakt korrespondierenden Stellen Umfangsmessungen vorzunehmen.

Ausgangspunkt ist der innere Gelenkspalt des Kniegelenks, von dem aus 15 cm unterhalb an der Wade und 20 cm oberhalb am Oberschenkel eine Marke mit einem Stift gesetzt wird; an dieser Marke wird dann der Umfang gemessen. Differenzen von mehr als 1 cm müssen abgeklärt werden.

Die Entwicklung der Muskulatur unterliegt – je nach dem Trainingsgrad des Patienten – großen Variationen. Bei adipösen Patienten läßt sich oft über die Muskulatur überhaupt nichts aussagen. Das Ödem ist eigentlich die häufigste Ursache für einseitige oder auch doppelseitige Verdickungen der Beine.

Unterschenkelödeme sind am besten an den am weistesten distal gelegenen Stellen mit relativ weichem Bindegewebe nachweisbar, d. h. oberhalb des inneren und äußeren Knöchels (Abb. 16.2). Besonders gut läßt sich ein Ödem am vorderen Schienbein durch vorsichtige Kompression gegen den Knochen feststellen. Der Druck sollte leicht reibend, verteilend, vorsichtig erfolgen, da manchmal Schmerzen bestehen.

Ödeme entstehen bei Herzinsuffizienz, Nierenerkrankungen, Lymphangitis, v. a. auch bei Phlebothrombose bzw. Kompression der Venen durch tumoröse Prozesse im kleinen Becken. Ebenso können Störungen der

Lymphdrainage durch Lymphknotenerkrankungen in der entsprechenden Leistengegend vorliegen. *Kantenschmerzen der Tibia* können symptomatisch auf Rachitis, Ostitis deformans, Syphilis, schlecht geheilte
Frakturen, Tumoren oder Arthritis hinweisen.

Bei *arterieller Verschlußkrankheit* ist die erniedrigte Hauttemperatur
der erkrankten Seite oft deutlich fühlbar. Pulsbetastung und Lagerungsprobe sind auf S. 155 ff eingehend behandelt.

Eine *Nekrose* manifestiert sich durch kleine schwarze Stellen an den
Zehenspitzen und an den Fußsohlen (trockene Mumifikation). Die Ne-

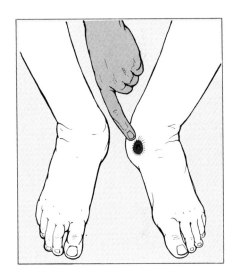

Abb. 16.2. Unterschenkelödeme

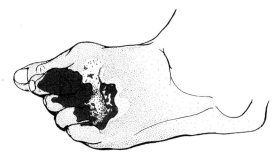

Abb. 16.3. Nekrose des Vorfußes bei diabetischer Gangrän

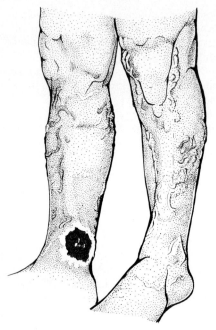

Abb. 16.4. Status varicosus an den Unterschenkeln mit Ulcus cruris

krose kann nur die Zehen betreffen, wird aber auch bis zur Mumifikation eines Vorfußes, ja bis zum Absterben einer ganzen Extremität beobachtet. Umschriebene Prozesse finden sich auch am Unterschenkel oder am Fußrücken, je nach der Lage des arteriellen Verschlusses. Für die *diabetische Angiopathie* ist charakteristisch, daß derartige Mumifikationen oder Gangräne auch bei erhaltenen Fußpulsen gefunden werden, da nur die kleinen, peripheren Arterien verschlossen sind (Arteriolosklerose). Kommt es zu einer Infizierung der Nekrose, d. h. *zur Gangrän*, so ist das umgebende Gewebe rötlich verfärbt, entzündet, sehr schmerzhaft und infiltriert (Abb. 16.3). Meist hat der Patient Fieber, ein jauchiger Zerfall des Gewebes kann (je nach Erreger) vorhanden sein.

Das häufig bei übergewichtigen Patienten bestehende *postthrombotische Syndrom* entsteht infolge einer Veneninsuffizienz nach Thrombose. Man findet regelhaft Ödeme, Venektasien, Varizen, Hautveränderungen sowie Ekzeme, Entzündungen und später Hyperkeratosen. Das schwer therapierte Ulcus varicosum rundet schließlich das Krankheitsbild ab (Abb. 16.4).

17 Orthopädische Untersuchung der Wirbelsäule und der Extremitäten

J. Grifka

17.1 Allgemeines

Aufgabe der Orthopädie ist das Erkennen und Behandeln von Erkrankungen und Verletzungen der Stütz- und Bewegungsorgane im Kindes- und Erwachsenenalter.

17.1.1 Äußeres Erscheinungsbild

Wie gerade oder schief jemand steht oder geht, ist schon auf den ersten Blick auffällig. Das *äußere Erscheinungsbild* wird geprägt von Alter, Gewicht und Konstitutionstyp (nach Kretschmer: leptosomer oder asthenischer Typ, athletischer Typ, pyknischer Typ und dysplastischer Typ). Im allgemeinen kann eine Wechselwirkung zwischen der äußeren Gestalt und der Funktion des Stütz- und Bewegungsapparates angenommen werden. Dennoch muß nicht jede Formveränderung einen Funktionsverlust bedeuten. In grober Unterscheidung werden funktionelle (ausgleichbare) und strukturelle (fixierte) Veränderungen getrennt. Eine *funktionelle Veränderung* wäre beispielsweise eine schlechte Haltung nach langem Sitzen bei Ermüdung der Muskulatur. Eine *strukturelle Veränderung* liegt dann vor, wenn die Knochenanlage gestört ist, also beispielsweise eine Skoliose bei Halbwirbeln, oder wenn sich die Knochen bei an sich regelrechter Anlage umgebaut haben, also beispielsweise der Rundrücken nicht mehr auszugleichen ist.

Zur genaueren Beschreibung der Gestaltänderung kann eine Unterscheidung in Haltung, Stellung und Form vorgenommen werden.

Haltungsfehler: aktiv (durch Anspannung der Muskulatur) und passiv (durch äußere Aufrichtung) korrigierbar.

Stellungsfehler: nicht aktiv (keine ausreichende Muskelkraft), aber passiv korrigierbar.

Formfehler: weder aktiv noch passiv korrigierbar (i. d. R. knöcherne Deformierung).

Natürlich sind auch ohne äußerlich erkennbare Veränderungen Beschwerden von den Elementen des Stütz- und Bewegungsapparates (Knochen, Gelenke, Bänder, Muskeln) möglich. Stets soll in der gewohnten Systematik zunächst die *Anamnese* erhoben werden (5 W: wo, wann, wie stark, wie oft, seit wann).

Sodann erfolgt die *Inspektion* der entblößten Körperpartie (Schwellungen, Muskelatrophien, Hautveränderungen), die *Palpation* (umschriebene Verhärtungen, Druckschmerzhaftigkeit) und schließlich die *Funktionsprüfung* (Bewegungseinschränkungen/Überbeweglichkeit). Die als schmerzhaft angegebene Bewegung sollte stets zuletzt geprüft werden, da ansonsten die provozierten Beschwerden nicht nur die Angst vor dem Untersucher auslösen, sondern auch andere Funktionen schmerzbedingt nicht mehr beurteilt werden können.

Für die Untersuchung ist es wichtig, dem Patienten klare Anweisungen zu geben. Nötigenfalls sollten Gelenkbewegungen vorgemacht werden, wenn eine Erklärung zu umständlich wäre (z. B. Innen-/Außenrotation im Schultergelenk).

17.1.2 Neutral-Null-Position

Die Neutral-Null-Position beschreibt die Gelenkstellung beim aufrecht stehenden Menschen. Die Körperebenen werden zur räumlichen Orientierung hinzugenommen, um zusätzliche Achsabweichungen besser beschreiben zu können. (Abb. 17.1)

Für die Messung der Gelenkbeweglichkeit wird die *Neutral-Null-Position* für die *Neutral-Null-Methode* genutzt. Die Dokumentation soll am Beispiel des Ellbogengelenkes erläutert werden: In der Neutral-Null-Position ist das Ellbogengelenk gerade gestreckt. Wenn die Extension bis 10 Grad und die Flexion bis 150 Grad durchgeführt werden kann, wird das Bewegungsausmaß wie folgt dokumentiert: 150/0/10 Grad (Abb. 17.2).

Liegt ein *Streckdifizit* vor, so daß die Neutral-Null-Position nicht passiert wird, so wird die 0 Grad-Marke anstelle des Extensionsausmaßes gesetzt: 130/20/0 Grad (Abb. 17.3).

Abb. 17.1. Der aufrechtste-
hende Mensch blickt mit dem
Kopf gerade nach vorn, die
Arme hängen bei gerade
durchgestrecktem Ellbogen
mit der Handinnenfläche am
Oberschenkel, der Daumen
zeigt nach vorne. Bei gerade
durchgestreckten Kniegelenken stehen die Füße zwanglos
nebeneinander mit einem
nach vorne offenen Winkel
von 15 bis 20 Grad. (Aus Debrunner 1971)

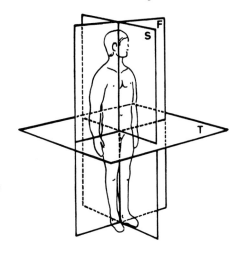

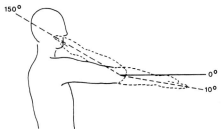

Abb. 17.2. Normale Beweglichkeit im Ellbogengelenk.
Protokoll: Flexion/Extension
150/0/10 Grad. (Aus Krämer
1989)

Abb. 17.3. Beugekontraktur im
Ellbogengelenk. Die Nullstellung kann nicht erreicht werden.
Aus der Kontrakturstellung von
20 Grad Beugung kann das Ellbogengelenk bis 130 Grad (von
der Nullstellung aus gemessen)
um 110 Grad gebeugt werden.
Protokoll: Flexion/Extension
130/20/0 Grad. (Aus Krämer
1989)

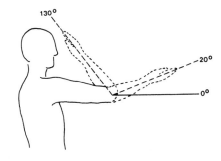

17.2 Statik der Wirbelsäule

Die inspektorische Beurteilung der Wirbelsäule erfolgt üblicherweise im lockeren Stand des Patienten von dorsal und von der Seite. Bei gerader Haltung teilt die Dornfortsatzreihe den Rücken in zwei symmetrische Hälften. Beide Schultern und beide Beckenkämme stehen auf der gleichen Höhe. Seitlich weist die Wirbelsäule die physiologischen Krümmungen auf mit leichter *HWS-Lordose*, *BWS-Kyphose* und *LWS-Lordose*. Die kyphotische Krümmung des Sacrums ist aufgrund der Glutaealmuskulatur in der Seitansicht nicht zu erkennen.

17.2.1 Sagittalebene

Die Ausprägung der sagittalen Krümmungen von Brust- und Lendenwirbelsäule wird von einer Vielzahl von Faktoren beeinflußt (z. B.: Ermüdung; psychogene Faktoren; statische und funktionelle Einflußgrößen wie Beckenstellung, Hüftbeuge-Kontraktur, Muskelschwäche; Lebensalter).

Staffel hat die Wirbelsäulenkrümmungen in der sagittalen Ebene als Haltungstypen beschrieben. Der Haltungsfehler kann sich bis zum Formfehler verändern und somit als knöcherne Veränderung manifestieren (Abb. 17.4).

Ein **Rundrücken** ist oft bei der sogenannten **Adoleszentenkyphose**, dem Morbus Scheuermann, vorzufinden. Aufgrund der knöchernen Veränderung der Wirbelkörperform (strukturelle Veränderung) kann die Kyphose weder aktiv noch passiv ausgeglichen werden. Eine eventuell begleitende Hyperlordose der LWS tritt aus statischen Gründen auf. Sie kann vom Patienten aktiv korrigiert werden.

Auch die **Osteoporose** führt aufgrund der Sinterung der Wirbelkörper zur vermehrten BWS-Kyphose, der sogenannten **senilen Kyphose**, die ebenfalls weder aktiv noch passiv ausgeglichen werden kann. Im Extremfall kann schließlich eine fast winklige Abknickung der Brustwirbelsäule aufgrund des Zusammensinterns der Wirbelkörpervorderkante auftreten. Man spricht dann von einem **Gibbus** (=anguläre Kyphose).

Ursache des **hohlrunden Rückens** ist zumeist eine muskuläre Schwäche. Aufgrund schlaffer Bauchmuskulatur kommt es zur Fehlstellung des Beckens (vermehrte Beckenvorneigung) und zur LWS-Hyperlordose. Aus statischen Gründen entsteht die BWS-Kyphose als Ausgleichsbewegung. Ebenso kann die vermehrte Beckenvorneigung selbst,

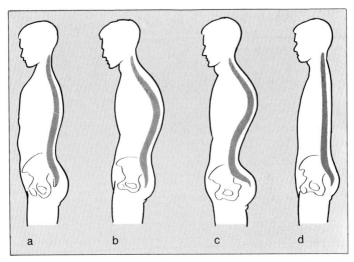

Abb. 17.4 a–d. Haltungstypen nach Staffel. **a** unauffällige Haltung mit den physiologischen Krümmungen der Wirbelsäule, **b** Rundrücken: die ausgeprägte Kyphose der BWS reicht bis zur LWS, Rückneigung des Beckens, **c** hohlrunder Rücken: BWS-Hyperkyphose, LWS-Hyperlordose, mit der Beckenvorneigung geht eine Horizontalstellung des Kreuzbeines und eine Vorwölbung des Abdomens einher, **d** Flachrücken: abgeflachte LWS-Lordose und BWS-Kyphose

zum Beispiel aufgrund einer Beugekontraktur der Hüftgelenke oder wegen eines Hängebauchs bei Adipositas, zum hohlrunden Rücken führen. Bei verstärkter LWS-Lordose sollte deswegen stets eine Hüftbeugekontraktur ausgeschlossen werden. Der ursprüngliche Haltungsfehler der LWS wird schließlich zur fixierten, nicht mehr ausgleichbaren Formveränderung.

Der ***Flachrücken*** beruht zumeist auf einer statischen Fehlstellung im Beckenbereich, und zwar auf einer vermehrten Beckenrückneigung.

Ein Sonderfall ist die ***Spondylolisthesis***, das Abgleiten eines Wirbelkörpers nach vorn. Dies kann im unteren LWS-Bereich auftreten, indem der 4. über den 5. Lendenwirbelkörper oder der 5. Lendenwirbelkörper über den 1. Sacralwirbel nach ventral gleitet. Äußerlich fällt dies durch eine tastbare Stufenbildung der entsprechenden Dornfortsätze und einer vermeintlich vermehrten LWS-Lordose auf.

17.2.2 Frontalebene

Die **Skoliose**, die Seitverbiegung der Wirbelsäule, kann eine Vielzahl von Ursachen haben. Neben Wirbelkörperfehlbildungen (anlagebedingt als Halbwirbel) und statischen Ursachen (bei Beckenschiefstand) sind dies vor allem neurologische Erkrankungen (z. B. Muskelstörungen). Um eine skoliotische Fehlhaltung oder eine knöchern fixierte Skoliose zu erkennen, sollte bei der Inspektion folgendes im Seitenvergleich beurteilt werden (rechts/links) (Abb. 17.5):

● Höhe beider Schultern,
● Position der Schulterblätter,
● Ausprägung der Taillendreiecke,
● Höhe der Beckenkämme.

An der Reihe der Dornfortsätze ist die seitliche Abweichung nicht immer deutlich zu erkennen.

Es ist mitunter leichter, die Abweichung zu erkennen, wenn man die Haut über den Dornfortsätzen markiert oder mit 2. und 3. Finger am Rücken entlangfährt, während die Dornfortsätze zwischen den Fingern hindurchgleiten. Die entstehende Rötung läßt die seitliche Abweichung der Dornfortsätze aus der Mittellinie besser erkennen.

Schließlich sollte sich der Patient langsam vorneigen, indem er die Wirbelsäule von der oberen BWS beginnend allmählich beugt, so daß der Untersucher, der hinter dem Patienten sitzt, in tangentialer Betrachtung nach und nach die Kontur des Rückens bei Vorbeugung beobachten kann. Um den Rücken dabei zusätzlich seitlich aufzudehnen, soll der Patient beide Hände miteinander fassen. Bei einer Skoliose zeigt sich nun jeweils auf der konvexen Seite der **Rippenbuckel**, als Vorwölbung der Rippen, bzw. der **Lendenwulst** als Vorwölbung der Lendenmuskulatur. Rippenbuckel und Lendenwulst bilden sich aufgrund der Rotationsverdrehung der Wirbelkörper. Während die Dornfortsätze bei gerader Wirbelsäule genau mittig über den Wirbelkörpern nach hinten stehen, verdrehen sich die einzelnen Wirbelkörper bei einer Skoliose so, daß die Dornfortsätze zur Konkavität hin rotiert werden, also die vorliegende Skoliose geringer erscheinen lassen. Als Konsequenz dieser Verdrehung treten die Rippen und die Muskulatur auf der Seite der konvexen Verbiegung hervor.

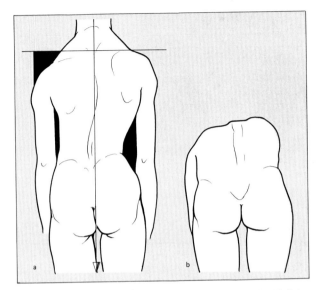

Abb. 17.5 a, b. Klinische Skoliosezeichen bei BWS-rechtskonvexer und LWS-links-konvexer Skoliose. **a** Schulterhochstand rechts, Schulterblatthochstand rechts, abgeflachtes Taillendreieck links, vertieftes rechts, Beckenhochstand rechts, **b** bei Vorneigung sind die Torsionssymptome, Rippenbuckel und Lendenwulst deutlicher zu erkennen

Für die statische Stabilität ist es wichtig, ob ein vom Vertebra prominens (C7) gefälltes Lot in die Rima ani fällt oder hiervon seitlich verschoben ist. Fällt das Lot zu einer Seite, spricht man vom *Überhang des Rumpfes* (s. Abb. 17.5).

Bei einem *Beckenschiefstand* sollte schließlich die Ausprägung der Skoliose im Sitzen untersucht werden.

Ist die Skoliose lediglich haltungsbedingt, durch einen Beckenschiefstand verursacht und noch nicht fixiert, so zeigt sich bei Ausgleich des Beckenschiefstandes und im Sitzen ein unauffälliger, lotrechter Aufstieg der Wirbelsäule.

17.3 Funktionsprüfung

17.3.1 Allgemeines

Prinzipiell ist zu prüfen, ob es sich bei einer äußerlich imponierenden Veränderung der Wirbelsäule lediglich um einen Haltungsfehler (funktionelle Veränderung) handelt. Dazu wird der Patient aufgefordert, sich gerade aufzurichten. Die Richtung der Bewegung kann durch taktile Reize vorgegeben werden. Bei einer BWS-rechtskonvexen Skoliose prüft man die Neigung des Oberkörpers nach rechts. Man beobachtet hierbei, ob die Krümmung durch die aktive Gegenbewegung ausgeglichen wird.

Zur Prüfung einer *muskulären Schwäche* eignet sich der *Haltungstest nach Matthiass*.

In einer Ausgangsposition mit aktiver Korrektur der LWS-Hyperlordose und BWS-Hyperkyphose werden beide Arme horizontal nach vorne gehalten. Diese Haltung soll über 30 Sekunden konstant bleiben. Ein Haltungsverfall zeigt sich im Sinken der Arme, dem nach vorne Gleiten der Schultern mit Ausbildung der BWS-Hyperkyphose, sowie dem Vorneigen des Beckens mit Hervortreten des Bauches und LWS-Hyperlordose (Abb. 17.6).

Bei allen Funktionsprüfungen an Wirbelsäule und Extremitäten-Gelenken ist die tatsächliche Einschränkung der Beweglichkeit in Grad weniger

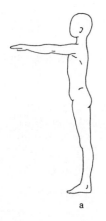 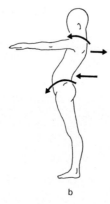

Abb. 17.6 a, b. Haltungstest nach Matthiass. **a** Ausgangsposition, **b** Haltungsverfall bei Muskelinsuffizienz mit Vorgleiten des Schultergürtels, BWS-Hyperkyphose, Vorneigung des Beckens, LWS-Hyperlordose. (Nach Krämer 1989)

a   b

wichtig als eine auffällige *Einschränkung im Seitenvergleich*. Auch end-
gradige Bewegungseinschränkungen sollten beachtet werden. Es versteht
sich, daß mit zunehmendem Alter die maximale Bewegungsfähigkeit in
physiologischem Maße abnimmt. Entscheidend ist, daß die Gebrauchs-
fähigkeit eines Gelenkes im Alltag voll erhalten ist.

Überbeweglichkeiten, sogenannte *Hypermobilitäten*, können durch
ungenügende Bandfestigkeiten bedingt sein. Häufig kommen sie nach
traumatischen Bandläsionen, dann vereinzelt, oder aber auch nach sport-
licher Überbelastung vor, beispielsweise in Form der Überbeweglichkeit
der Wirbelsäule bei Bodenturnerinnen.

17.3.2 Halswirbelsäule

Für den Ausgangspunkt der Funktionsprüfung muß die Neutral-Null-Position eingenommen werden. Bei einem *Schiefhals*, gleichgültig welcher
Ursache, kann schon die Spontanhaltung des Kopfes pathologisch sein, so
daß die Neutral-Null-Position gar nicht eingenommen werden kann.
Dann kann nur in die freie Bewegungsrichtung geprüft werden.

Zunächst sollte die *aktive Beweglichkeit*, so wie der Patient sie selbst
vollführen kann, geprüft werden. Anschließend kann durch leichte
Führung die maximale *passive Beweglichkeitsprüfung* angeschlossen
werden. Eine Schmerzauslösung muß stets als Bewegungslimitation respektiert werden.

Bei der Prüfung der *Seitneigung des Kopfes* sollte nur der Kopf beurteilt werden; ein Hochziehen der gleichseitigen Schulter kann ein vermehrtes Beweglichkeitsausmaß vortäuschen (Abb. 17.7 a).

Bei gerade gehaltenem Kopf kann der Patient die *Rotation* verein-
facht mit dem Blick über beide Schultern durchführen. Für den Untersu-

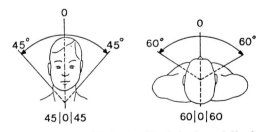

Abb. 17.7 a, b. Beweglichkeitsprüfung Halswirbelsäule. **a** Kopfseitneigung, **b** Kopf-
rotation. (Nach Debrunner 1971)

cher ist die Beurteilung der Beweglichkeit beim Blick von oben auf den Kopf, also beim sitzenden Patienten, einfacher (Abb. 17.7 b).

Die *Kopfvor- (Inklination)* und *-rückneigung (Reklination)* kann nur schlecht in Winkelgraden erfaßt werden. Im allgemeinen wird statt dessen der *Kinn-Sternum-Abstand* gemessen. Bei maximaler Inklination und Reklination des Kopfes wird jeweils die Zentimeterangabe vom Kinn bis zur Incisura jugularis des Manubrium sterni gemessen.

17.3.3 Brustwirbelsäule und Thorax

Während Halswirbelsäule und Lendenwirbelsäule ein weites Bewegungsausmaß zulassen, ist die Beweglichkeit im Bereich der Brustwirbelsäule geringer. Dennoch ist durch die größere Zahl der Bewegungssegmente eine beachtliche Seitneigung und Vor- bzw. Rückneigung im BWS-Bereich möglich. Rotationsbewegungen können in der Brustwirbelsäule nicht in nennenswertem Ausmaß durchgeführt werden. Wegen der Mitbewegung der Lendenwirbelsäule in die verschiedenen Bewegungsrichtungen, ist es nicht sinnvoll, Brust- und Lendenwirbelsäule jeweils separat überprüfen zu wollen.

Eine *Verminderung der Atembreite* (Differenz der Umfangsmessung zwischen Inspiration und Exspiration in Höhe der Mamillen) auf weniger als 3 cm ist Hinweis auf eine Versteifung der Kostotransversalgelenke, wie diese beim Morbus Bechterew auftritt. Dabei liegen neben Rückenschmerzen wegen Befall der Kostovertebralgelenke auch Iliosacralgelenksbeschwerden vor.

Als eigenständige Veränderungen des Brustkorbes können deutliche Deformierungen des Sternums vorliegen. Bei einer Vertiefung des Sternums spricht man von einer *Trichterbrust* (Pectus excavatum), bei einer Vorwölbung von einer *Hühner-* oder *Kielbrust* (Pectus carinatum) (Abb. 17.8, 17.9).

17.3.4 Lendenwirbelsäule

Zusammen mit der Beweglichkeit der Brustwirbelsäule lassen sich Vor- und Rückneigung, Seitneigung und Rotation prüfen.

Bei der *Rotation* sollte die Verdrehung des Schultergürtels zum Becken beurteilt werden. Hierzu kann entweder das Becken fixiert werden oder vorteilhafter die Verdrehung des Schultergürtels zum Becken beim sitzenden Patienten beurteilt werden (Abb. 17.10 a).

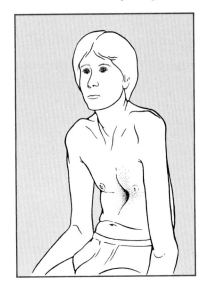

Abb. 17.8. Trichterbrust. (Nach Krämer 1989)

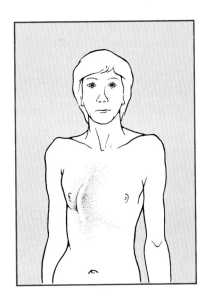

Abb. 17.9. Hühner- oder Kielbrust. (Nach Krämer 1989)

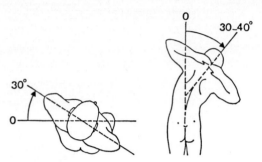

Abb. 17.10 a, b. Funktionsprüfung der Brust- und Lendenwirbelsäule. **a** Rumpf-drehung, gemessen an der Rotation des Schultergürtels zum Becken, **b** Seitnei-gung. (Aus Debrunner 1971)

Die *Seitneigung* ist eine Summationsbewegung, die schlecht in Winkel-graden gemessen werden kann (Abb. 17.10 b).

Für die Prüfung der *Vorneigung* (Gesamtbewegung aus BWS/LWS und Hüftgelenken) hat sich der *Fingerspitzen-Boden-Abstand* (FBA) als Zentimeterangabe bewährt. Voraussetzung für die Prüfung ist das Stehen mit gestreckten Kniegelenken. Selbst bei versteifter Wirbelsäule kann der FBA 0 cm sein, wenn die Beugung in den Hüftgelenken die Bewegungs-einschränkung der Wirbelsäule kompensiert (Abb. 17.11).

Die isolierte Entfaltung der Lendenwirbelsäule in Vor- und Rücknei-gung kann durch den *Schober-Test* gemessen werden.

Hierbei wird vom Dornfortsatz des 1. Kreuzbeinwirbels (S1) oder hilfsweise des 5. Lendenwirbels (L5) im aufrechten Stand 10 cm nach oben gemessen und die Meßpunkte markiert. Bei Rumpfvorneigung muß sich diese Strecke mehr als 4 cm vergrößern, ansonsten liegt eine Minderbeweglichkeit vor.

17.3.5 Druck- und Klopfschmerz

Die Rückenmuskulatur sollte bei entspannter Muskulatur, also möglichst in Bauchlage, palpiert werden, um *Druckschmerzhaftigkeiten* lokalisie-ren zu können. *Klopfschmerzhaftigkeiten* der Dornfortsätze der Brust-und Lendenwirbelsäule werden durch Abklopfen festgestellt.

Eine umschriebene Druck- und Klopfschmerzhaftigkeit der Dorn-fortsätze kann aufgrund von Tumoren, Frakturen oder Entzündungen

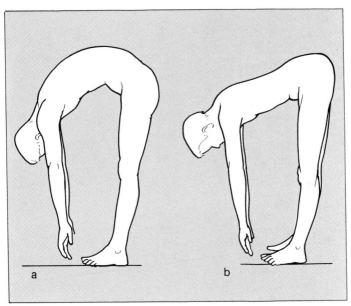

Abb. 17.11 a, b. Zwei Beispiele einer Rumpfbeugung bis zum Fingerspitzen-Boden-Abstand wenige cm: **a** bei beweglicher, **b** bei versteifter Wirbelsäule. Beachte den unterschiedlichen Anteil der Beugung im Hüftgelenk. Links Schober über 10:15, rechts 10:10

vorliegen. Diffuse Klopfschmerzen weisen auf generalisierte Knochenerkrankungen hin, wie zum Beispiel Osteoporose.

Ein *Stauchungsschmerz* kann für die Halswirbelsäule durch Druck auf den Kopf in axialer Richtung der Wirbelsäule geprüft werden, für Brust- und Lendenwirbelsäule durch Druck auf beide Schultern.

Grundsätzlich sind die Krafteinwirkungen durch diesen Test erst nach röntgenologischer Feststellung der knöchernen Intaktheit der Wirbelsäule zulässig.

17.4 Lenden-Becken-Hüft-/(LBH)-Region

Beschwerden, die von diesen einzelnen Strukturen ausgehen, können sehr ähnlich sein. Sie sind nicht topographisch auf den Ausgangsort beschränkt, sondern können zum Teil die anderen Anteile der LBH-Region überlagern. Die klinische Untersuchung soll auf eine differentialdiagnostische Prüfung ausgerichtet sein, um die verschiedenen Krankheitsbilder unterscheiden zu können.

Bei Erkrankungen der *Iliosakralgelenke* (oft entzündliche Veränderungen) strahlen die Schmerzen in Lendenwirbelsäule und Hüften aus. Bei Bewegung der Lendenwirbelsäule und der Hüften werden oft Schmerzen angegeben, da bei solchen Bewegungen immer auch eine Scherbewegung im Iliosakralgelenk stattfindet. Die Beschwerdeausstrahlung ist also diffus und sekundär können auch Muskelverspannungen im Lendenwirbelsäulen- und Gesäßbereich vorliegen. Meist kann aber ein *lokaler Druckschmerz* über der betreffenden Iliosakralfuge ausgelöst werden. Dazu palpiert man günstigerweise die Spina iliaca posterior superior und tastet mit festem Fingerdruck nach medial-distal entlang der Iliosakralgelenk-Fuge.

Bei einer *Koxalgie*, die durch unterschiedlichste Ursachen vom vorübergehenden Hüftgelenkserguß bis zur ausgeprägten Koxarthrose ausgelöst werden kann, wird mitunter sogar eine Schmerzausstrahlung bis ins Knie angegeben.

Bei einer *Arthrose* findet sich eine typische Bewegungseinschränkung des Hüftgelenkes. Zur Prüfung der *lokalen Druckschmerzhaftigkeit* sollte zunächst das Massiv des Trochanter major palpiert werden, um hier lokalisierte oberflächliche Schmerzen, zum Beispiel durch eine Bursitis trochanterica auszuschließen. Sodann kann mit der Faust kräftig auf das Trochantermassiv geklopft werden, um eine Klopfschmerzhaftigkeit im Hüftgelenk zu prüfen.

Der Begriff *Lumbalsyndrom* umfaßt verschiedene, von der Lendenwirbelsäule ausgehende Beschwerdesymptomatiken. Handelt es sich im wesentlichen um eine lokale Schmerzhaftigkeit der Lendenwirbelsäule, so spricht man vom *lokalen Lumbalsyndrom*, gemeinhin als Hexenschuß bezeichnet. Hierbei findet sich eine *Druckschmerzhaftigkeit* der angespannten *paravertebralen Muskulatur*. Die Beweglichkeit der Lendenwirbelsäule ist schmerzbedingt eingeschränkt. Mitunter nimmt der Patient schmerzbedingt eine Schiefhaltung ein. Auch beim lokalen Lumbalsyndrom können durch sekundäre Muskelverspannungen Schmerzen bis zum Beckenbereich vorhanden sein.

Ein *fortgeleitetes Lumbalsyndrom* wird von einen lokalen unterschieden. Hierbei geht die *Schmerzausstrahlung bis ins Bein.* Sind die Schmerzen in ihrer Ausstrahlung genau einer *Nervenwurzel* zuzuordnen, so spricht man von einem *radikulären Lumbalsyndrom*, einer sogenannten *Ischialgie*. Die Schmerzausstrahlung entspricht dann dem Nervenverlauf. Gleichzeitig können im versorgten Dermatom Sensibilitätsstörungen vorliegen, die von der betreffenden Nervenwurzel versorgten Muskeln können eine Schwäche aufweisen und die zugehörigen Reflexe (Patellasehnenreflex = L4, Achillessehnenreflex = S1) vermindert oder gar ausgefallen sein. Zur Kontrolle werden Funktionsprüfungen der Muskulatur, beispielsweise mit Zehenspitzengang und Fersengang, durchgeführt. Zur Prüfung einer Wurzelschädigung müssen stets diese verschiedenen Tests durchgeführt werden.

Ein weiterer wichtiger Test zur Überprüfung eines radikulären Lumbalsyndroms ist das *Lasègue-Zeichen* (Abb. 17.12 a).

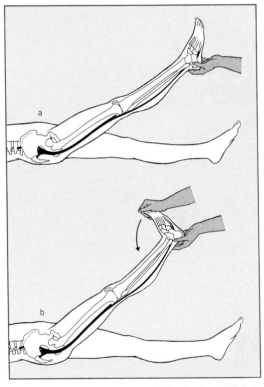

Abb. 17.12. Lasègue-Test: Heben des gestreckten Beines in Rückenlage. Winkelgradangabe entsprechend des Abhebens des Beines von der Unterlage bei Schmerzangabe. Bragard-Zeichen: Bei nur wenig unterhalb der Schmerzangabe gehobenem, gestrecktem Bein wird der Fuß in Dorsalextension geführt. (Nach Niethard und Pfeil 1989)

In Rückenlage wird das gestreckte Bein gehoben. Dabei wird der betroffene Nerv unter Spannung gesetzt und der Patient gibt einen Schmerz im Bein an. Die Angabe des Schmerzeintrittes beim Heben des Beines erfolgt in Grad, gemessen an der Abhebung des Beines von der Unterlage.

Ergänzend kann kurz vor Erreichen der Schmerzschwelle beim Lasègue-Test eine Streckbewegung im oberen Sprunggelenk durchgeführt werden *(Bragard-Zeichen)* (Abb. 17.12 b). Hierdurch wird die bis kurz vor der Schmerzschwelle angespannte Nervenwurzel ebenfalls gereizt.

Das Lasègue-Zeichen ist bis etwa 50 Grad für eine Nervenwurzelirritation aussagekräftig.

Vom radikulären Lumbalsyndrom muß ein **pseudoradikuläres**, eine sogenannte *Scheinischialgie*, unterschieden werden.

Hierbei gibt der Patient auch Schmerzen bis ins Bein an, mitunter können auch Sensibilitätsstörungen oder auch Veränderungen der Motorik

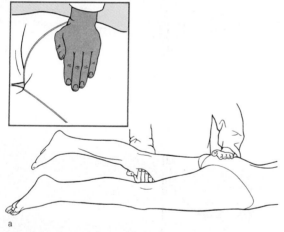

a

Abb. 17.13 a–c. 3-Stufen-Hyperextensionstest. **a** Fixation des Beckens über dem Os ilium der betreffenden Seite und Hyperextension des Beines, das unter dem Oberschenkel gehalten wird, **b** Fixation des Sakrums zur Prüfung der Bewegung von Hüft- und Iliosakralgelenk, **c** Handauflage an der Lendenwirbelsäule zur Prüfung der Beweglichkeit von Hüft- und Iliosakralgelenk sowie unterer Lendenwirbelsäule

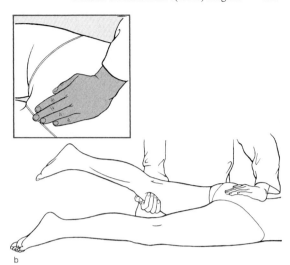

Abb. 17.13 b   b

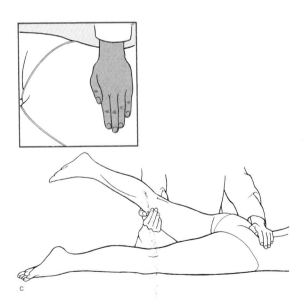

Abb. 17.13 c   c

und des Reflexstatus vorliegen. Die Symptome sind jedoch **nicht** einer Nervenwurzel zuzuordnen. Sie können durch verschiedene Veränderungen, aufgrund degenerativer Ursache in der LBH-Region ausgelöst sein.

Für die Funktionsuntersuchung der LBH-Region kann der sogenannte *Drei-Stufen-Test* (Hyperextensionstest) durchgeführt werden (Abb. 17.13).

- In Bauchlage des Patienten fixiert der Untersucher mit einer Hand das Becken über dem Os ilium der betreffenden Seite und überstreckt das Bein im Hüftgelenk. Damit wird nur die Bewegung des Hüftgelenks geprüft.
- Als zweite Stufe fixiert der Untersucher mit einer Hand das Sacrum und bewegt das Bein wiederum in Hpyerextension. Dadurch werden das Hüftgelenk und das Iliosakralgelenk geprüft (Mennel-Zeichen).
- In der dritten Stufe hat der Untersucher Handkontakt mit der Lendenwirbelsäule und führt jetzt bei Hyperextension des Beines eine Bewegung in Hüftgelenk, Iliosakralgelenk und unterem Lumbalbereich durch.

17.5 Untere Extremitäten

17.5.1 Allgemeines

Entsprechend der Vorgabe der Neutral-Null-Position sollte bei der Beurteilung der unteren Extremitäten zunächst der *Achsverlauf* kontrolliert werden. In der Ausgangsstellung berühren sich die beiden Innenknöchel und die beiden medialen Femurkondylen. Bei einer geraden Beinachse verläuft die Verbindungslinie zwischen der Mitte des Leistenbandes und der Mitte des oberen Sprunggelenkes (**Mikulicz-Linie**) genau durch die Mitte des Kniegelenkes. Eine Abweichung der Längsachse kann als O-Bein, *Genu varum*, oder X-Bein, *Genu valgum*, ein- oder beidseitig auftreten. Als Anhalt für das Ausmaß bestimmt man beim O-Bein den Abstand der Kondyleninnenseite voneinander, beim X-Bein den Abstand der beiden Innenknöchel in cm. Aufgrund der knöchernen Deviation verläuft die Mikuliczlinie beim O-Bein medial der Kniegelenksmitte, beim

X-Bein lateral davon. Isolierte Verbiegungen des Femurknochens sind aufgrund der massiven Oberschenkelweichteile im allgemeinen nicht inspektorisch festzustellen.

Grundsätzlich gilt: Bei einer Varus-Deformität wird der zur Medianlinie gelegene Innenwinkel kleiner, bei einer Valgus-Deformität größer.

Am Unterschenkel kann eine isolierte O-Deformität als *Crus varum* oder auch eine sogenannte Säbelscheidentibia, *Crus antecurvatum*, festgestellt werden. Am Fuß kann schließlich bei der Ansicht des Patienten von hinten die Stellung der Ferse beurteilt werden. Eine Pronationsstellung der Ferse, *Calcaneus valgus* (oder Pes valgus = Knickfuß), tritt gehäuft zusammen mit einem Plattfuß auf; eine Supinationsstellung, *Calcaneus varus*, bei einem Hohlfuß (Erhöhung des Fußlängsgewölbes). In der Seitansicht (Frontalebene) kann schließlich noch die Stellung der Kniegelenke beurteilt werden. Bei einem nach hinten durchgetretenen Kniegelenk spricht man vom *Genu recurvatum*.

Für einen *Beckenschiefstand* sind Beinlängendifferenzen entscheidend. Hierbei kann es sich um eine anatomische oder eine funktionelle Beinlängendifferenz handeln. Die *anatomische Beinlängendifferenz* bemißt sich nach der Knochenlänge, separat für Ober- und Unterschenkel. Gemessen wird von der Spitze des Trochanter major zum lateralen Kniegelenksspalt und von dort aus bis zur Aussenknöchelspitze oder zur Standfläche.

Auch bei gleicher anatomischer Länge kann es zu einer Beinlängendifferenz aus funktioneller Ursache kommen. Dies ist bei *Gelenkkontrakturen* der Fall. Kann das Kniegelenk beispielsweise wegen einer Kniebeugekontraktur nicht mehr voll gestreckt werden, so ist die *funktionelle Beinlänge* auf der betroffenen Seite verkürzt. Die zugehörige Beckenseite steht tiefer. Für die funktionelle Beinlänge wird die Distanz von der Spina ilica anterior superior bis zur Knöchelspitze (innen oder außen) gemessen.

Bei Amputation wird vom Sitzbein bis zum Stumpfende gemessen, bzw. vom inneren Kniegelenksspalt bis zum Stumpfende.

Im Hüftgelenk führen vor allem Ab- und Adduktionskontrakturen zu einer Schiefstellung des Beckens. Bei einer *Abduktionskontraktur* steht das betroffene Bein abgespreizt und kann nicht mehr unter den Körper geführt werden (Abb. 17.14a). Der Ausgleich wird erreicht, indem die andere Beckenseite entsprechend dem Kontrakturausmaß höhergestellt wird. Bei einer *Adduktionskontraktur* kann das betroffene Bein nicht

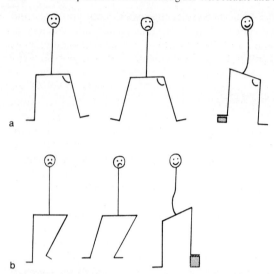

Abb. 17.14 a, b. Beckenschiefstand aufgrund Hüftgelenkskontraktur. **a** Abduktionskontraktur: das Becken wird auf der Gegenseite höhergestellt, die nicht betroffene Hüfte relativ adduziert, damit beide Beine parallel unter dem Körper stehen, **b** Adduktionskontraktur: um eine normale Standfläche zu haben muß das Becken auf der Seite der adduzierten Hüfte höhergestellt werden. (Aus Krämer 1989)

genügend abgespreizt werden (Abb. 17.14 b). Um die normale Standfläche zu erreichen wird die betroffene Beckenseite höhergestellt.

Neben der Beurteilung der anatomischen und funktionellen Beinlänge muß für die Prüfung eines Beckenschiefstandes auch ein scheinbarer Beckenschiefstand aufgrund ungleicher Ausbildung beider Darmbeinschaufeln berücksichtigt werden.

Außer dem Beckenschiefstand (Beurteilung in der Sagittalebene) kann noch die *Beckenkippung* nach vorn oder hinten (Frontalebene) beurteilt werden. Eine vermehrte Beckenvorneigung mit der Folge einer Lendenwirbelsäulen-Hyperlordose kann z. B. durch Hüftbeugekontraktur oder muskuläre Schwäche bedingt sein. Eine vermehrte Beckenrückneigung geht mit einem Flachrücken einher.

Bei der Gangprüfung (s. S. 63) kann die Art des Hinkens Aufschlüsse über die Ursache geben.

Beim *Verkürzungshinken* sinkt das Becken auf die betroffene Seite ab, damit der Fuß des kürzeren Beines vollen Bodenkontakt hat. Die Schrittlänge des kürzeren Beines ist vermindert.

Beim **Schonhinken** wird das betroffene Bein möglichst kurz belastet, um Schmerzen zu vermeiden.

Bei einer **Schwäche der Hüftabduktoren** (Musculus glutaeus medius, minimus und von geringerer Bedeutung Musculus tensor fasciae latae) ist beim Einbeinstand auf der betreffenden Seite festzustellen, daß das Becken zur Gegenseite absinkt **(Trendelenburg-Zeichen)**. Eine solche Muskelschwäche kann auch bei einer Varusstellung der Hüfte auftreten, wenn Muskelansatz und Ursprung so weit genähert sind, daß eine Muskelinsuffizienz auftritt.

Als Ausgleich der Muskelschwäche kann der Oberkörper zum Jonglieren auf die betroffene Standbeinseite verlagert werden. Der Oberkörper wird daher beim Gehen jeweils zu der betroffenen Seite geneigt **(Duchenne-Hinken)**. Sind beide Seiten betroffen, resultiert daraus ein sogenannter **Watschel- oder Entengang**.

Beim **Versteifungshinken** wird der Bewegungsablauf durch das versteifte Gelenk gestört (Sprunggelenk: kein Abrollen des Fußes; Kniegelenk: das Bein wird in der Schwungphase sichelförmig um den Körper zirkumduziert; Hüftgelenk: der Körper wird in der Standphase auf der Belastungsachse des betroffenen Beines gedreht, in der Schwungphase wird das betroffene Bein zirkumduziert).

Beim **Lähmungshinken** wegen einer schlaffen Lähmung, beispielsweise mit einem schlaff hängenden Fuß bei Peroneuslähmung, wird das Bein in der Schwungphase zirkumduziert und wie ein Hahnentritt zuerst mit dem Vorfuß aufgesetzt.

17.5.2 Hüfte

Die **Beweglichkeit des Hüftgelenkes** wird üblicherweise in Rückenlage geprüft (Abb. 17.15). Lediglich zur Prüfung der Hüftgelenksextension ist die Seitlagerung erforderlich. Für die Extensionsprüfung muß darauf geachtet werden, daß die Lendenwirbelsäule nur in geringer, physiologischer Lordose ist. Ansonsten wird eine Ausweichbewegung bis zur Lendenwirbelsäule vollführt (Abb. 17.15 d). Um die Extensionsfähigkeit sicher zu prüfen, ist die erste Stufe des 3-Stufen-Testes, mit manueller Fixierung des Beckens, hilfreich (S. Abb. 17.13 a).

Die Prüfung einer **Hüftbeugekontraktur** (eingeschränkte Extensionsfähigkeit) ist wichtig, um beispielsweise eine daraus folgende Beckenvorneigung und Hyperlordose zu erkennen. Die Prüfung erfolgt mit dem **Thomas-Handgriff.**

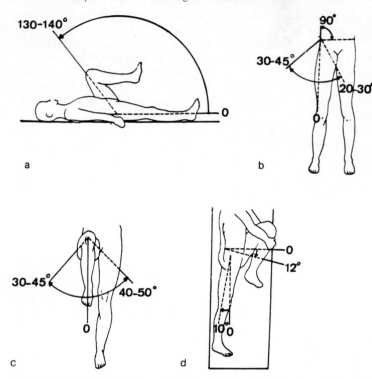

Abb. 17.15 a–d. Hüftgelenksbeweglichkeit. **a** Flexion in Rückenlage, **b** Ab- und Adduktion in Rückenlage, **c** Innen- und Außenrotation bei gebeugtem Hüftgelenk in Rückenlage, **d** Prüfung der Hüftgelenksextension in Seitlage. Anbeugen des gegenseitigen Hüftgelenkes, damit nur eine geringe, physiologische Lordose vorliegt. (Aus Debrunner 1971)

In Rückenlage des Patienten führt der Untersucher eine Hand unter die Lendenwirbelsäule, um zu tasten, wann die Lendenwirbelsäulenlordose während des Tests aufgehoben ist. Mit der anderen Hand wird ein Bein beim Knie erfaßt und in Knie- und Hüftgelenk gebeugt. Bei unauffälligem Test liegt das nicht bewegte Bein gerade auf der Unterlage, während das andere Bein im Hüftgelenk maximal flektiert ist und die Lendenwirbelsäule erst dann gerade, also entlordosiert, ist.

Bei einer Beugekontraktur wird das nicht bewegte Bein in Hüftbeugung von der Unterlage abgehoben. Das Abheben des Oberschenkels von der Unterlage bestimmt den Winkel der Beugekontraktur der passiv mitbewegten Hüfte.

Die entspannteste Einstellung des Hüftgelenkes wird bei leichter Außenrotation, Abduktion und Beugung eingenommen. Bei einer Gelenkschwellung liegt der Patient spontan in dieser Haltung, um den dann größeren Raum der Gelenkkapsel auszunutzen, wodurch das Druckgefühl im Hüftgelenk reduziert ist.

Bei einer *Schenkelhalsfraktur* liegt das Bein aufgrund des Muskelzuges in der Regel außenrotiert und ist verkürzt.

17.5.3 Kniegelenk

Das Kniegelenk ist das größte Gelenk des menschlichen Körpers. Es ist der Untersuchung gut zugänglich, da es relativ gering von Weichteilen umgeben ist. Eine *intraartikuläre Schwellung* kann sich schon äußerlich durch eine Veränderung der Kniekontur, insbesondere einer Vorwölbung im Bereich des oberen Recessus, bemerkbar machen.

Durch Ausstreichen der Flüssigkeit aus dem oberen Recessus und Druck mit dem Finger auf die Patella kann bei einem Kniegelenkserguß das Phänomen der *tanzenden Patella* ausgelöst werden. Der Untersucher spürt, wie die Kniescheibe – durch die sie abhebende Flüssigkeit hindurch – auf das Oberschenkelgleitlager gepreßt werden kann.

Bei einer *Kapselschwellung* ist die Kniegelenkskontur ebenfalls verstrichen. Sie kann ohne einen intraarticulären Kniegelenkserguß auftreten.

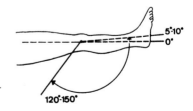

Abb. 17.16. Flexion/Extension im Kniegelenk. (Aus Debrunner 1971)

Die Beweglichkeit des Kniegelenks (Abb. 17.16) kann aus vielfältiger Ursache eingeschränkt sein (z. B. Arthrose, freier Gelenkkörper, Meniskusläsion).

Am Kniegelenk treten häufig sportbedingt Verletzungen auf, sowohl mit als auch ohne Fremdeinwirkung. Neben *Distorsionen* (Verstauchungen = Bandzerrungen) sind dies vor allem Meniskusverletzungen. Durch ungewöhnliche Belastungen und Scherbewegungen können Innen- oder Außenmeniskus reißen.

Die Verfahren zur Prüfung einer *Meniskusläsion* beruhen prinzipiell auf der Testung eines Kompressionsschmerzes oder eines Bewegungsschmerzes.

Bei der Prüfung des *Kompressionsschmerzes* wird nach BÖHLER das fast gestreckte Knie unter Abduktions- oder Adduktionsdruck gebracht (Abb. 17.17 a). Ein *Bewegungsschmerz* wird z. B. durch das STEINMANN I-Zeichen geprüft. Beim gebeugten Knie werden die

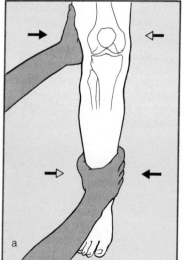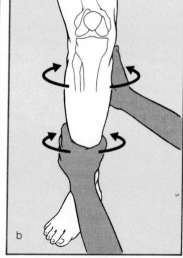

Abb. 17.17 a, b. Meniskustest. **a** Kompressionsprüfung am Beispiel des Ab- und Adduktionstest (Böhler), **b** Bewegungstest am Beispiel der Innen- und Außenrotation am gebeugten Kniegelenk (Steinmann I). (Nach Jäger und Wirth 1986)

Menisci bei Außen- und Innenrotationsbewegung unter Scherbeanspruchung gebracht (Abb. 17.17 b).

Das Auslösen des lokalen *Druckschmerzes* im Bereich des Kniegelenkspaltes mit dem Finger bei Palpation beruht auf der Druckempfindlichkeit wegen der Reizung der Gelenkkapsel im Bereich der Meniskusbasis. Die *Prüfung der Seitenbänder* des Kniegelenkes entspricht derjenigen bei Schaniergelenken.

Das Gelenk wird in strecknaher Stellung in Ab- und Adduktionsbewegung gedrückt, vergleichbar dem BÖHLER-Test. Hierbei wird darauf geachtet, ob das jeweils gegenseitige, unter Spannung gebrachte Seitenband nachgibt, also gedehnt ist, oder das Gelenk sogar aufgeklappt werden kann, also keine Bandsicherung existiert.

Allgemein spricht man bei einer Bandinstabilität von Gelenken von Schlottergelenken.
Die *Kreuzbänder* können einfach im sogenannten *Schubladentest* geprüft werden.

Bei Rückenlage des Patienten und rechtwinklig gebeugtem Knie versucht der Untersucher den Schienbeinkopf nach vorne (Prüfung des vorderen Kreuzbandes) oder hinten (hinteres Kreuzband) zu bewegen. Am Unterschenkel wird also wie an einer Schublade gezogen oder gedrückt.

Eine *Schleimbeutelreizung* (Bursitis) kann über der Patella durch wiederholte Druckeinwirkung entstehen, zum Beispiel durch kniende Tätigkeit.

17.5.4 Fuß

In den *Sprunggelenken* kann für das obere Sprunggelenk die Dorsalextension und Plantarflexion geprüft werden (Abb. 17.18 a). Im unteren Sprunggelenk ist wegen der mehrgliedrigen Gelenkfläche nur schwer eine isolierte Bewegung durchzuführen. Die Verdrehung des Vorfußes gegen den Rückfuß im vorderen Anteil des unteren Sprunggelenkes wird

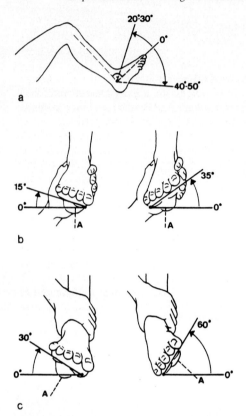

Abb. 17.18 a–c. Fußbeweglichkeit. **a** Dorsalextension und Plantarflexion im oberen Sprunggelenk, **b** Supination und Pronation, /**A**=Kalkaneusachse, **c** Eversion und Inversion, /**A**=Kalkaneusachse. (Aus Debrunner 1971)

als *Supination* (Heben des inneren Fußrandes) bzw. *Pronation* (Heben des äußeren Fußrandes) bezeichnet (Abb. 17.18 b).

Bei Bewegung des gesamten unteren Sprunggelenkes resultiert aufgrund der schräg verlaufenden Bewegungsachse eine Summationsbewegung aus einer Pronation mit gleichzeitiger Dorsalextension und Abduktion, die als *Eversion* bezeichnet wird und entsprechend eine Supination, Adduktion und Plantarflexion, die in der Bewegungssummation *Inversion* genannt wird (Abb. 17.18 c).

Da die genaue Messung der Beweglichkeit in Winkelgraden für Pro-/Supination, Eversion und Inversion nur mit speziellen Meßgeräten möglich ist, wird das Bewegungsausmaß meist geschätzt oder mit 1/2, 1/3, 1/4 etc. der vollen Beweglichkeit angegeben. Die **Achillessehne** sollte beiderseits klar erkennbare paraachilläre Gruben aufweisen. Sie ist in ihrem Verlauf nicht druckschmerzhaft. Teigige Schwellungen und Druckschmerzhaftigkeiten können bei Überlastungen, sogenannten Achillodynien, als Reizung der Sehne auftreten.

Bei **Distorsionstraumen**, dem Umknicken des Fußes in Inversion/-Supination sind die Außenknöchelbänder gefährdet. Die manuelle Stabilitätsprüfung wird durch den seitlichen **Aufklappversuch** und die Verschiebung der Fußwurzel in der Sprunggelenksgabel nach ventral geprüft. Die **Fußsohlenbeschwielung** sollte beiderseits gleichmäßig unter Ferse, 1. und 5. Mittelfußköpfchen ausgebildet sein. Das Durchtreten der mittleren Mittelfußköpfchen ist Kennzeichen eines **Spreizfußes**. Beim **Plattfuß** ist das innere Längsgewölbe gesenkt und der Fußinnenrand tritt vermehrt auf, beim **Hohlfuß** ist das Längsgewölbe überhöht, bei ausgeprägten Formen sind nur Vorfuß und Ferse belastet. Schmerzen am inneren Fußrand können auch von der Sehneneinstrahlung des M. tib. posterior am Os naviculare herrühren, was durch eine lokale Druckempfindlichkeit diagnostiziert werden kann.

17.6 Obere Extremitäten

17.6.1 Allgemeines

Die Gelenke der oberen Extremitäten sind im Vergleich zu den fortwährend mit Gewichtsbelastung beanspruchten Gelenken der unteren Extremitäten weniger von arthrotischen Veränderungen betroffen. Wie allgemein üblich muß auch an den Armen eine seitenvergleichende Beurteilung der knöchernen und muskulären Konturen durchgeführt werden.

Um **Achsabweichungen** an den oberen Extremitäten besser erkennen zu können, sollte die Handfläche nach vorne gewendet werden. Hierbei zeigt sich die Achsstellung des Armes im Ellbogengelenk deutlicher. Physiologischerweise beträgt die Valgus-Achsabweichung zwischen Oberarm und Unterarm im Ellbogengelenk 5 Grad. Bei Abwinkelungen von 10 Grad und mehr spricht man von einem **Cubitus valgus**.

Arbeitsbedingt können erhebliche muskuläre Umfangsdifferenzen an den Armen vorhanden sein. Üblicherweise werden *Umfangmaße* 15 cm oberhalb des Epicondylus lateralis humeri am Oberarm bei gestrecktem Ellbogen gemessen sowie 10 und 20 cm unterhalb des Epicondylus lateralis humeri. Die *Armlänge* wird von der Schulterhöhe bis zum Speichenende gemessen, bei Amputationen von der Schulterhöhe bis zum Stumpfende, bzw. vom Epicondylus lateralis humeri bis zum Stumpfende.

17.6.2 Schultergelenk

Das *Schultergelenk* macht durch seine große Beweglichkeit den Bewegungsradius des Armes aus (Abb. 17.19). Die Beweglichkeit des Humeruskopfes in der Scapulapfanne wird durch eine Dreh-Gleit-Bewegung der Scapula auf dem Thorax vergrößert (Abb. 17.20). Bei Prüfung der Neutral-Null-Methode wird diese Mitbewegung der Scapula für das Erzielen des Summationsmaßes der Schulterbeweglichkeit zugelassen. Soll

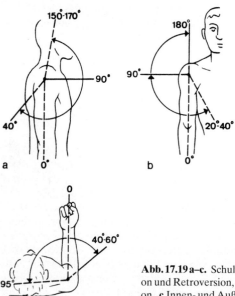

Abb. 17.19 a–c. Schulterbewegung. **a** Anteversion und Retroversion, **b** Abduktion und Adduktion, **c** Innen- und Außenrotation bei hängendem Oberarm. (Aus Debrunner 1971)

die Prüfung ohne die Mitbewegung der Scapula stattfinden, so muß das Schulterblatt mit der Hand fixiert werden.

Bei Lähmung des Nervus thoracicus longus kann das Schulterblatt flügelförmig abstehen *(Scapula alata)*. Für die *inspektorische Beurteilung* der Schultermuskulatur reicht es nicht, Oberarmmuskulatur und M. deltoideus in der Kontur zu beurteilen, sondern es ist insbesondere auf die Muskelkontur von M. supra- und infraspinatus zu achten.

Durch die Kombinationsbewegung von Schultergelenk und Schulterblatt können Nacken- und Schürzengriff durchgeführt werden (Abb. 17.21).

Zur *Prüfung der Kraft* können die Bewegungen in die verschiedenen Richtungen auch gegen Widerstand im Seitenvergleich durchgeführt werden.

Der Begriff *Periarthritis humeroscapularis* (PHS) ist eine häufig gebrauchte Sammelbezeichnung für Veränderungen des Schultergelenkes aufgrund degenerativer, traumatischer oder entzündlicher Veränderungen. Der Sammelbegriff umfaßt Erkrankungen von der Bursitis bis hin zum Riß der Rotatorenmanschette. Bei der einfachen Form fällt bei der

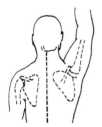

Abb. 17.20. Mitbewegung der Scapula. (Aus Debrunner 1971)

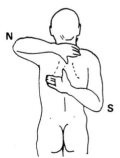

Abb. 17.21. Nacken- und Schürzengriff. (Aus Debrunner 1971)

klinischen Untersuchung beim Versuch der Abduktion des Armes ein sogenannter *schmerzhafter Bogen* auf. Zwischen 60 und 120 Grad Abduktion ist die aktive Abduktion schmerzhaft. Jenseits dieses Winkels kann der
Arm wieder normal gehoben werden. Für Schmerzen oberhalb des Ausmaßes von 120 Grad ist zumeist eine Arthrose des dann mitbewegten
Schultereckgelenkes verantwortlich.

17.6.3 Ellbogen

Die Messung von *Extension* und *Flexion* ist leicht durchzuführen
(Abb. 17.22 a). Bei der Extension beachte man, wie weit der Arm überstreckt werden kann. Insbesondere bei Frauen findet sich mitunter eine
deutliche Überstreckung bis zu 10 Grad. Für die Prüfung der Unter-
armumwendbewegung als *Supination* und *Pronation* muß der Ellbogen
90 Grad gebeugt sein (Abb. 17.22 b).

Zwischen Olecranonspitze und Humerusepicondylen läßt sich als Zeichen für die Symmetrie des Ellbogens ein gleichschenkliges Dreieck
(Hueter-Dreieck) bilden. Bei Extension des Ellbogengelenkes liegen
diese drei Punkte auf einer Geraden. Das Olecranon ist in jeder Stellung
des Ellbogens zu tasten, das Radiusköpfchen am besten von der Unter-
arminnenseite bei entspannter Muskulatur, also leichter Flexion im Ellbogengelenk.

Beim sogenannten *Tennisellbogen*, der Epicondylopathia humero-
radialis (lateral), findet sich eine Druckschmerzhaftigkeit an der Unter-

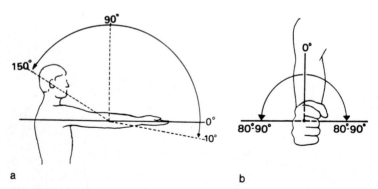

Abb. 17.22 a,b. Ellbogenbewegung. **a** Extension und Flexion, **b** Supination und
Pronation bei 90 Grad gebeugtem Ellbogen. (Aus Debrunner 1971)

armextensorenmuskulatur, die am radialen Epicondylus des Humerus inseriert. Der isolierte Druckschmerz kann bei Streckung der Hand oder der Finger gegen Widerstand noch verstärkt werden.

17.6.4 Hand

Im Handgelenk findet die Hauptbewegung zwischen proximaler Handwurzelreihe und Radius statt. Im einzelnen sind dies: Radial- und Ulnaradduktion sowie Dorsalextension und Palmarflexion (Abb. 17.23).

An den Händen können typische Haut- und Nagelveränderungen auf innere Erkrankungen hinweisen (s. S. 76).

Bei *Muskelatrophien* im Handbereich muß an die Störung der zugeordneten Nerven gedacht werden. So finden sich bei einem bereits einige Zeit bestehenden, ausgeprägten *Karpaltunnelsyndrom* (Einengung des Nervus medianus beim Durchtritt unter dem Ligamentum carpi flexorum) eine Atrophie des Daumenballens sowie Sensibilitätstörungen an Daumen, 2. und 3. Finger. Da die Schmerzen v. a. nachts verstärkt sind, spricht man auch von einer *Paraesthesia nocturna.*

Schädigungen peripherer Nerven führen zu typischen *Handlähmungen:*

- Bei *Medianusläsionen* können Daumen, 2. und 3. Finger nicht mehr zur Faust geballt werden, es resultiert die sogenannte *Schwurhand* (Abb. 17.24 a).
- Bei schlaffer Lähmung durch *Radialisläsion* können Hand und Finger nicht dorsal extendiert werden, es resultiert die *Fallhand* (Abb. 17.24 b).

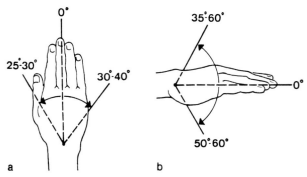

Abb. 17.23 a, b. Handgelenksbeweglichkeit. **a** Radial/Ulnaradduktion, **b** Dorsalextension/Palmarflexion. (Aus Debrunner 1971)

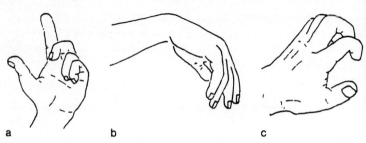

Abb. 17.24a–c. Handlähmungen. **a** Schwurhand, **b** Fallhand, **c** Krallenhand. (Aus Krämer 1989)

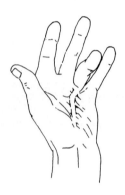

Abb. 17.25. Dupuytrensche Kontraktur. (Aus Krämer 1989)

● Bei *Ulnarisläsion* ist die Beugefähigkeit von Hand und Fingern beeinträchtigt, es resultiert die *Krallenhand* (Abb. 17.24 c).

Die *Dupuytren-Erkrankung* beginnt mit einem Palmarerythem, das bevorzugt an den äußeren Teilen des Handballens auftritt. Im weiteren Verlauf kommt es zur knötchenförmigen und strangförmigen Fibrosierung der Palmarfaszie vorwiegend von 5. und 4. Finger. Mit der fortschreitenden Fibrosierung verkürzt sich die Palmarfaszie, bis 5. und 4. Finger schließlich in Beugung in der Handinnenfläche fixiert sind (Abb. 17.25).

Die *Beweglichkeit des Daumens* im Sattelgelenk ist für die Oppositionsstellung zu den anderen Fingern entscheidend (Abb. 17.26).

Neben kraftvollem *Faustschluß* können dank der Feinmotorik der Vielzahl von Handmuskeln feine Koordinationsbewegungen durchgeführt werden, wie *Spitzgriff* (Daumenkuppe und Fingerkuppe können

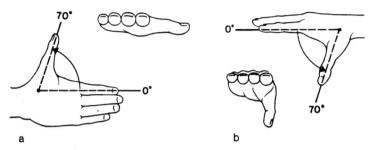

a   **b**

Abb. 17.26 a, b. Daumensattelgelenksbewegung. **a** Radialabduktion des Daumens, **b** palmare Abduktion des Daumens. (Aus Debrunner 1971)

sich kraftvoll berühren) oder *Schlüsselgriff* (zwischen Daumen und dem in Mittel- und Endgelenk gebeugtem Zeigefinger können Gegenstände kraftvoll festgehalten werden).

Bei älteren Menschen finden sich häufig kleine knöcherne Auftreibungen im Bereich der Fingerend- *(Heberden-Knoten)* und -mittelgelenke *(Bouchard-Knoten)* als Zeichen **arthrotischer Veränderungen.**

17.7 Entzündliche Veränderungen

Entzündliche Veränderungen können im Bereich des Stütz- und Bewegungsapparates aus unterschiedlicher Ursache auftreten. So kann die Schwellung von Weichteilen oder auch eines Gelenkes durch eine **Infektion** hervorgerufen sein.

Bei der *Gicht* führt die Ablagerung von Harnsäurekristallen im Gelenk bei einem plötzlich massiv erhöhten Harnsäuregehalt zu einer akut entzündlichen Situation. Zumeist ist dabei das Großzehengrundgelenk betroffen. Gichtknoten findet man typischerweise auch an den Ohrmuscheln.

Erkrankungen des rheumatischen Formenkreises können schließlich zu ausgeprägten Gelenkfehlstellungen führen. Bei *chronischer Polyarthritis* (rheumatische Arthritis) sind vor allem Veränderungen im Handbereich auffällig. Neben den Atrophien der Muskulatur und der Haut sind die blaß-bläuliche Verfärbung und die teigige Schwellung des paraarticulären Gewebes und der Gelenkkapsel auffällig. Bei fortschrei-

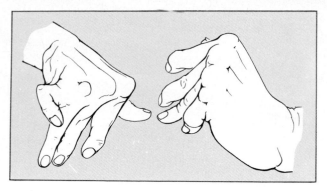

Abb. 17.27. Handdeformitäten bei chronischer Polyarthritis.

tender Entzündungssymptomatik können die Finger schließlich in Ulnardeviation gebrauchsunfähig sein. Die Sehnen verlagern sich nach lateral. An den Fingern selbst treten sogenannte Schwanenhals- oder Knopflochdeformitäten auf (Abb. 17.27).

17.8 Muskel- und Sehnenveränderungen

Vor allem Überlastung durch Überbeanspruchung oder Fehlbelastung und eine unzureichende Versorgung können zu Beschwerden führen. Bei Reizungen der Sehneneinstrahlung in den Knochen (*Insertionstendinosen*) finden sich typische Druckschmerzhaftigkeiten. Neben dem sogenannten Tennisellbogen gilt dies auch für den Ansatz der Supraspinatussehne am Tuberculum majus humeri. Mit *Myogelosen* bezeichnet man umschriebene, knötchenartige Verhärtungen in der Muskulatur. Ein *Muskelhartspann* ist durch eine strangartige oder großflächige reflektorische Anspannung eines Muskels oder auch einer Muskelgruppe gekennzeichnet. Eine Myogelose verbleibt auch in Narkose, ein Muskelhartspann löst sich.

Bei entzündlichen Veränderungen der *Sehnenscheiden* (degenerativ, überlastungsbedingt, rheumatisches Leiden) kommt es zur umschriebenen druckschmerzhaften Schwellung im Sehnenverlauf und typischerweise zum sogenannten *Schneeballknirschen*, einer Krepitation der Sehne in der Sehnenscheide bei Bewegung.

18 Orthopädische Untersuchung des Kindes

J. Grifka

18.1 Allgemeines

Die orthopädische Untersuchung im Rahmen der sogenannten Vorsorge-untersuchungen beim Neugeborenen und Kleinkind dient der Früh-erkennung von Erkrankungen des Stütz- und Bewegungsapparates.

Die orthopädische Durchuntersuchung des Säuglings ist auf *Inspek-tion* – als Beobachtung der Eigenbewegung und Beurteilung der äußeren Gestalt – *Palpation, passive Beweglichkeitsprüfung* sowie *bildgebende Diagnoseverfahren* eingeengt. Schon im Kleinkindesalter können zuneh-mend die Grundsätze der allgemeinen orthopädischen Untersuchungs-technik angewendet werden, wenn das Kind kontrolliert Bewegungen ausführt und Schmerzangaben machen kann.

18.2 Stütz- und Bewegungsapparat

Die Inspektion des Säuglings sollte in Bauch- und Rückenlage erfol-gen. Man achte auf asymmetrische Weichteilverhältnisse und Minder-bewegungen an Armen oder Beinen.

Währenddessen kann die Mutter zu Geburtskomplikationen oder Beson-derheiten, zum Beispiel Beckenendlage, Entwicklung des Kindes mit Hil-fe einer Saugglocke, befragt werden. Auf Veränderungen der Motorik des Säuglings werden die Mütter meist frühzeitig aufmerksam.

Bei der systematischen Untersuchung wird der vom Untersucher gehaltene Kopf des Kindes zur Seite gewendet und der Hals auf *Zysten* oder *Fisteln* inspiziert. Geburtstraumatisch kann es einer *Einblutung* in den M. sternocleidomastoideus kommen, die durch die Fibrosierung zur Muskelverkürzung mit *Schiefhalsbildung* führen kann. Diese relativ seltene Verletzung tritt vor allem bei Beckenendlage-Geburten auf.

Bei älteren Kindern muß ein *muskulärer Schiefhals* mit Verkürzung des Musculus sternocleidomastoideus vor allem gegen einen *ossären Schiefhals* (Keil- oder Spaltwirbelbildungen der Halswirbelsäule) einen *okkulären* (durch Sehfehler) und einen *Lähmungsschiefhals* (mit einseitiger Verschmächtigung der Halsmuskulatur) abgegrenzt werden. Bei einem plötzlich auftretenden Schiefhals muß neben einer *traumatischen* Ursache auch an eine *entzündliche* Veränderung gedacht werden.

Die *Klavikula* wird abgetastet, um eine *Fraktur* auszuschließen. Zusätzlich kann der Arm nach oben bewegt werden, um eine Krepitation festzustellen.

Der Rumpf wird normalerweise zu beiden Seiten gleichmäßig bewegt und aufgedehnt. Bei einer nicht gerade verlaufenden *Wirbelsäule* sollte durch Bewegung zur konvexen Seite geprüft werden, ob es sich um eine *skoliotische Seitverbiegung* handelt.

Die *Hüftgelenksdysplasie* ist die häufigste angeborene Fehlbildung des Bewegungsapparates (2–4% aller Neugeborenen in Deutschland). Bei der Dysplasie handelt es sich um eine zeitlich verzögerte oder gestörte Verknöcherung des Pfannenerkers. Bei der *Hüftgelenksluxation* (0,4–0,7%) ist der Hüftkopf aus der Gelenkspfanne dezentriert. Hüftgelenksdysplasie bzw. -luxation sind bei Beckenendlagen gehäuft. Durch die Ultraschalluntersuchung ist die knorpelige Präformierung des Hüftgelenkes sofort nach Geburt darstellbar.

Bei der klinischen Untersuchung achtet man auf folgende Zeichen, die bei Hüftgelenksinstabilität und Luxation auftreten (Abb. 18.1):

● Hautfaltenasymmetrie (bei doppelseitiger Luxation nicht vorhanden!)
● Vertiefte und verlängerte Inguinalfalte
● Vertiefte oder zusätzliche Adduktorenfalte
● Hochstand der queren Glutealfalte
● Adduktionskontraktur und Abspreizhemmung
● Außenrotation und Adduktion des betroffenen Beines, das dadurch kürzer erscheint
● Vulva und Analspalte zur betroffenen Seite verzogen

Die Luxation und Instabilität kann mit dem *Einrenkungsphänomen nach Ortolani* geprüft werden (Abb. 18.2).

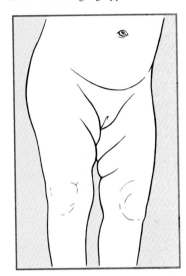

Abb. 18.1. Faltenasymmetrie als Früh-
zeichen einer Hüftgelenksinstabilität.
(Aus Krämer 1989)

Dazu werden in Rückenlage Hüft- und Kniegelenke rechtwinklig gebeugt. Die Langfinger tasten das Trochantermassiv, während mit
Handteller und Daumen ein leichter Druck in Längsrichtung des Fe-
murs ausgeübt wird. Bei einem instabilen Hüftgelenk ist der Hüftkopf
in dieser Ausgangsstellung luxiert. Aus dieser Ausgangspostion werden nun beide Oberschenkel abduziert. Ist ein Hüftkopf luxiert, so
schnappt er bei der Abduktion mit einem typischen „Klick-Phäno-
men" in die Hüftgelenkspfanne.

Das Ortolani-Zeichen ist nur einige Wochen nachweisbar und verschwindet mit zunehmender Fixation des luxierten Hüftkopfes oder Einlage-
rung von Weichteilen in die Hüftpfanne.

Grundsätzlich besteht bei jeder Abduktionshemmung der kindlichen
Hüfte der Verdacht auf Hüftgelenksluxation!

Wird eine Hüftgelenksluxation nicht erkannt, so entsteht ein Watschel-
gang, bei dem der Oberkörper in der Standbeinphase zur Seite des betroffenen Beines geneigt wird. Aufgrund der Insuffizienz der Abduktoren

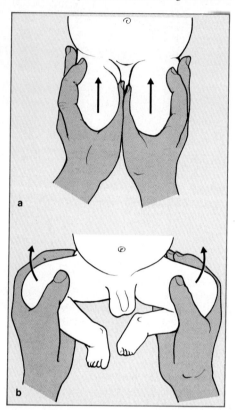

Abb. 18.2. Ortolani-Griff: In Rückenlage werden die rechtwinklig gebeugten Hüft- und Kniegelenke nach dorsal und in Abduktion bewegt.

(Näherung von Ursprung und Ansatz) zeigt sich im Einbeinstand ein positives Trendelenburg-Zeichen, also ein Absinken der kontralateralen Beckenseite. Ist das Hüftgelenk nicht luxiert, aber aufgrund der Dysplasie unzureichend ausgebildet, so führen die veränderten Belastungsverhältnisse im Hüftgelenk zu einem vorzeitigen Verschleiß im Sinne der Arthrose. Erkennung und Behandlung einer Hüftdysplasie oder -luxation sind daher von eminenter Bedeutung.

Die Fußhaltung ist bei Säugling und Kleinkind spontan in Supination. Der Fuß kann aktiv oder passiv in alle Richtungen bewegt werden. Wenngleich die Fußknochen lediglich knorpelig präformiert sind, können Formfehler vorliegen, etwa ein angeborener *Klumpfuß* (Spitzfußstellung, Supination der Fußsohlenfläche, Adduktion des Vorfußes, Varusstellung der

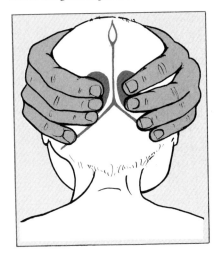

Abb. 18.3. Untersuchung auf Kraniotabes

Ferse). Eine reine Vorfußadduktion mit Abweichung besonders des I. Strahles (Großzehe und Metatarsale I) nach medial wird als *Sichelfuß* (Pes adductus) bezeichnet. Das Fußgewölbe kann beim Säugling aufgrund der Fettgewebsmasse des Fußsohlenpolsters nicht sicher beurteilt werden.

18.3 Entwicklungsstörungen des Skeletts

Typische Entwicklungsstörungen zeigen sich bei der *Rachitis* (zum Beispiel durch Vitamin-D-Mangel bei verminderter ultravioletter Strahlung). Die klinischen Symptome zeigen sich in der Regel nach dem 2. Lebensmonat. Das früheste Zeichen ist die *Kraniotabes,* eine Erweichung des Schädelknochens im Hinterhauptbereich. Die Prüfung erfolgt durch Palpation des dorsalen Anteiles der Parietalia (Abb. 18.3). Physiologischerweise kann der Knochen längs der Naht federnd nachgeben. Eine begrenzte oder ausgedehnte Erweichung des Knochens ist in der Regel ein Hinweis auf Rachitis.

Beim *Rosenkranz* handelt es sich um eine Auftreibung der metaphysären Wachstumszonen der Rippenknorpel-Knochengrenze, die durch Anlagerung nicht verkalkenden Osteoids aufgetrieben ist (Abb. 18.4). Die Prüfung erfolgt am einfachsten, wenn der Arm der betreffenden Seite

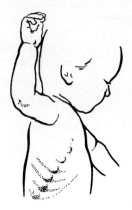

Abb. 18.4. Rachitischer Rosenkranz. (Aus
v. Harnack 1980)

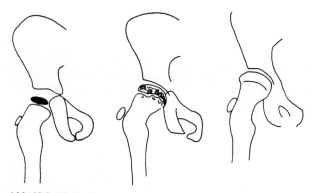

Abb. 18.5. Morbus Perthes. Abflachung des Hüftkernes, Fragmentierung und Verheilung in Deformität. (Aus Krämer 1989)

nach oben gelegt wird. Die Auftreibung ist dann sichtbar oder kann mit
den Langfingern entlang der Rippen getastet werden. Eine geringfügige
Verdickung ist physiologisch. Die Verformbarkeit des rachitischen Skeletts kann in schweren Fällen beim Säugling zum *Glockenthorax* führen
und beim älteren Kind zur *lumbalen Sitzkyphose*. Seltene Folgen einer
schweren Rachitis sind Hühnerbrust, Unterschenkelverkrümmungen
(Säbelscheidentibia) und Kartenherzbecken.

Auf zwei Erkrankungen des Hüftgelenkes im Kindesalter soll besonders hingewiesen werden:

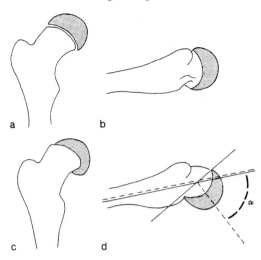

a   b

c   d

Abb. 18.6 a–d. Epiphysenlösung des Hüftkopfes. Gegenüber dem Normalbefund **(a, b)** verrutscht die Epiphyse nach dorsal und kaudal **(c, d).** (Aus Krämer 1989)

Zwischen dem 5. und 7. Lebensjahr kann es zu einer Umbaustörung des Hüftkopfes (*Morbus Perthes* = idiopathische, kindliche Hüftkopfnekrose, Abb. 18.5) kommen. Betroffen sind vor allem Jungen. Typischerweise wird ein Schmerz im Bereich des Kniegelenkes angegeben und ein *Schonhinken* ist auffällig. Die Beweglichkeit im Hüftgelenk ist schmerzhaft eingeschränkt, vor allem bei Abspreizung und Rotation.

Vom 9. bis 13. Lebensjahr kann eine andere Hüftkopferkrankung, die vor allem bei übergewichtigen Kindern auftritt, zu Beschwerden führen. Durch die Lösung der Epiphyse des Hüftkopfes (*Epiphysiolysis capitis femoris,* Abb. 18.6) mit Verschiebung der gelösten Epiphyse nach dorsal kommt es zu einer Adduktion im Hüftgelenk. Das betroffene Bein erscheint kürzer. Die Beschwerden werden oft im Bereich des Kniegelenkes angegeben. Die Kniegelenksuntersuchung ergibt jedoch einen unauffälligen Befund. Die Außenrotationsstellung des Hüftgelenks zeigt sich bei der klinischen Untersuchung der Hüftgelenksbeweglichkeit deutlich. Schon beim Versuch der Beugung des gestreckten Beines im Hüftgelenk weicht der Oberschenkel in Außenrotation aus (positives *Drehmann-Zeichen*). Eine Innenrotation des Hüftgelenkes kann in der Regel nicht ausgeführt werden.

19 Neurologische Untersuchung

W. Firnhaber

Die Neurologie ist eine Schwester der inneren Medizin! Zwischen beiden medizinischen Disziplinen bestehen so enge Verbindungen, daß jeder Vertreter des einen Fachs Grundlagen in der Untersuchungstechnik und im differentialdiagnostischen Erwägen des anderen Fachs kennen und auch beherrschen soll. Nur so kann er seinem Patienten als Internist oder als Neurologe gerecht werden.

Die Schwierigkeit, der sich speziell der Internist gegenübersieht, ist die Frage, wie weit oder wie eng die Grenzen der neurologischen Untersuchungsmöglichkeiten und der Grundkenntnisse neurologischer Krankheitsbilder zu ziehen sind. Das Wichtigere ist zweifellos die **Beherrschung der neurologischen Untersuchungstechnik,** die zu erlernen ohne Frage nicht einfach ist. Nur wenn ein pathologischer nervaler Befund erhoben werden kann und dem Untersucher auch auffällt, ist der entscheidende Schritt zur Diagnosefindung getan. Erst dann und nur dann ist der Internist in der Lage, dem Neurologen als Konsiliarius die anstehende Problematik sachgerecht vorzutragen.

Die neurologische Untersuchung sollte daher dem Internisten und eigentlich auch dem Allgemeinarzt so vertraut sein, daß er sie ganz selbstverständlich bei der körperlichen Untersuchung seiner Patienten durchführt. Daß diese Forderung berechtigt ist, zeigt sich darin, daß manche internistische Leiden zunächst oder sogar ausschließlich zu neurologischen Symptomen führen können (z. B. Diabetes mellitus, Vitamin-B$_{12}$-Mangelsyndrom, Schilddrüsenstörung, Leber- und Pankreaserkrankung, Gefäßleiden, Karzinome usw.). Das neurologische Symptom erkennen zu können, ist die Forderung, die an den Allgemeinarzt und an den Internisten zu stellen ist. Dies beinhaltet nicht die genaue, schwierige topographische zentralnervöse Zuordnung der Störung oder die genaue Abschätzung ihrer Wertigkeit, was die Aufgabe des hinzuzuziehenden Neurologen ist.

Im neurologischen Untersuchungsgang nimmt die *genaue Anamneseerhebung* u. U. ergänzt durch fremdanamnestische Angaben eine zentrale Stelle vor Beginn der körperlichen Untersuchung ein. Als Ergänzung der Ausführungen im Kapitel „Die Vorgeschichte" (S. 19) sollen einige Aspekte der neurologischen Anamneseerhebung erwähnt werden. *Akute Beschwerden* werden in der Regel von Gefäßprozessen hervorgerufen. So kommt es z. b. zu abrupten, heftigen und stechenden Nackenschmerzen mit Ausstrahlung über den ganzen Kopf durch *Subarachnoidalblutungen,* die sofortige, absolute Bettruhe erfordern, um eine Rezidivblutung zu vermeiden. Es wäre also grundsätzlich falsch, einen Patienten, der derartige Beschwerden bei einem Telefonanruf schildert, in die Praxis zu bestellen oder auf einen späteren Hausbesuch zu vertrösten. Eine sofortige Untersuchung dort, wo der Kranke sich gerade befindet, ist unerläßlich.

Ein relativ abrupt einsetzender, pulsierender Schläfenkopfschmerz, besonders bei älteren Leuten, sollte schnell zur differentialdiagnostischen Abklärung einer *Arteriitis temporalis* führen, die mit Kortisonpräparaten auch in Verdachtsfällen behandelt werden muß. Bei Befall der A. centralis retinae droht die irreversible Erblindung, was nicht selten vorkommt.

Bei einem nach einer körperlichen Anstrengung (Marsch, Fußballspiel, auch Verletzung) auftretenden intensiven Schmerz im Schienbeinbereich darf ein *Tibialis-anterior-Syndrom* nicht übersehen werden, v. a. wenn sich eine Fußheberparese einstellt. Bei sofortiger Dekompression der Arterie und des Nervens durch operative Eröffnung der Tibialismuskelloge sind die Lähmungserscheinungen reversibel.

Bei *akuten Blasenstörungen* muß genauso rasch diagnostisch und therapeutisch gehandelt werden wie bei einem akuten Abdomen. Ein akut aufgetretener Harnverhalt, der länger als 24 h besteht, kann zur Harnblaseninsuffizienz führen, die nur schwer zu beheben ist. Leider wird von Kranken häufig über Blasenstörung primär nicht geklagt. Man muß ausdrücklich danach fragen und Art (Harninkontinenz, Harnverhalten, Überlaufblase), Dauer und Ausmaß anamnestisch näher bestimmen und eingrenzen.

Rezidivierende Lähmungserscheinungen der Extremitäten sollten immer sehr ernst bewertet werden, weil sich hinter diesen Klagen eine sog. hypokaliämische Lähmung verbergen kann, die durch Beteiligung der Atemmuskulatur tödlich verlaufen kann. Eine intravenöse Injektion von Kaliumpräparaten ist lebensrettend.

Die körperliche Untersuchung steht im Mittelpunkt der *neurologischen Diagnostik.* Weiterführende technische Untersuchungsverfahren können in der Regel die durch die neurologische Untersuchung erhobenen Befunde erhärten, ergänzen oder erweitern, aber kaum differentialdiagnostisch widerlegen. Zu ihnen gehören die Röntgenuntersuchung des Schädels und der Wirbelsäule, die zahlreichen und an differentialdiagnostischer Bedeutung zunehmenden klinischen neurophysiologischen Untersuchungen (EEG, EMG, die Bestimmungen der verschiedensten motorischen und sensiblen evozierten Potentiale), die detaillierte Untersuchung des Liquors nach Zellzahl, Zellart, Eiweißwert und Eiweißzusammensetzung, einschließlich der Liquordruckmessung. Einen besonderen und wachsenden Stellenwert nehmen die neuroradiologischen Möglichkeiten ein (Caudo- und Myelographie, Angiographie, Computer- und Kernspintomographie, Positronenemissionstomogramm = PET und andere). Hirnszintigraphie, Pneum- und Echoenzephalographie gehören eindeutig der Vergangenheit an. Und schließlich dürfen psychiatrische und psychologische Untersuchungen nicht vergessen werden.

Die nachfolgende Aufstellung kann nicht den vollständigen neurologischen Untersuchungsgang aufführen. Sie zeigt lediglich das für den Internisten zur neurologischen Untersuchung notwendige Rüstzeug. Grundsätzlich empfiehlt es sich dringend, den neurologischen Untersuchungsgang primär nach den nervalen Funktionssystemen auszurichten. Das ist zwar nicht immer strikt, z.B. bei der Untersuchung des Kopfes, durchzuführen, wo es aber möglich ist, kann auf diese Weise schneller und sicherer erkannt werden, ob das Nervensystem zentral oder peripher beeinträchtigt ist. Erst im zweiten Gang sollte man sich auf eine eingrenzende lokale Untersuchung z.B. eines peripheren Nerven, konzentrieren.

Neurologischer Untersuchungsgang

- Inspektion
  - Körperhaltung
  - Gehen und Willkürmotorik
  - Spontanbewegungen
  - Muskelatrophie
  - Sprache
  - Gesichtsasymmetrie
- Bewußtsein und Psyche
  - Bewußtseinsverminderungen
  - Orientierung
  - Stimmungslage
  - Kontaktbereitschaft
  - Gedankengang
  - Halluzinationen

- ● Kopf
  - – Klopf- und Druckempfindlichkeit
  - – Nackensteife
- ● Hirnnerven
  - – Visus
  - – Augenhintergrund
  - – Pupillen
  - – Augenmotilität
  - – Sensibilität im Gesichts- und Mundbereich, Kornealreflex
  - – Mimische Muskulatur
  - – Schluck- und Würgereflex
  - – M. sternocleidomastoideus und M. trapezius
  - – Zunge
- ● Motorik
  - – grobe Kraft
  - – Reflexe
  - – Tonus
- ● Koordination
  - – spontan
  - – willkürlich
- ● Sensibilität
  - – spontan
  - – direkte Nervenreize
  - – Oberflächensensibilität
  - – Tiefensensibilität
  - – epikritisches Empfinden
  - – Stereognose
- ● Vegetative Funktionen
  - – Blasentätigkeit

19.1 Inspektion

Die eingehende Inspektion und Beobachtung können *körperliche* oder *seelische Störungen* des Patienten offenbaren. Hierbei ist besonderes Augenmerk auf Körperhaltung, Gehen (z. B. Hinken, Schongang, Mitschwingen der Arme), auf Spontanbewegungen (z. B. Muskelfaszikulieren), *Muskelatrophien* (umschrieben, generalisiert) und auf die *Sprechweise* (Stimme, Dysarthrie, Aphasie) des Kranken zu richten. Bei nicht körperlich begründbaren Störungen kann auffallen, daß sich der Untersuchte dann, wenn er sich nicht beobachtet glaubt, ganz normal verhält und nur in der Untersuchungssituation hinkt, nicht richtig sieht oder stottert. Andererseits aber kann sich ein *neurologisches Defizit* in einer Beobachtungssituation durchaus verdeutlichen. Aus dem Willen, etwas besonders gut zu leisten, kann Gegenteiliges erwachsen. Eine *spastische Gangstörung* ist urplötzlich momentan unüberwindbar, oder ein *Tremor* verstärkt sich bis zur vorübergehenden Leistungsunfähigkeit eines Armes.

19.2 Veränderungen des Bewußtseins

Auch über qualitative Veränderungen des Bewußtseins (somnolent, soporös, komatös) und psychische Auffälligkeiten (Depression, Hypomanie, inhärenter oder wahnhafter Gedankengang) sollte sich der Arzt ein Bild verschaffen. Nach *Selbstmordideen und -plänen* muß ohne Scheu ausdrücklich gefragt werden. Der Patient wird sie kaum spontan preisgeben. Ebenso ist das *Orientiertsein* (zur Person, zeitlich, örtlich) nur durch genaue Exploration beurteilbar. Dasselbe trifft für *Halluzinationen* (optisch, akustisch, u. U. suggestibel) zu. (Siehe auch S. 272)

19.3 Kopf

Der Kopf ist auf *Klopf- und Druckempfindlichkeit* (besonders der Nervenaustrittspunkte) und auf seine aktive und passive Beweglichkeit zu prüfen (s. auch S. 217). Eine *Nackensteifigkeit* kann meningeal (entzündlich, hämorrhagisch, neoplastisch), durch Veränderungen der HWS oder myogen bedingt sein.

19.4 Hirnnerven

Die Funktionen der Hirnnerven werden im einzelnen nacheinander kontrolliert, wobei der *Seitenvergleich* wichtige Hinweise für die Lokalisation einer nervalen Störung geben kann.

Der *Visus* wird einäugig – bei Brillenträgern mit der Gläserkorrektur – durch Vorhalten von Gegenständen und Lesetexten geprüft. Bei Sehverlust aufgrund eines entzündlichen Prozesses am N. opticus gilt für das akute Stadium das Schlagwort: Der Patient sieht nichts, und der Arzt sieht (am Augenhintergrund) auch nichts. Nach Abklingen der entzündlichen Phase ist zutreffend: Der Patient sieht (wieder), und der Arzt sieht auch etwas (nämlich die temporale Abblassung).

Das *Gesichtsfeld* wird relativ grob „fingerperimetrisch" nach Ausfällen untersucht.

Dabei wird der etwa 1 m vor dem Untersucher sitzende Patient aufgefordert, die Nasenspitze seines Gegenübers zu fixieren. Zunächst bewegt der Untersucher von beiden Seiten und dann von oben und unten gleichzeitig und auch wechselseitig seine Finger von außen in das Gesichtsfeld hinein und läßt sich das Wahrgenommene vom Patienten beschreiben.

Auf diese Weise kann ein grober *Gesichtsfelddefekt* (z. B. Hemianopsie) erkannt werden. Mit Hilfe eines Augenspiegels wird der *Augenhintergrund* direkt betrachtet (das rechte Auge des Kranken mit dem rechten Auge des Untersuchers, für die linke Seite gilt Entsprechendes!). Neben *Optikusatrophien* sind *Stauungspapillen* (STP), Blutungen und Gefäßveränderungen verhältnismäßig leicht wahrzunehmen (s. Untersuchung der Augen, S. 103). Übrigens ist besonders bei einer frischen STP charakteristisch: Der Kranke kann sehen, und der Arzt sieht auch etwas (eben die Stauungszeichen!).

Die *Pupillen* sind im Seitenvergleich nach Weite, Form und Reaktionsfähigkeit auf Licht und Konvergenz zu untersuchen. In diesem Zusammenhang stellt man auch fest, ob die Lidweite und die Bulbusstellung (Exophthalmus, Enophthalmus) seitendifferent erscheinen (s. S. 100).

Die willkürliche *Augenmotilität* (Hirnnerven III, IV, VI) wird geprüft, indem der Kranke aufgefordert wird, mit den Augen dem sich langsam bewegenden Zeigefinger des Untersuchers zu folgen und evtl. auftretende Doppelbilder anzugeben. Diese sind genau zu beschreiben, auch ob und wie sie bei Abdecken eines Auges verschwinden. Bei einer Störung des N. trochlearis sieht der Patient beim Blick nach nasal und unten doppelt (M. obliquus superior). Der N. abducens versorgt den M. rectus externus, die übrigen Augenmuskeln werden vom 3. Hirnnerven innerviert.

Spontane Augenbewegungen können nur in Ruhestellung der Augen erkannt werden. Sie können angeboren sein. *Nystagmen* treten in der Regel dann auf, wenn der Kranke schnell den rasch sich bewegenden Finger des Untersuchers mit den Augen verfolgt. Ein HNO-Arzt sollte dann zu Rate gezogen werden mit der Frage nach einer Störung des Gleichgewichtsorgans (s. S. 111).

Im *Gesichts- und Mundbereich* (auch Zunge) werden die Sensibilitätsqualitäten unter Berücksichtigung von Angaben über Spontanschmerzen durch Berührung mit dem Finger oder mit dem Wattebausch und durch feine Nadelstiche im Seitenvergleich geprüft. Das Gesicht vom Unterkieferrand einschließlich der Ohrmuschel bis zur vorderen Kopfmitte, die Mundhöhle und die Zunge werden vom N. trigeminus sensibel innerviert (der motorische Anteil versorgt die Kaumuskulatur).

Der *Kornealreflex* (Fremdreflex über Nn. trigeminus und facialis) wird durch vorsichtiges Berühren der Kornea mit einem Wattebausch oder einem Nadelkopf ausgelöst. Normalerweise schließt der Untersuchte spontan das Auge. Der Patient muß angeben, ob er den Hornhautreiz seitengleich empfindet oder nicht.

Die Austrittspunkte des N. trigeminus und der Okzipitalnerven werden durch sanften Fingerdruck auf ihre Empfindlichkeit kontrolliert.

Um sich ein eindeutiges Bild über die Innervation der mimischen Muskulatur (N. facialis) eines Kranken zu verschaffen, muß dieser zum „Fratzenschneiden" (Mundspitzen, Zähnezeigen, Backenaufblasen, Naserümpfen, fester Lidschluß, Stirnrunzeln und -krausen) aufgefordert werden.

Der Untersucher prüft durch Gegendruck mit seinen Fingern die Intensität der einzelnen mimischen Aktionen (bei zentraler Fazialisläsion bleibt die Funktion des Stirnastes wegen doppelseitiger Kerninnervation erhalten!).

Die *Hörprüfung* (VIII. Hirnnerv) erfolgt ebenso wie die des Visus relativ grob: Vom Patienten wird erfragt, ob er mit geschlossenen Augen z. B. Uhrticken oder Fingerreiben überhaupt oder seitenunterschiedlich wahrnimmt. Bei pathologischem Befund wird nach den Methoden von Weber und Rinne erweiternd untersucht (s. Untersuchung im HNO-Gebiet, S. 111). Hinsichtlich der Gleichgewichtsprüfungen s. unter HNO-Gebiet.

Die **Funktion des Schluckens** (Hirnnerven IX und X) kann der Untersucher mit seiner Hand oberhalb des Kehlkopfes des Patienten ertasten. Bei geöffnetem Mund des Kranken inspiziert er das Gaumensegel und die Stellung des Zäpfchens, d. h. die Hebung des Gaumensegels bei Phonation und eine evtl. bestehende Asymmetrie. Schließlich wird der Würgreflex durch Berühren der Rachenhinterwand mit einem Spatel von rechts und links ausgelöst.

Durch **Kopfdrehen** gegen die Hand des Untersuchers wird der gegenseitige **M. sternocleidomastoideus** angespannt, was bei schlankeren Patienten schon gut sichtbar, bei Adipösen tastbar ist. Durch Auflegen der Hände auf die hochgezogenen Schultern des Patienten prüft der Untersucher die seitengleiche Funktion des M. trapezius. Beide Muskeln werden vom N. accesorius (XI) innerviert.

Bei der **Betrachtung der Zunge** wird auf symmetrische Muskelfunktion und Fibrillieren geachtet. Eine einseitige Lähmung des N. hypoglossus (XII) bewirkt eine Atrophie und eine Parese derselben Zungenhälfte. Wird die Zunge herausgestreckt, weicht sie zur kranken Seite ab.

19.5 Motorik

19.5.1 Grobe Kraft

Bei der Untersuchung der Motorik wird nach Prüfung der freien Gelenkbeweglichkeit die grobe Kraft eingeschätzt. Zur Dokumentation dient folgende Vergleichsskala:

0 = Muskelaktivität erloschen
1 = Sichtbare Kontraktion ohne Bewegungseffekt
2 = Bewegungsmöglichkeit unter Ausschaltung der Schwerkraft
3 = Bewegungsmöglichkeit gegen die Schwerkraft
4 = Bewegungsmöglichkeit gegen mäßigen Widerstand
5 = Volle Kraftleistung

Leichte Paresen werden u. U. schon durch den **Arm- oder Beinvorhalteversuch** nachweisbar. Entweder kommt es zu einem leichten sichtbaren Absinken einer Extremität oder der Patient gibt auf Befragen an, daß er ein Schweregefühl in einem Arm oder einem Bein bemerkt.

Im Seitenvergleich werden einzelne Muskelgruppen unter Berücksichtigung der Pareseskala untersucht: z. B. Händedruck, Fingerspreizen, Durchziehen des Reflexhammerstiels durch den festgeschlossenen Ring zwischen Daumen und den einzelnen Fingern, Strecken und Beugen im Handgelenk, Supination und Pronation; Beugen und Strecken im Ellbogengelenk; Abduktion, Adduktion, Elevation der Arme nach vorn und über die Horizontale, Innen- und Außenrotationen im Schultergelenk; Dorsal- und Plantarflexion der Zehen und des Fußes; Kniestreckung und -beugung; Hüftadduktion, -abduktion, -innen- und außenrotation, Hüftbeugung und -streckung; Gehen, Stehen (auch einbeinig), Hüpfen, Kniebeugen.

Monoparesen sind in der Regel auf periphere Störungen, *Hemiparesen und Paraparesen* auf zentralnervöse Beeinträchtigungen zurückzuführen, während bei *generalisierten Lähmungen* sowohl das periphere als auch das zentrale Nervensystem betroffen sein können.

19.5.2 Reflexe

Am besten lassen sich die *Muskeleigenreflexe* (MER) beim liegenden Patienten auslösen, der ganz entspannt sein muß. Die Muskeln und Sehnen müssen über die entsprechenden Gelenke passiv vorgedehnt werden. Der *Seitenvergleich* ist wichtig. An den Armen (*Armeigenreflexe*, AER) werden in leichter Beugung der Ellenbogengelenke nacheinander jeweils rechts und links der Radiusperiostreflex (RPR: Segment C 5/6), der Bizepssehnenreflex (BSR: C 5/6) und der Trizepssehnenreflex (TSR: C 7) geprüft. Der Schlag mit dem Reflexhammer muß seitengleich stark unter denselben Winkelvoraussetzungen der Arme am Muskelansatz erfolgen. Die *Beineigenreflexe* (BER) werden entsprechend ausgelöst (Patellarsehnenreflex, PSR: L 3/4: die Kniegelenke werden durch den linken Unterarm des Untersuchers leicht gebeugt gehalten; Adduktorenreflex: ADR: L2–L4: die Beine des Patienten müssen etwas abduziert entspannt liegen; und Achillessehnenreflex ASR: S1: der Untersucher dehnt über den Vorfuß die Achillessehne geringgradig und hält das Kniegelenk des Patienten passiv gebeugt.

Bei *niedrigem Reflexniveau,* das keinen Krankheitswert haben muß, können die MER durch eine sog. Bahnung der Reflexe (z. B. *Jendrassik-Handgriff*=der Patient „fingerhakelt" mit seinen beiden Händen kräftig; ... Faustschluß, Rechnen etc.) besser auslösbar werden. Ein einzelner abgeschwächter oder gar fehlender MER aber ist immer verdächtig auf eine periphere nervale Läsion. Insgesamt lebhafte MER sind auch kein hinreichendes Indiz für einen krankhaften Prozeß. Eine einseitige Reflexbetonung aber, also lebhafte oder gar gesteigerte (mit positiven Pyramidenbahnzeichen) MER sprechen für eine zentralnervöse Störung als Ursache.

Die *Fremdreflexe* wie Kornealreflex (s. oben), *Bauchhautreflexe (BHR,* nicht zu verwechseln mit dem MER-Bauchdeckenreflex=BDR), Kremasterreflex und Analreflex können niemals pathologischerweise lebhafter, sondern lediglich schneller erschöpfbar werden oder gar fehlen. Das rührt daher, daß sie in ihrem efferenten Schenkel Pyramidenbahnsysteme benutzen. Ein abgeschwächter oder fehlender Fremdreflex ist daher immer auch ein Zeichen einer sog. *Pyramidenbahnläsion.*

Die *BHR* werden durch sanftes Bestreichen der Bauchhaut mit einer Nadel in 3 Etagen (Th. 6–8, 8–10, 10–12) jeweils rechts und links ausgelöst. Es kommt zu einer Kontraktion der Bauchmuskulatur.

Die Zahl der *pathologischen Reflexe,* die bei Neugeborenen physiologischerweise anzutreffen sind, ist groß. Sie müssen bei einem krankhaften Prozeß des Gerhirns oder des Rückenmarks nicht vollzählig auslösbar sein, sondern es genügt ein einziger als positiver Ausdruck einer *zentralnervösen Störung.*

An den Armen gibt es kein verläßliches sog. Pyramidenbahnzeichen. Als pathologisch ist nur das einseitige Auftreten zu werten.

Beim Auslösen des *Trömner-Reflexes* wird die herunterhängende, entspannte Hand des Patienten an den Mittelphalangen gehalten. Mit seinem Finger schlägt der Untersucher kurz auf das palmare Mittelfingerendglied des Kranken, dessen sämtliche Finger bei positivem Reflex eine spontane Greifbewegung ausführen. Bei derselben Ausgangslage kommt es beim Knipsreflex zu der gleichen Reaktion, wenn der Untersucher zwischen seinem Daumen und Mittelfinger das Mittelfingerendglied des Kranken drückt und abrutschen läßt.

Diese Phänomene können beiderseits bei vegetativ stigmatisierten Menschen durchaus positiv sein. Ebenso verhält es sich beim *Mayer-Fingergrundgelenkreflex,* bei dem der Mittelfinger im Grundgelenk maximal gebeugt wird. Bei positivem Effekt wird der Daumen des Kranken reflektorisch adduziert und opponiert. Diese Bewegung führt der Daumen auch beim *Wartenberg-Reflex* aus, dessen Auslösung durch Beugung der 2.–5. Finger gegen Widerstand erfolgt. Bei schwerwiegender Hirnschädigung wird der *Greifreflex* positiv, der sich bei bloßem Bestreichen oder Berühren der Handinnenfläche überschießend einstellt. Der Wartenberg-Reflex und der Greifreflex sind als relativ sichere Pyramidenbahnzeichen einzustufen.

Die pathologischen Reflexe sind an den Beinen eindeutiger als die meisten der Arme zu beurteilen. Als Antwort auf verschiedenste vom Untersucher gesetzte Reize können in der Regel eine Dorsalflexion der Großzehe und ein Spreizen der übrigen Zehen beobachtet werden. Auch bei beiderseitigem Auftreten sind sie eindeutig als pathologisch anzusehen. Sie deuten dann darauf hin, daß krankhafte Prozesse beiderseitig im Gehirn und/oder Rückenmark vorhanden sind.

Wir unterscheiden im wesentlichen zwischen dem *Babinski-Reflex* (Bestreichen des lateralen plantaren Fußrandes mit einer Nadel, Abb. 19.1), dem *Chaddock*-Zeichen (Bestreichen des lateralen äußeren Fußrückens mit einer Nadel), dem *Oppenheim-* (festes Bestreichen der Tibiakante von oben nach unten mit dem 1.–3. Finger, Abb. 19.2) und dem *Gordon-Reflex* (festes Kneifen der Wade mit einer oder beiden Händen, Abb. 19.3).

Außerdem wird geprüft, ob die *reflexogene Zone des PSR* vom Fußrücken an aufwärts verbreitert ist und ob sich ein unerschöpflicher *Fußklonus* (z. B. beim Auslösen des ASR) und ein unerschöpflicher *Patellarklonus* (=beim ruckartigen Herabdrücken der Patella nach fußwärts mit den Fingerspitzen) hervorrufen lassen.

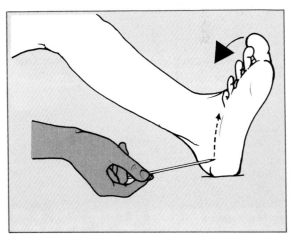

Abb. 19.1. Auslösen des Babinski-Reflexes

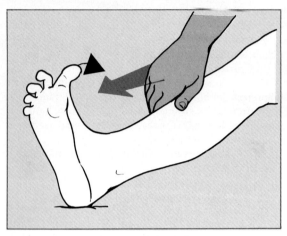

Abb. 19.2. Auslösen des Oppenheim-Reflexes

19.5.3 Muskeltonus

Der *Tonus* der Extremitäten wird am besten am liegenden Patienten geprüft, der sich ganz zu entspannen hat. Eine Bewegungsbeeinträchtigung durch die Gelenke muß vor der Tonusprüfung ausgeschlossen werden.

Durch ungleichförmige, passive Bewegungen, die schnell und langsam durchzuführen sind, wird im Vergleich der Muskelgruppen untereinander und auf der rechten und linken Seite festgestellt, ob der Tonus herabgesetzt, normal oder erhöht ist.

Eine *schlaffe Muskelspannung* ist verdächtig auf eine *periphere Läsion,* also im Muskel selbst oder im peripheren Nervensystem. Allerdings ist der Tonus auch bei Kleinhirnschädigungen herabgesetzt, was durch das Reboundphänomen nachweisbar ist.

Bei dieser Prüfung spannt der Kranke die Ellbogenbeuger gegen den Armwiderstand des Untersuchers an. Der Gesunde bremst unwillkürlich beim plötzlichen Loslassen seines Armes die akut überschießende

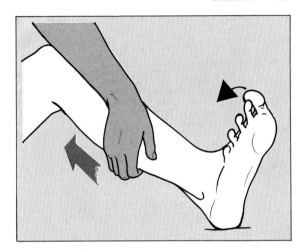

Abb. 19.3. Auslösen des Gordon-Reflexes

Beugung ab, während bei Kleinhirnschädigung die Bewegung unkontrollierbar ausgeführt wird.

Schließlich ist der Tonus auch bei gewissen hyperkinetischen extrapyramidalen Leiden (z. B. Chorea Huntington) deutlich vermindert.

Häufiger aber sind aufgrund extrapyramidaler (hypokinetischer) oder aufgrund pyramidaler Krankheitsprozesse *Muskeltonuserhöhungen,* die als Rigor oder Zahnradphänomen einerseits oder als Spastik andererseits imponieren. Beim *Rigor* zeigt sich der erhöhte Muskelwiderstand bei der Tonusprüfung als „wächsern", während man beim *Zahnradphänomen* ein immer erneutes „Einrasten" des Widerstandes verspürt. Die *spastische Tonuserhöhung* ist besonders zu Beginn der Bewegung deutlich. Der unwillkürliche Muskelwiderstand läßt zum Ende der passiven Bewegung häufig nach, so daß der Eindruck eines *„Taschenmesserphänomens"* entstehen kann.

Eine *Spastik der Beine* kann nicht selten schon beim Gehen erkannt werden, da die Füße förmlich am Boden „kleben" bleiben. Es ist als Besonderheit anzumerken, daß eine Spastik bei der passiven Untersuchung deutlicher oder auch weniger auffallen kann als bei aktiver Bewegung.

Die *Symptomatik der verschiedenen Lähmungstypen* läßt sich folgendermaßen zusammenfassen:

- Zentral (spastisch): Tonus erhöht,
  Reflexe lebhaft,
  evtl. Pyramidenbahnzeichen.
- Peripher (schlaff): Tonus erniedrigt,
  Reflexe abgeschwächt/fehlend,
  Atrophie.
- Myogen: Tonus erniedrigt,
  Reflexe abgeschwächt,
  umschriebene Atrophien.

19.6 Koordination

Die Koordination kann aus verschiedenen Gründen gestört sein. Spontan auftretende unwillkürliche Bewegungen beruhen am häufigsten auf krankhaften Prozessen im extrapyramidalen System. Der **Ruhetremor** (rhythmisch, 4–8 Schläge/s) des Parkinsonpatienten ist das bekannteste Beispiel. Andere Überschußsymptome extrapyramidaler Genese treten in wesentlich arrhythmischerer Form auf. Die lokalisatorische Einordnung der „*Tics*" ist schwierig.

Eine Bewegung kann nur geordnet ablaufen, wenn das zerebrale, das motorische (im weitesten Sinne), das sensible System und das Gleichgewichtsorgan funktionsfähig sind. Auch dem intakten Sehen kommt eine gewisse Kontrollaufgabe zu. Schließlich können **psychogene Fehlverhaltensweisen** scheinbar organische Koordinationsstörungen, ebenso wie Lähmungen, sensible Beeinträchtigungen, Blindheit etc. vortäuschen.

Die **Kleinhirnfunktion** wird durch den Finger-Nase-Versuch **(FNV)**, den Finger-Finger-Versuch **(FFV)** und den Knie-Hacken-Versuch (**KHV**, besser Hacken-Knie-Versuch) am liegenden Patienten geprüft, der die Augen beim FNV und KHV geschlossen hält. Bei einer **zerebellaren Ataxie** wird, je näher der Patient seinen Finger an seine Nase oder an den Finger des Untersuchers oder entsprechend seine Ferse an sein Knie bringt, ein stärker werdendes, relativ grobes Zittern auftreten, das als **Intentionstremor** (IT) bezeichnet wird.

Eine weitere Koordinationsprüfung ist die **Diadochokinese,** unter der z. B. an der oberen Extremität eine schnelle Folge von Supination und Pronation bei gebeugten Ellbogen und leicht gebeugten Fingern verstanden wird. Die dominierende Hand ist meistens geschickter. Eine **Dysdiadochokinese,** also eine ungenügend rasche und flüssige alternierende Innervation von Agonisten und Antagonisten, resultiert aus Störungen des extrapyramidalen, des pyramidalen, des zerebellären oder auch des sensiblen Systems.

Die **Koordinationsprüfungen** wären ohne Untersuchungen des freien Stehens und des freien Gehens unvollständig. So können diskrete, reproduzierbare **Fallneigungen** und **Gangabweichungen** pathologische Prozesse erkennbar werden lassen. Neben neurologischen Ursachen müssen auch Störungen des **Gleichgewichtsorgans** erwogen und u. U. ein HNO-Arzt konsultiert werden.

> Die Standfestigkeit wird durch den **Romberg-Stehversuch** (der Patient muß mit geschlossenen Augen bei nach vorne ausgestreckten Armen und dicht beieinanderstehenden Füßen das Gleichgewicht halten können) näher kontrolliert.

Spontane gerichtete und auch ungerichtete Fallneigungen müssen registriert werden. Das Balancevermögen wird geprüft, indem der Untersucher den sicher stehenden Patienten von verschiedenen Seiten anstößt.

Eine differenzierte Prüfung der Koordination ist der **Unterberger-Tretversuch,** bei dem der Patient unter denselben Voraussetzungen wie beim Romberg-Stehversuch aufgefordert wird, etwa 40mal auf der Stelle zu treten. Normalerweise kommt es lediglich zu geringgradigen nicht regelmäßig wiederholbaren Drehbewegungen um die eigene Achse. Pathologisch ist der Befund erst dann, wenn die Drehbewegung bei Wiederholung stets 90° und mehr erreicht und immer in derselben Richtung erfolgt.

Nach Prüfen der **freien Gehfähigkeit** (Hüpfen etc.) wird kontrolliert, ob der Patient bei offenen und geschlossenen Augen auf einer gedachten Fußbodenlinie einen Fuß direkt vor den andern setzend gehen kann (**Seiltänzergang** und Seiltänzerblindgang). Hierbei ist zu bedenken, daß gerade der **Seiltänzerblindgang** geübt werden muß, um ihn ohne Schwanken ausüben zu können. (Gang s. auch S. 63)

19.7 Sensibilität

Der Nachweis einer Sensibilitätsstörung ist für den Untersucher besonders schwierig, nicht nur weil sich z. B. Parästhesien so wie Schmerzen nicht objektivieren lassen, sondern weil ohne Mithilfe des Untersuchten Ausmaß und Qualität einer sensiblen Beeinträchtigung nicht feststellbar sind. Diese Mitarbeit setzt beim Kranken neben seiner **Bereitschaft** auch einen gewissen Grad von Intelligenz und auch **klares Bewußtsein** voraus.

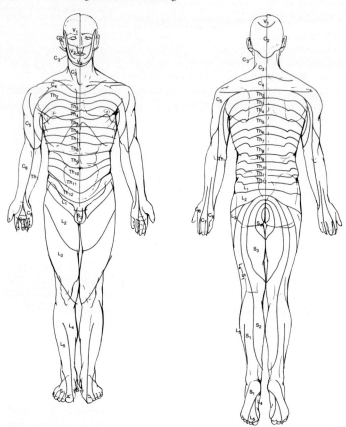

Abb. 19.4. Segmentale Zuordnung der sensiblen Innervation

Die *spontanen Sensibilitätsstörungen* wie Mißempfindungen und Schmerzen können nach Charakter, Ausbreitung und auslösenden Momenten nur erfragt und höchstens durch Manipulation provoziert werden.

Durch direkte Reizung des Nervs lassen sich in pathologischen Fällen Schmerzen auslösen. Bei der Prüfung der *Nackensteife* und des *Lasègue-Zeichens* ist das auslösende Moment die Dehnung, während in der Ulnarisrinne am Ellbogen, am Lig. transversum carpi (N. medianus) und an den Valleix-Punkten über dem N. ischiadicus Fingerdruck auf oberflächliche Nervenanteile ausgeübt wird.

Bei der Prüfung, ob das *Berührungs-*, das *Schmerz-* oder das *Temperaturempfinden* bei einem Kranken intakt sind, werden gleichmäßige Reize dieser Qualitäten zunächst seitenvergleichend und dann im Vergleich zwischen oberen und unteren Körperteilen bei geschlossenen Augen des Patienten gesetzt.

Erst bei reproduzierbaren Auffälligkeiten im Sensibilitäsmuster ist näher nachzuforschen, ob die Störung zentral ist oder dem Ausbreitungsgebiet einer Nervenwurzel oder eines peripheren Nervens teilweise oder auch gänzlich zuzuordnen ist.

Die *Tiefensensibilität* wird mit Hilfe einer nur schwingenden, aber nicht tönenden Stimmgabel geprüft, deren Griffende auf Knochenanteile (unterer Radius, Beckenkamm, Tibiakopf, Fußknöchel) aufgesetzt wird. Der Patient muß dann mit geschlossenen Augen angeben, ob und wie lange er die *Vibration* spürt. Auch hier werden die Körperseiten und die oberen mit den unteren Körperregionen miteinander verglichen.

Eine weitere Möglichkeit, die Tiefensensibilität zu bestimmen, besteht darin, daß der Kranke bei geschlossenen Augen die wechselnde Lage der Finger oder der Zehen benennt, die vom Untersucher durch sanftes seitliches Anfassen und *passives Bewegen in physiologischen Gelenkrichtungen* vorgenommen wird.

Die Prüfung des *epikritischen Empfindens* und die der *Stereognosie* können der Untersuchung durch einen Neurologen vorbehalten bleiben (das trifft im übrigen auch für *Aphasie-* und *Apraxieprüfungen* zu).

19.8 Vegetative Funktionen

Hinsichtlich der wichtigen vegetativen Funktionen (v. a. Blasen- und Darmtätigkeit) sollte auch der Nichtneurologe sich nicht nur anamnestisch ein Bild verschaffen – was häufig schon vergessen wird –, sondern durch Perkussion den *Blasenfüllungsstand* bestimmen, um nicht eine Überlaufblase zu übersehen.

Verläßlichere Auskunft über den Blasenfüllungsstand kann schnell mit Hilfe des Urosonogramms gewonnen werden. Diese Methode ist für den Patienten sehr schonend. Sie kann jederzeit rasch wiederholt werden.

19.9 Besondere Bedingungen
und zusammenfassende Betrachtungen
der neurologischen Untersuchung

Nach dem bisher Gesagten ist es gut verständlich, daß die neurologische Untersuchung eines *Bewußtseinsgetrübten oder Bewußtlosen* schwierig ist, da die Mitarbeit des Kranken entfällt. Trotzdem kann in vielen Fällen durch Provokation von Abwehrreaktionen auf Schmerzreize beurteilt werden, ob Lähmungen vorliegen oder nicht: Ein passiv hochgehobener und schnell losgelassener Arm oder ein passiv mit der Ferse bis zum Gesäß angewinkeltes Bein fallen nach dem Gesetz der Schwerkraft atonisch, also abrupt in die Ausgangslage zurück oder zur Seite, wenn eine Parese besteht. Bei tiefem Koma fehlen auch bei Subarachnoidalblutungen oder Meningitiden die Zeichen der Nackensteife.

Ganz allgemein soll darauf verwiesen werden, daß eine *psychogene Störung* erst dann angenommen werden darf, wenn organische Leiden sicher ausgeschlossen werden konnten.

Zum Abschluß dieses Kapitels sei hervorgehoben, daß die Beurteilung mancher neurologischer Befunde dem *subjektiven Einordnungsprinzip des Untersuchers* unterliegen. Wo sind z. B. die Grenzen zwischen lebhafter und normaler Reflextätigkeit einerseits oder zwischen normaler und abgeschwächter Reflexauslösbarkeit andererseits zu ziehen? Erst die Summe aller neurologischen Einzelbefunde, die peinlich genau erhoben, kontrolliert und aufgezeichnet werden müssen, kann das fehlerhafte subjektive Einschätzen durch den Untersucher klein halten. Wichtig ist und bleibt – wie am Anfang dieses Kapitels hervorgehoben wurde –, daß der Untersucher seinen Blick schärft, um Pathologisches im neurologischen Befund zu erfassen.

20 Untersuchung des akut bedrohten Notfallpatienten

F. Anschütz

Die Untersuchung des akut bedrohten Patienten benötigt nicht mehr als 2–3 min. Die Handgriffe und deren Reihenfolge müssen streng schematisiert werden, damit schnell diagnostiziert und gehandelt werden kann.

Wegen der Akuität des Geschehens und der Bedrohung des Patienten ist *höchste Eile* geboten. Die körperliche Untersuchung ist hier von absolut zentraler Bedeutung, da wegen der Zeitnot eingehende röntgenologische, labortechnische oder elektrokardiographische Untersuchungen nicht vorgenommen werden können. Die logische, auf die Krankheitsursache oder auf das entscheidende Symptom gerichtete Therapie kann aber gerade in den ersten Minuten lebensrettend sein.

Patienten, bei denen die Ursache der akuten Bedrohung offenbar ist, wie z.B. Traumatisierungen, Unfälle usw., werden sofort einer chirurgischen Behandlung zugeführt. Das hier angesprochene Problem liegt bei einer Gruppe von Patienten, die ohne ersichtlichen Grund aus vollem Wohlbefinden heraus plötzlich erkranken, bei denen das Bewußtsein gestört ist, die Atmung sistiert, ein Schock, ein Kollapszustand besteht und den Zusammenbruch der Vitalität hervorgerufen hat. Hier handelt es sich häufig um *internistisch bzw. neurologisch Erkrankte*. Während in frühen Jahren noch eine gewisse Resignation am Platz war, da bei derartig akut bedrohten Patienten eine Rettung sowieso nicht möglich war, ist mit den Gegebenheiten der heutigen Wiederbelebung durch Intensivbeobachtung und Intensivtherapie ein hoher Prozentsatz derartiger Patienten zu retten.

Folgende *Reihenfolge des Untersuchungsgangs* sollte eingehalten werden:

- Ganz kurze Orientierung über Vorkrankheiten und Anamnese,
- Atmung,
- Herz und Kreislauf,

- Bewußtsein,
- Lunge,
- Abdomen,
- Zentralnervensystem.

20.1 Festhalten von Begleitpersonen

Die schwierige, lebensbedrohliche Situation wird sowohl diagnostisch als
therapeutisch oftmals sehr viel klarer, wenn die Grundkrankheit sowie
die Entwicklung des akuten Zustands bekannt sind (Anfallschilderung).
   Mit einem kurzen Wort sind alle **Begleiter** festzuhalten, die später
ev. Auskunft geben können. Zu erfragen sind:

1. Beschreibung des Zusammenbruchs oder des Bewußtlosigkeits-
   anfalls oder der Entwicklung des Krankheitsbildes.
2. Namensnennung des Hausarztes oder anderer Ärzte, die den Patienten behandelt haben.
3. Nennung von Vorkrankheiten.
4. Gesundheitspaß.
5. Angabe von Personalien.

Nur in den seltensten Fällen kann nämlich ein akut bedrohter Patient,
auch wenn er noch bei Bewußtsein sein sollte, klare Auskunft über die
Entstehung und die Entwicklung des zur Behandlung führenden akuten
Zustands geben.

20.2 Überprüfung von Herz und Kreislauf

Die Betastung des Radialispulses gibt schnell Auskunft über Herzfrequenz und über Füllung des Pulses, die Auskultation des Herzens ebenfalls über die **Herzfrequenz** und über ein evtl. vorliegendes Pulsdefizit
(niedrigere Pulszahl an der Radialis als auskultierbare Herzschläge). Ist
der Puls dort nicht tastbar, wird sofort nach dem **Karotispuls** gesucht. Eine
auffallende Diskrepanz zwischen nicht tastbarem, peripherem Puls (Ra-

dialis) und relativ gut tastbarem, zentralem Puls (Femoralis oder Karotis) weist auf eine **Schocksymptomatik** z. B. bei großer Blutung (Magenulkus) hin. Sofort Blutdruck messen! Verfälschung s. S. 158.

Arrhythmien sind zu beachten, da **Rhythmusstörungen** passager sein können und bei einer späteren genaueren körperlichen oder sogar EKG-Untersuchung oft nicht mehr nachweisbar sind und nur im Augenblick der Erstuntersuchung allein entscheidend für die Diagnosestellung sein können. Wenn möglich, sollte man durch konzentrierte längere Pulsbetastung (20–30 s!) sich ein Bild davon zu machen versuchen, ob eine **Extrasystolie** (erhaltener Grundrhythmus mit einzelnen Extraschlägen) oder eine absolute Arrhythmie (dauernd arrhythmischer Puls) vorliegen. Der Geübte kann bei erkennbaren Halspulsationen an diesen die Vorhoffrequenz erkennen und sie mit der Ventrikelfrequenz bei Palpation eines arteriellen Pulses vergleichen und so zu wichtigen Aufschlüssen über eine atrioventrikuläre Dissoziation kommen, bevor ein EKG-Apparat angeschlossen ist.

Man kann den totalen AV-Block auch an der wechselnden Lautstärke des 1. Tones auskultieren (Kanonenschlagphänomen) (s. S. 171).

Die **Auskultation des Herzens** gibt weitere Aufschlüsse bezüglich der Entdeckung eines Herzklappenfehlers, die **Blutdruckmessung** eine quantitative Größe für die Schwere eines Kollaps- bzw. Schockzustands. Die Auskultationsphänomene des akuten Myokardinfarkts zeigt Abb. 14.7.

Ein weiterer Hinweis für die Beurteilung des Herz-Kreislauf-Systems wird aus der Feststellung einer Herzinsuffizienz (s. S. 86) gewonnen. Das akute, schwere, lebensbedrohliche **Lungenödem** bei dekompensiertem Hypertonieherzen oder bei akuten Myokardinfarkt geht aber häufig nicht mit den Zeichen der Stauung im venösen System einher. Bei jedem akuten Schockzustand ist eine grobe Orientierung über die **Tastbarkeit aller peripheren Pulse** notwendig, da akute arterielle Verschlüsse, auch der Extremität, zu einer schweren Beeinträchtigung des Allgemeinzustands führen können. Der Verdacht auf eine **Lungenembolie** wird dann ausgesprochen, wenn sich bei dieser Untersuchung eine Thrombose, vielleicht sogar der tiefen Oberschenkelvenen, aufdecken läßt.

20.3 Überprüfung der Atmung

Man muß sich sofort davon überzeugen, ob die **Atemwege frei** sind. Fremdkörper sind sofort zu entfernen, auch eine Prothese. Bei akut bedrohten, bewußtlosen Patienten ist die Atmung fast immer abnormal. Schon der ersten Anblick orientiert über die Schwere der Atemstörung.

Liegt eine erhebliche *Zyanose* vor, ist höchste Eile geboten. Bei Apnoe muß sofort mit künstlicher *Beatmung* d. h. möglicherweise mit Intubation begonnen werden. Die normale Atemzahl von ca. 16–18/min braucht nicht ausgezählt zu werden, sondern läßt sich schätzen. Bei Zyanose mit *Dyspnoe* oder sogar Orthopnoe liegt die Ursache im Herz-Lungen-System. Die sofort angeschlossene Untersuchung des Herz-Kreislauf-Systems wird die Ursache aufdecken und zu einer entsprechenden therapeutischen Maßnahme führen. Sollte die *Atmung stridorös,* d. h. mit einer pfeifenden oder giemenden Inspiration verbunden sein, kann eine *Trachealstenose* bei Struma oder Verlegung der oberen Luftwege (Fremdkörper, Bronchialkarzinom) vorliegen. Die große, regelmäßige *Kußmaul-Atmung* des Coma diabeticum oder die wechselnde Atmung des Cheyne-Stokes-Atemtyps bei gestörtem Atemzentrum sind leicht zu erkennen.

Äußerst aufschlußreich ist die Beurteilung des *Geruches der Atemluft.* Ein Teil der heute in die Klinik bewußtlos eingelieferten Patienten ist nämlich betrunken. Es soll an dieser Stelle mit allem Nachdruck auf die Schwierigkeit der Beurteilung eines Bewußtlosigkeitszustands mit *Alkoholgeruch* in der Ausatmungsluft hingewiesen werden. Auch ein Betrunkener kann stürzen und kann dabei ein Schädel-Hirn-Trauma erleiden. Es kann ein epileptischer Anfall oder sogar ein zerebraler Insult nach Alkoholaufnahme abgelaufen sein. Oft ist aber die Feststellung von alkoholischer Atemluft ein Hinweis darauf, daß dieser harmlosere Grund als Ursache der Bewußtlosigkeit möglich ist. Darüber hinaus erkennt man durch die Atemluft eine Urämie an ihrem *Harngeruch* oder ein Coma diabeticum an dem charakteristischen *Obstgeruch* sowie das Coma hepaticum an dem spezifischen Geruch der Ausatmungsluft nach *frischer Leber.*

Zur Abklärung einer Atemstörung gehört die sofortige Auskultation der Lunge, die evtl. einen *Spontanpneumothorax,* einen großen Pleuraerguß, ein beginnendes Lungenödem aufdeckt (s. auch Überprüfung der Lunge, S. 151). Schmerzende *Rippenfrakturen* nach Sturz, Unfall oder Wiederbelebung können Ursache von Atemstörungen sein.

20.4 Überprüfung des Bewußtseins

Ist der Patient klar orientiert, kann er eingehend befragt werden. Häufig wird er aber benommen oder sogar bewußtlos sein. Bei schweren *Vergiftungen* reagiert der Patient auch nicht auf Schmerzreize. Im *Schockzustand* ist der Patient oft verlangsamt, schläfrig oder benommen, aber doch ansprechbar. Andere Formen der Intoxikation führen zu **Verwirrungen** oder zu **delirantem Verhalten** (Rauschgift, Alkohol).

Die zunehmende Eintrübung des Bewußtseins teilt man ein in **Somnolenz** (benommen, erweckbar), **Sopor** (nur durch starke Reize, lautes Rufen erweckbar). **Stupor** (reagiert nur auf kräftige Schmerzreize), **Koma** (keine Reaktionen). Technisch geht man folgendermaßen vor:

- Der Patient wird befragt.
- Lautes Rufen des Namens.
- Festes Kneifen in den Pektoralismuskel.
- Reizung des Rachens mit einem Spatel.
- Prüfung der Pupillenreaktion.

20.5 Überprüfung der Lunge

Die Lunge ist durch Anwendung der Auskultation und Perkussion kurz zu untersuchen. Dabei ist besonders auf das Vorliegen eines **Spontanpneumothorax** zu achten. Grobe Dämpfungen können auf Ergüssen oder Tumoren beruhen. Im akuten **Asthmaanfall** sind die kontinuierlichen Nebengeräusche manchmal schwer hörbar. Bei Hämoptoe ist daran zu denken, daß eine Tuberkulose die Ursache sein kann.

20.6 Überprüfung des Abdomens

Mit der bereits beschriebenen Technik der vorsichtigen breiten Palpation mit der flachen Hand wird das Abdomen untersucht (s. Palpation des Abdomens, S. 193). **Grobe Resistenzen**, ein sich vergrößerndes Abdominalaneurysma, eine Leber- oder Milzvergrößerung, v. a. aber die **vergrößerte Harnblase** bei Prostatahypertrophie und Harnverhaltung lassen sich mit wenigen Griffen fassen. Eine **Abwehrspannung**, diffus oder lokal, umschriebener **Druckschmerz**. Druck- oder Klopfempfindlichkeit der Nierenlager sind schnell erkannt. Eine kurze **Auskultation** schließt die orientierende Untersuchung des Abdomens mit der Suche nach Darmgeräuschen ab.

20.7 Beurteilung des Zentralnervensystems

Die Beurteilung des ZNS steht fast immer bei einer akuten Notfallsituation im Mittelpunkt des Krankheitsbildes, Störungen aber sind oft nicht Ursache, sondern *Folge der Erkrankung*. Auf die Beurteilung des Bewußtseins wurde bereits hingewiesen, desgleichen auf die Wichtigkeit der *Beurteilung der Pupillenreaktion*. Bei einseitig fehlender Pupillenreaktion ist an das Vorliegen eines Kunstauges zu denken. Auch beim Bewußtlosen lassen sich *latente Paresen* oder Lähmungen dadurch feststellen, daß die Innervation passiv angehobener Extremitäten der gelähmten Seite geringer ist als die der intakten. Der *Muskeltonus* läßt sich durch schnelles Hin- und Herbewegen der einzelnen Extremitäten im Vergleich mit der gegenüberliegenden prüfen. Bei zerebral bedingten Halbseitensyndromen sind *Muskeldehnungsreflexe* seitendifferent an den Extremitäten nachweisbar. Pathologische Reflexe *(Pyramidenbahnzeichen)* bilden sich oft erst im weiteren Verlauf aus. Von großer Bedeutung ist die Prüfung des *Meningismus* durch passives Anheben des Kopfes und Drücken des Kinns gegen das Brustbein.

21 Untersuchung des Kindes

D. Hofmann und V. von Loewenich

21.1 Allgemeine Voraussetzungen und Grundsätze der Untersuchung

21.1.1 Voraussetzungen

Der Untersucher muß sich darauf einstellen, daß das Kind einen anderen Gesichtskreis und eine andere Einstellung zur Untersuchungssituation hat als er. Schon die Proportionen sind für das Kind anders. Nicht selten kommt es vor, daß die Untersuchungssituation durch frühere Eingriffe vorbelastet ist und Angstreaktionen ausgelöst werden.

Verwertbare Befunde können nur in *entspannter Atmosphäre* erhoben werden, da die Befunderhebung von der jeweiligen Verhaltenssituation abhängig ist. So können z. B. tiefer Schlaf oder Sättigung bei einem Neugeborenem oder jungen Säugling Hypomotorik, dagegen Hunger und Schreien Übererregbarkeit vortäuschen. Auch können Angst und Unruhe bei Kleinkindern eine exakte Befunderhebung erschweren, bzw. zeitweise unmöglich machen.

21.1.2 Grundsätze

Der Untersucher soll sich prinzipiell nicht zu schnell dem Kind nähern. Während der Anamneseerhebung sollte das Kind zunächst unauffällig beobachtet werden, auch in seiner Beziehung zu den Begleitpersonen. Langsam kann dann ein *Blickkontakt* gesucht werden, der durch andere Kontaktmöglichkeiten (Reichen von Spielsachen, Einbeziehen in das Gespräch durch einfache Fragen) ausgebaut werden kann.

Des weiteren soll der Untersucher auf das *Schutzbedürfnis* des Kindes Rücksicht nehmen. Die meisten Untersuchungen lassen sich auf dem Arm oder Schoß der Eltern ausführen. Daher sollen Kleinkinder und ältere Säuglinge nicht ohne zwingende Notwendigkeit von der Bezugsperson getrennt werden. Auch soll man auf das *Schamgefühl* des Kindes Rücksicht nehmen. Entsprechend reagierende Kinder sollten nie sofort ganz entkleidet oder unnötig lange unbekleidet gelassen werden.

Die Untersuchung eines Kindes sollte nie mit einer instrumentellen Untersuchung beginnen. Die Inspektion, die Wahrnehmung akustischer Phänomene und von Geruchseindrücken sind wesentlich.

Inspektion

Bewußtseinslage. In jedem Fall muß man sich darüber klar werden, ob der Patient uneingeschränkt ansprechbar, apathisch oder ob sein Bewußtsein getrübt ist. Man unterscheidet verschiedene Grade von Bewußtseinstrübung: Somnolenz, Sopor, Stupor und Koma.

Allgemein-Zustand. Es ist zu beachten, ob der Patient einen gesunden oder kranken Eindruck macht. Ist letzteres der Fall, soll man versuchen zu differenzieren, ob es sich um ein leichtes, mittelschweres oder schweres Krankheitsbild handelt.

Körperhaltung. Haltungsanomalien und Asymmetrien des Körperbaus sind, wo möglich, im Sitzen, Stehen, Liegen und bei komplexen Bewegungsmustern zu beurteilen. Hierbei ist ebenso auf die Körperproportionen und die Größe zu achten.

Motorik. Es sind nicht nur Willkürmotorik, Mimik und Mitbewegungen zu beachten, sondern es muß auch ausgeschlossen werden, daß unwillkürliche, zwanghafte Bewegungen ausgeführt werden.

Hautbeschaffenheit. Auf die Farbe der Haut, Effloreszenzen, Turgor und die Entwicklung des Unterhautfettgewebes ist zu achten. Der Hautturgor kann in der Regel am besten an der Bauchdecke beurteilt werden. Ebenso ist der Hauttyp (Atopiker) zu beurteilen.

Atmung. Regelmäßig zu beachten sind: Atemfrequenz, Mund- oder Nasenatmung, Thorax- oder Bauchatmung, seitengleiche Beatmung. Auf

Zeichen der Dyspnoe muß ebenso geachtet werden. *Inspiratorische Dyspnoe:* Einziehungen jugulär, epigastrisch, im Bereich der Interkostalräume in den Flanken, Nasenflügeln, Einsatz der Atemhilfsmuskulatur, Orthopnoe. *Expiratorische Dyspnoe:* Überblähungssymptome (vorgewölbtes Sternum, Kyphose der Brustwirbelsäule, verlängertes Exspirium, hypersonorer Klopfschall).

Herz-Kreislauf-System. Von großer Bedeutung ist die Beobachtung des Herzspitzenstoßes. Auszuschließen sind Zeichen einer gestörten Herz-Kreislauf-Funktion oder der Insuffizienz: Zyanose (Finger- und Zehennägel, Schleimhäute), abnorme Pulsationen, Venenstauung, Ödeme.

Akustische Phänomene

Sprache. In der Zeit des Spracherwerbs sind Entwicklungszustand und Wortschatz zu beurteilen. Auch ist zu beachten, ob der Patient unauffällig frei oder gehemmt spricht. Ferner ist eine nasale Sprache oder ein Sprachfehler auszuschließen.

Schreien. Insbesondere beim Säugling kann die Lautstärke ein Hinweis auf die Schwere der Krankheit und die Leistungsfähigkeit der Atemfunktion sein. Der Charakter des Schreiens kann auf Angst, Wut, Schmerzen oder eine zentralnervöse Störung schließen lassen.

Husten und bei der Atmung hörbare *Nebengeräusche.* Siehe Untersuchung des Thorax, der Atmung und der Lungen (S. 129 ff).

Geruchseindrücke

Körperliche Gerüche. Diese sind von besonderer Bedeutung bei der Untersuchung des Kindes. In der Atemluft können bei Intoxikationen (Alkohol) auffällige Befunde beobachtet werden, Stoffwechselstörungen (Coma diabeticum), Lebererkrankungen und Niereninsuffizienz. Die Kleidung kann bei schlechter Pflege, aber auch bei Stoffwechselkrankheiten (Phenylketonurie) auffällig riechen. Auch die Windeln können ggf. bei schlechter Pflege, Harnwegsinfekten oder Urämie durch ihren Geruch auffallen.

Stuhl. Auffällige Gerüche werden bei Malresorption und Maldigestion ebenso wie bei einer Gastroenteritis festgestellt.

Ängstliche Säuglinge, Klein- und Schuldkinder sind bei Beginn der Untersuchung in der Lage zu belassen, in der sie sich ruhig verhalten und geborgen fühlen. Es ist ungeschickt, diese Kinder durch plötzliche, für sie nicht vorhersehbare Manipulationen zu erschrecken (Lagewechsel, kalte Hände). Die Kinder sollen nicht unnötig, insbesondere nicht am Kopf, festgehalten werden.

Untersuchungsinstrumente und ihre Anwendung müssen unter Umständen erklärt werden, möglichst unter Ausnutzung des Spieltriebs. Untersuchungen, die unangenehm sein können, sind prinzipiell an das Ende des Untersuchungsgangs zu legen. Hierzu gehören Untersuchungen am Kopf, die Trommelfellinspektion, die Racheninspektion sowie die Untersuchung des Genitales.

21.1.3 Definitionen

- *Säuglinge* sind Kinder bis zum vollendeten 12. Lebensmonat. Darunter heißen *Neugeborene* (gemäß Empfehlung der Weltgesundheitsorganisation) die Kinder vom 1.–28. Lebenstag.
- *Frühgeborene* sind Kinder, die mit einem Gestationsalter von 37 Wochen p. m. oder weniger geboren werden.
- *Kleinkinder:* Kinder im 2.–6. Lebensjahr.
- *Schulkinder:* Kinder im 6.–16. Lebensjahr.

21.2 Untersuchung des Neugeborenen und des jungen Säuglings

Im folgenden werden spezifische Untersuchungsmethoden für Neugeborene und junge Säuglinge beschrieben. Nicht für dieses Lebensalter spezifische Untersuchungstechniken sind oben ausführlich dargestellt.

21.2.1 Herz-Auskultation

Herzgeräusche, die am 1. und 2. Lebenstag hörbar sind, verschwinden fast immer. Falls keine sonstigen Symptome eines Herzfehlers vorliegen, beobachte man das Kind engmaschig, teile aber den Eltern nicht eine beunruhigende Diagnose mit, die man 2 Tage später zurücknehmen muß. Auch akut lebensbedrohende Herzfehler sind nicht selten geräuschlos. *Herzfehler-Geräusche* werden meistens (nicht immer!) erst gegen Ende der 1. Lebenswoche, mitunter auch noch später, hörbar. Bei der Auskultation muß das Kind beruhigt sein: Eine Tachykardie, auch ohne ohrenbetäubendes Geschrei, kann in diesem Lebensalter fast jedes Geräusch verschwinden lassen.

21.2.2 Neurologische Untersuchung

Befunde und deren Deutung sind abhängig vom Vigilanzstadium des Kindes.

Voraussetzung und Beurteilung der Befunde

Das Kind soll möglichst *satt, wach* und *ruhig* sein (zugegebenermaßen selten vorzufindende Bedingungen). Unruhe aufgrund von Hunger oder aufgrund anderer störender Einflüsse können eine Übererregbarkeit und eine Hyperreflexie vortäuschen. Umgekehrt ist bei Kindern, die nach Sättigung tief schlafen, das Niveau der Erregbarkeit und der Reflexe abgesenkt, was nicht als Apathie mißdeutet werden darf. Im Gegensatz zu den phasischen Eigenreflexen sind die verschiedenen Fremdreflexe und *Reaktionen nicht beliebig oft reproduzierbar.* Dies gilt im übrigen für jedes Lebensalter, ist aber bei Neugeborenen und Säuglingen wegen der sehr schnell wechselnden Vigilanzstadien besonders zu beachten. Sicherheit in der Beurteilung ist nur zu erreichen, wenn normale bzw. krankhafte Befunde bei mehreren Untersuchungen immer wieder in gleicher Weise beobachtet werden können. Deshalb reicht auch eine Untersuchung, die sich ausschließlich auf die Auslösung von Bewegungsmustern beschränkt (kinesiologische Prüfung z. B. nach Vojta) nicht aus, um eine neurologische Diagnose zu stellen. Diese Untersuchungen wurden als Suchmethoden konzipiert, die durch eingehendere Untersuchungen zu ergänzen sind.

Der Reifezustand des zentralen Nervensystems bei Neugeborenen und jungen Säuglingen erlaubt nur eine vergleichsweise pauschale Befunderhebung, in der Regel aber keine differenzierte topische Diagnostik, wie sie z. B. beim Erwachsenen möglich ist.

Ziele der Untersuchung

Feststellung einer allgemeinen Schädigung des zentralen Nervensystems.
Rein deskriptiv spricht man von folgenden Syndromen:

- *Hypertoniesyndrom:* Der Muskeltonus ist gesteigert, die phasischen Eigenreflexe können normal oder gesteigert sein.

- *Hyperexzitabilitätssyndrom:* Unruhe, Berührungsempfindlichkeit, schrilles Schreien, Steigerung der Muskeleigenreflexe, Irradiieren von Fremdreflexen (z. B. Überspringen des Glabella-Lid-Reflexes auf Stamm und Extremitäten), Tremor

- *Hypotoniesyndrom:* Der Muskeltonus ist vermindert, Schluck- und Würgereflex sind bei erhaltenem Bewußtsein vorhanden. Die phasischen Eigenreflexe können abgeschwächt, normal oder gesteigert sein.

- *Apathiesyndrom:* Über das Hypotoniesyndrom hinaus kommen hinzu: Bewußtseinstrübung, Hypo- bis Areflexie, stark verminderte Irritabilität, zusätzlich mitunter auch Störungen der Vitalfunktionen (Kreislaufregulation, Atemtätigkeit, Wärmeregelung).

> Bei schweren neurologischen Krankheitsbildern kommt nicht selten ein Wechsel von Hypotonie, Apathie und Hyperexzitabilität vor.

Als *Ursachen kommen in Frage:* Hypoxisch-ischämische Enzephalopathie mit Hirnödem nach schwerer cerebraler Hypoxie, intrakranielle Blutungen, zerebrale Durchblutungsstörungen (periventrikuläre Leukomalazie, Infarkte), schwere Hypoglykämie, seltener Störungen des Elektrolytstoffwechsels, Infektionen. Zahlreiche angeborene Stoffwechselstörungen manifestieren sich erst nach wenigen Tagen, dann aber mit zunehmender Intensität.

Das *Hemisyndrom* ist bei Neugeborenen eher selten, z. B. bei einseitiger Subduralblutung. Seitendifferenzen im Muskeltonus, der Reflexerregbarkeit, der Haltung oder der Spontanmotorik sind dafür kennzeichnend. Die Untersuchung sollte bei medianer Stellung des Kopfes durchgeführt werden, da sonst der ATNR (asymmetrischer tonischer Nacken-Reflex, s. u.) eine halbseitige Störung vortäuschen kann!

Erkennung peripherer Paresen. Darunter fällt der Verlust der Spontanmotorik, des Muskeltonus und der Eigenreflexe, z. B.

- Erbsche *Lähmung des Armplexus.* Häufiger ist die obere Plexuslähmung (Typ Duchenne), seltener die untere Plexuslähmung (Typ Klumpke). Disponiert sind sehr große, aus Schädellage geborene Kinder, vor allem dann, wenn die vordere Schulter im Schambogen hängen bleibt (Schulterdystokie). Differentialdiagnostisch auszuschließen ist die schmerzbedingte Schonhaltung des Armes bei Claviculafraktur.

- **Fazialisparese:** Hier ist meist ein Mundast betroffen. Angeblich entsteht sie durch Druckeinwirkung. Dies ist jedoch fragwürdig, da sie auch nach elektivem Kaiserschnitt beobachtet wurde.

Untersuchungsgang

Inspektion. Bei der „Kontemplativen Untersuchung" beobachtet man die Spontanmotorik und achtet auf Haltungs- und Bewegungsasymmetrien.

Zu beachten ist, daß beim jungen Säugling (unter 4 Monaten) eine Vorzugslage nach einer Seite den asymmetrisch-tonischen Nackenreflex (ATNR, s. S. 301) so stark bahnen kann, daß Asymmetrien beim Muskeltonus entstehen können: Verstärkung des Strecktonus auf der Nasenseite, Verstärkung des Beugetonus auf der Hinterhauptsseite. Dies darf man nicht mit einem Hemisyndrom verwechseln! Solche Asymmetrien verschwinden von alleine, wenn das Kind beginnt zu rotieren. Daher sind wiederholte Untersuchungen angebracht.

Prüfung des Muskeltonus. Hier ist stets bimanuell beidseits zu untersuchen. Man bewegt alle großen und kleinen Gelenke, dabei rotiert man die Extremitäten seitenvergleichend auch in Längsachse.

Beim termingeborenen Neugeborenen lassen sich die Hüften nur gegen erheblichen Widerstand strecken, die Unterschenkel lassen sich im Kniegelenk ebenfalls nur etwa bis 90° strecken. Dies ist eine Folge der engen Packung des Kindes in den letzten Wochen vor der Geburt. Bei sehr unreifen Frühgeborenen bestehen diese Bewegungseinschränkung deshalb nicht. Nach etwa 3 Wochen ist diese Bewegungseinschränkung verschwunden. Gleiches gilt für die postnatal ebenfalls übliche Supinationshaltung der Füße.

Puppenaugenphänomen. Beim Vornüberneigen wird die Stirn gerunzelt, die Augen werden geöffnet. Bei der Rotation des Kinds um die Längsachse folgen die Augen der Rotation nicht, sie bleiben scheinbar stehen, werden aber in Wirklichkeit von den Augenmuskeln geführt (Abb. 21.1).

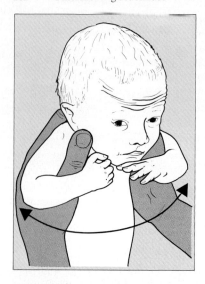

Abb. 21.1. Anheben, Vornüberneigen und Rotieren des angehobenen Kindes um die Längsachse

Seitendifferentes Stirnrunzeln kann Symptom einer *peripheren Fazialisparese* sein. Paresen der Augenmuskeln fallen durch Seitenungleichheit oder Fehlen des Puppenaugenphänomens auf.

Gleichzeitig sollte man unbedingt die brechenden Medien der Augen auf Trübungen oder sonstige Veränderungen hin inspizieren.

Glabella-Lid-Reflex. Beim Beklopfen der Nasenwurzel werden die Augenlider rasch zugekniffen.

Beidseitiges Fehlen weist auf ein *Apathiesyndrom* hin, einseitiges auf eine Fazialisparese. Ein Überspringen dieses Reflexes auf Rumpf und Extremitäten findet sich beim Hyperexzitabilitätssyndrom.

Such- und Saugreflex. Ein Berühren des Mundwinkels löst eine Suchreaktion in Richtung der Reizung aus. Ist das berührende Objekt gefunden, wird es mit dem Mund gefaßt und daran gesaugt (Abb. 21.2).

Größe der reflexogenen Zone und Intensität der Reaktion sind vom Sättigungszustand bzw. Hunger abhängig. Bei satten Kindern kann der Suchreflex sogar vorübergehend fehlen. Beim Apathiesyndrom fehlt er immer.

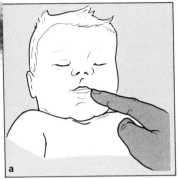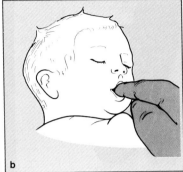

Abb. 21.2 a, b. Suchreflex **(a)** und Saugreflex **(b)** (Nach v. Harnack und Heimann)

Fußgreif- und Plantarreflexe (Babinskireflex). Diese Reflexe sollen immer bimanuell an beiden Füßen gleichzeitig ausgelöst werden.

Der *Fußgreifreflex* (Abb. 21.3) wird dabei durch Druck der Daumen des Untersuchers auf beide Zehenballen ausgelöst.

Zur Auslösung des *Plantarreflex* (Abb. 21.4) bestreicht der Daumen anschließend unter leichtem Druck den lateralen plantaren Fußrand von den Zehen zur Ferse hin. Dadurch wird eine Extension und Fächerung der Zehen ausgelöst.

Beiderseitiger Ausfall oder Abschwächung finden sich bei Apathie- bzw. bei Hypotoniesyndrom oder bei einer allerdings sehr seltenen Schädigung des Rückenmarkes. Bei der Meningomyelozele fehlen diese Reflexe, wenn die Querschnittslähmung oberhalb von S 1 sitzt.

Handgreif-, Schulterzugreflex und Rückschlagphänomen (Recoilment). Diese Reflexe sollen stets bimanuell an beiden Händen und Armen des Kindes gleichzeitig ausgelöst werden.

Der *Handgreifreflex* (Abb. 21.5) wird durch Daumendruck auf die Hohlhand des Kindes unterhalb der Fingergrundgelenke ausgelöst, es erfolgt eine automatische Greifbewegung der Hand.

Durch anschließendes Ziehen an den Händen wird eine Anspannung der Oberarmbeuger und der Schultermuskulatur ausgelöst:

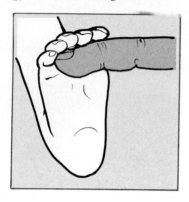

Abb. 21.3. Fußgreifreflex (Nach Gädeke 1990)

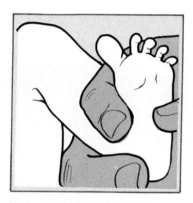

Abb. 21.4. Plantarreflex

Schulterzugreflex (Abb. 21.6). Nach plötzlichem Loslassen der Hände federn die Arme zurück: *Rückschlagphänomen* (Recoilment). Diesem Recoilment schließt sich dann sofort die Moro-Reaktion an, s. u.

Eine überschießende beiderseitige Reaktion wird beim Hypertonie- und beim Hyperexzitabilitätssyndrom beobachtet. Abschwächung bzw. Ausfall finden sich bei Hypotonie- und Apathiesyndrom. Konstante Seitenunterschiede kennzeichnen ein Hemisyndrom. Häufiger sind seitenungleiche Reaktionen, allerdings durch eine Schädigung des Plexus brachialis oder durch eine Claviculafraktur bedingt (im ersteren Fall periphere Lähmung, im zweiten schmerzbedingte Schonhaltung).

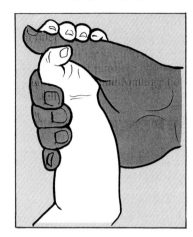

Abb. 21.5. Handgreifreflex (nach Gädeke 1990)

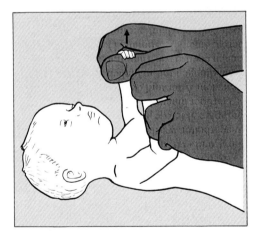

Abb. 21.6. Schulterzug-reflex

Moro- (Umklammerungs-) Reaktion. Diese wird durch Loslassen der Hände des Kindes nach Prüfen des Schulterzugreflexes ausgelöst, wodurch die Arme im Sinne des Recoilment zurückschlagen. Es schließt sich dann die Moro-Reaktion an. Allerdings kann das Kind dabei zur Seite rollen, woraus sich eine Asymmetrie der Moro-Reaktion ergeben kann. In solchen Fällen ist es besser, nach Abb. 21.7 zu verfahren:

Das Kind wird auf die Hände des Untersuchers gelagert und dann plötzlich nach dorsal abgesenkt. Auch dann schießt die Moro-Reaktion ein: brüskes Auseinanderreißen der Arme, Streckung der Arme (Phase 2) und Zusammenführen der Arme im Sinne einer Umklammerungsbewegung (Phase 3).

Die Moro-Reaktion ist eine sehr komplexe Reaktion, die auch durch andere Reize ausgelöst werden kann, z. B. durch Schlag auf die Unterlage oder durch einen kräftigen Schallreiz. Im flachen Übergangsschlaf schießt die Moro-Reaktion auch spontan ein (sog. startle-reaction).

Es ist wichtig, daß der Kopf immer geradeaus ausgerichtet wird, da bei Seitdrehung des Kopfes über den asymmetrisch tonischen Nacken-Reflex (ATNR, s. u.) ein asymmetrischer Ausfall der Moro-Reaktion provoziert wird.

Zusammen mit Handgreifreflex, Schulterzugreflex und Rückschlagphänomen (Recoilment) stellt die Mororeaktion eine sehr schnelle und sensible Untersuchung auf Halbseitenstörungen, insbesondere periphere Paresen dar. Beim Hyperexzitabilitätssyndrom läßt sich eine überschießende Moro-Reaktion mit mehrschlägigem Umklammerungsphänomen und mit Nachzittern beobachten. Beim Hypotonie- und beim Apathie-Syndrom fällt die Moro-Reaktion aus oder es findet lediglich

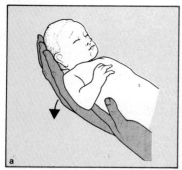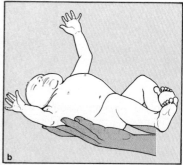

Abb. 21.7 a, b. Moro-Reaktion. **a** Haltung des Kindes, **b** Umklammerungs-Reaktion

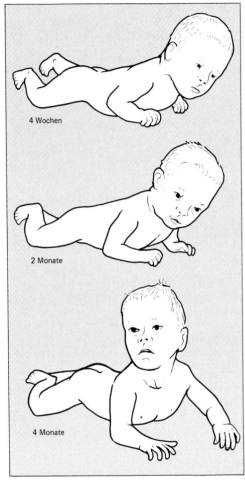

4 Wochen

2 Monate

4 Monate

Abb. 21.8. Ketten- und Labyrinthreflex bei Säuglingen im Alter von 1, 2 und 4 Monaten

eine schlaffe Abduktion der Arme statt. Gleiches findet sich bei sehr unreifen Frühgeborenen; ab 36 Wochen geht die Moro-Reaktion nur bis Phase 2, Phase 3 kommt erst ab etwa 39 Wochen Schwangerschaftsalter.

Ketten- und Labyrinthreflexe (Abb. 21.8). Das Neugeborene kann den in Bauchlage auf das Gesicht gelegten Kopf *in der Regel* einige Millimeter anheben und das Gesicht zur Seite drehen. Im Alter von 1 Monat kann der Kopf etwas angehoben und auch einige Sekunden gehalten werden. Mit 2 Monaten kann das Kind zusätzlich den oberen Thorax mit anheben und durch Abstützen auf die Unterarme halten. Mit 3 Monaten muß jeder Säugling, sofern er nicht erheblich zu früh geboren wurde, den Kopf sicher und dauerhaft aus Bauchlage heben können. Ab 4 Monate wird auf geöffnete Hände abgestützt.

Der im Alter von 2–3 Monaten sehr ausgeprägte Faustschluß verschwindet mit 4 Monaten. Von diesem Alter an sind dann Greifbewegungen möglich.

Bauer-Reaktion. Durch Druck auf eine Fußsohle kommt es zur Streckung des gleichseitigen Beines und Anziehung des anderen, woraus eine *Kriechbewegung* resultiert.

Analog hierzu kann beim Neugeborenen und Säugling der ersten 2–4 Wochen eine automatische *Schreitbewegung* ausgelöst werden, wenn man das Kind hält, als wolle man es laufen lassen.

Beide Reaktionen verschwinden nach 2–4 Wochen.

Ein sehr frühes betontes Heben des Kopfes aus der Bauchlage kann zusammen mit anderen Symptomen ein Hinweis auf eine muskuläre Hypertonie sein. Alle diese Reaktionen sind gesteigert beim hungrigen oder aus anderer Ursache erregten Kind, sie fehlen im tiefen Schlaf sowie beim Hypotonie- und Apathiesyndrom.

Rückgratreflex (Galant-Reflex). Durch paravertebrales Bestreichen des Rückens kommt es zur konkaven Krümmung auf der gereizten Seite. Gleichzeitig wird das Gesäß angehoben (Abb. 21.9).

Dies ist zwar eine drollig aussehende, aber weitgehend bedeutunglose Reaktion.

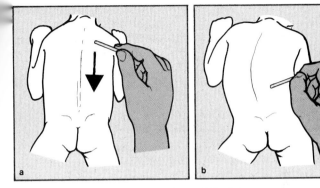

Abb. 21.9 a, b. Galant-Reflex. **a** Auslösung, **b** Reaktion

Phasische Eigenreflexe. Die bei jungen Säugling zweckmäßige Methode der Reflexauslösung zeigt die Abb. 21.10. Beim Patellarsehnenreflex (PSR) legt man den Daumen proximal auf die Patella auf und greift mit dem Rest der Hand den Unterschenkel. Nach Schlag auf den Daumen spürt man einen PSR, selbst wenn man ihn nicht sehen würde. ASR und BSR s. Abb. 21.10. Dieses Vorgehen hat neben einer größeren Sensibilität den Vorteil, daß durch Vorspannen der zu prüfenden Muskeln der Eigenreflex gebahnt werden kann.

Orientierende Prüfung des Sehens. Direkte und konsensuelle Pupillenreaktionen sind auch beim Neugeborenen prinzipiell auslösbar, was technisch jedoch schwierig sein kann, da die Kinder bei Lichteinfall die Lider zuzukneifen pflegen. Diese Reaktionsweise kann ausgenützt werden um zu prüfen, ob überhaupt Lichtempfindung vorhanden ist.

Neugeborene können etwa ab einem Alter von einer Woche dann, wenn sie satt, ruhig und wach sind (selten!), mitunter ein menschliches Gesicht frontal als Muster erkennen, es fixieren und bei sehr langsamer Bewegung des Gegenübers sogar mit dem Blick etwas folgen.

Merke: Ein auf kurze Entfernung forntal dargebotenes menschliches Gesicht ist das erste Muster, das von einem jungen Säugling erkannt wird, nicht individuell, aber prinzipiell. Psychologische Beschreibungen, daß

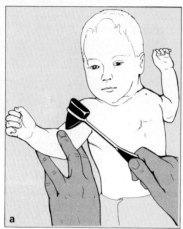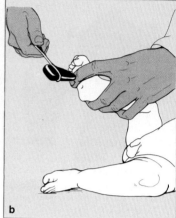

Abb. 21.10 a, b. Indirekte Auslösung von Muskeleigenreflexen. **a** Bizepssehnenreflex. **b** Achillessehnenreflex

das Neugeborene seine Mutter bereits visuell erkenne und anlächle, sind liebenswert aber unzutreffend.

Spätestens im Alter von 6 Wochen sind Fixieren des Gesichtes des Untersuchers und Verfolgen dieses Gesichtes mit dem Blick obligatorisch. *Reaktives Lächeln* muß mit 6 Wochen nachweisbar sein.

Bei der Besichtigung des Gesichtes eines Neugeborenen darf man nicht vergessen, darauf zu achten, ob die brechenden Medien *klar oder trüb sind (Kornea, Linse),* da derartige Trübungen zwecks Vermeidung einer Sehschwäche bald behandelt werden müssen.

Die direkte Pupillenreaktion ist bereits bei sehr unreifen Frühgeborenen auslösbar. Ein Ausfall kann auf einer Sehstörung, aber auch auf einer tiefgreifenden Störung des zentralen Nervensystems (Stammhirn-Syndrom) beruhen. Einseitige *Pupillenerweiterung* und *Lichtstarre* kann das Leitsymptom einer gleichseitigen Subduralblutung sein. Kann ein Kind nicht zeitgerecht fixieren und mit dem Blick folgen, dann mag dies einmal daran liegen, daß das Kind nicht sieht, aber auch daran, daß es aufgrund einer zentralnervösen Störung nicht in der Lage ist, Muster zu erkennen.

Orientierende Beurteilung des Hörens. Blitzartiges Zwinkern bei plötzlichem Schallreiz (Händeklatschen) bezeichnet man als *Auropalpebralreflex.* Zu beachten ist, daß der Auropalpebralreflex auch über die Vibrations-Rezeption ausgelöst werden kann, z. B. beim Zuschlagen einer Türe. Daher sind nur vibrationsfreie Schallreize verwertbar. Diese komplexe Reaktion zeigt eine *rasche Habituation*, d. h. der Auropalpebralreflex ist nur ein- bis zweimal, dann aber für eine Weile nicht mehr auslösbar.

Etwa ab dem 5. Lebensmonat beginnt das Kind, sich der Geräuschquelle zuzuwenden. Der Winkel zur Sagittalebene, bis zu dessen Erreichen die Schallquelle noch geortet werden kann, nimmt dabei zu: Das 5 Monate alte Kind wendet sich Schallquellen zu, die sich in einem Winkel von 45–60° zu seiner Sagittalebene befinden, das 6 Monate alte Kind findet die Schallquelle bereits bis zu 90°, das 9 Monate alte bis zu einem Winkel von mehr als 120°. Diese *auditorische Zuwendungsreaktion* löst man zweckmäßigerweise durch leise hochfrequente Geräusche aus, z. B. Schnipsen mit einer Schere, Kratzen mit dem Daumennagel auf einer rauhen Oberfläche oder leises Papierknittern. Die sehr *schnelle Habituation* dieser Reaktion ist zu beachten, weshalb sie bei gleichartigem Schallreiz oft nur einseitig gelingt. Für die andere Seite muß dann irgend ein anderer Schallreiz gewählt werden. Diese Reaktion kann von vorneherein fehlen, wenn das Kind durch andere Dinge, die es interessieren, abgelenkt ist. Die auditorische Zuwendungsreaktion prüft nicht nur das Hörvermögen, sondern untrennbar gleichzeitig auch die *Ausbildung des Umweltschemas*, das z. B. durch Schädigungen im Bereich des kontralatralen Parietalhirns gestört bis aufgehoben sein kann.

Heftige Reaktionen auf sehr starke Schallreize schließen das Vorliegen einer *Innenohr-Schwerhörigkeit* nicht aus, da es bei solchen Hörstörungen typischerweise zu einer Dynamik-Versteilung der Schallempfindung kommt (sogenanntes positives Recruitment).

21.2.3 Untersuchung des Schädels und des Bewegungsapparates

Palpaption der großen Fontanelle, des Schädels und der Kopfhaut
Die Größe der großen Fontanelle variiert stark: Länge der hinteren Kanten 0,5 bis 3 cm. In aufrechter Position des Kopfes prüft man die Fontanellenspannung: Eine *Vorwölbung der Fontanelle* ist immer pathologisch, aber Vorsicht mit der Deutung: Eine sehr große Fontanelle folgt selbstverständlich in ihrer Kontur der Wölbung des Schädels, d. h. Wölbung ist nicht gleich Vorwölbung. Eine eingesunkene Fontanelle findet sich bei starken Flüssigkeitsverlusten.

Schädelnähte. Diese können nach der Geburt durch übereinandergeschobene Schädelknochen verdeckt sein. Schädelnähte, die weiter als 1 mm sind, sind suspekt auf eine *intrakranielle Raumforderung*. Noch wichtiger ist es, in solchen Verdachtsfällen die Dynamik der Nahtweite zu kontrollieren. Das Weiterwerden von Schädelnähten ist palpatorisch sicherer zu beurteilen als der *Spannungszustand* der Fontanelle. Diese Untersuchungen müssen immer durch regelmäßig und kurzfristig zu wiederholende Messungen des *fronto-occipitalen Schädelumfanges* und des *Abstandes Ohr-zu-Ohr*, über den Scheitel gemessen, ergänzt werden.

Geburtsgeschwulst (Caput succedaneum). Als Geburtsgeschwulst bezeichnet man eine teigige Schwellung der Kopfschwarte. Ihre Lokalisation entspricht der Leitstelle bei der Geburt.

Kephalhämatom. Dies ist eine pralle fluktuierende Vorwölbung, deren Grenzen den Grenzen eines Schädelknochens, meist eines Scheitelbeines, entsprechen. Es handelt sich um eine subperiostale Blutung. In der Regel entspricht ihr Sitz der Leitstelle bei der Geburt.

Galeahämatom. Darunter versteht man ein ausgedehntes schwappendes Hämatom in der Kopfschwarte, über dem Periost. Es ist sehr gefährlich, da in die Kopfschwarte hinein *riesige Volumenverluste* erfolgen können. Daher ist eine sofortige Behandlung mit Volumenersatz erforderlich. Beim Neugeborenen ist eine tödliche Verblutung in die Kopfschwarte hinein durchaus möglich!

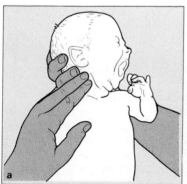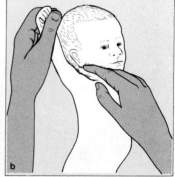

Abb. 21.11 a, b. Palpation am Hals. **a** Sternokleidomastoideus, **b** Clavicula

Impressionsfraktur. Sie äußert sich als Impression der Schädelkalotte (wie eine Beule im Karosserieblech). Sie kann nach Spontangeburt aus Schädellage bei längerem Aufsitzen des kindlichen Kopfes auf dem knöchernen Beckenring, am häufigsten nach Geburt mittels Kjelland-Zange auftreten. Die Impression kann durch kräftigen Haarwuchs und eine Schwellung bzw. ein Hämatom über der Fraktur verdeckt sein und deswegen leicht übersehen werden. Eine *Hebung des Imprimats ist erforderlich*.

Untersuchung von Hals und Schultergürtel (Abb. 21.11)
Hals und Kopf werden dorsal gebeugt und nach beiden Seiten gewendet. Man sucht nach einer *konnatalen Struma*, nach *Halsfisteln*, *Halszysten* und nach knotigen Veränderungen im Musculus sternocleidomastoideus (traumatische Veränderung nach *vaginaler Beckenendlage-Geburt*; die Veränderung wird meistens erst 2 Wochen nach Geburt nachweisbar).

Palpation der Klavikula. Klavikulafrakturen sind insbesondere bei aus Schädellage geborenen großen Kindern nicht selten (Hängenbleiben der vorderen Schulter im Schambogen). Da es sich praktisch immer um Grünholzfrakturen handelt, erübrigt sich eine Behandlung. Eine Röntgenaufnahme ist fehl am Platze. Einige Stunden bis Tage nach der Geburt fehlt die Krepitation häufig, da sie durch das Frakturhämatom gedämpft ist. Nach knapp einer Woche wird ein Kallus nachweisbar (Eltern informieren, die sich sonst erschrecken).

Inspektion und Palpation der Wirbelsäule
Diese ist bei Neugeborenen und jungen Säuglingen praktisch gerade. Alle Abweichungen bedürfen der orthopädischen Kontrolle, siehe S. 212 u. 243.

Untersuchungen der Hüftgelenke, Beine und Füße
Siehe Kapitel 17, S. 222 ff, 243.

21.2.4 Prüfung der Durchgängigkeit von Nase und Ösophagus

Spatelprobe zur Prüfung der Nasendurchgängigkeit

Bei verschlossenem Mund schlägt sich der in der Ausatmungsluft enthaltene Wasserdampf auf einem unter die Nase gehaltenen kühlen Metallgegenstand (Spatel, Reflexhammergriff) nieder (Abb. 21.13). Dies ist bei doppel- oder einseitiger Verlegung der Nasenatmung (*Choanalatresie*) nicht der Fall.

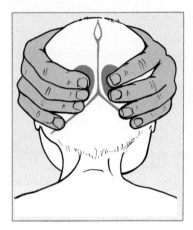 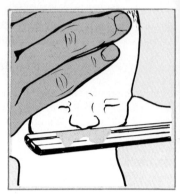

Abb. 21.12. Untersuchung auf Kraniotabes

Abb. 21.13. Prüfung der Nasendurchgängigkeit

Sondierung von Nase und Ösophagus

Sie ist wegen der großen Gefahr der Aspiration von Speichel und Magen-
saft bei *Ösophagusatresie* sofort nach der Geburt auszuführen.

Technik: Die benötigte Sondenlänge wird abgemessen, indem man die
Entfernung Ohr – Nasenspitze – Nabel abgreift (Abb. 21.14a). Danach wird die Sonde durch den unteren Nasengang eingeführt und
eine mit Luft gefüllte 2 ml-Spritze (nicht größer!) aufgesetzt. Die dann
folgende stoßartige Luftinjektion wird durch ein über dem Epigastri-
um aufgesetztes Stethoskop akustisch kontrolliert (Abb. 21.14b).

Fehlermöglichkeiten: Einführen der Sonde in die Trachea; dabei ist nicht
automatisch Husten zu erwarten. Ein reflektorischer Atemstillstand ist
häufiger. Bei Ösophagusatresie kann sich die Sonde im Blindsack aufrol-
len. Dabei kann dann sogar saures Magensekret angesaugt werden, wenn
dieses über eine untere Ösophagotrachealfistel hochgewürgt und in den
Blindsack veschluckt wurde. Eine Racheninspektion kann in diesem Fall
die richtige Lage in der Regel nicht feststellen.

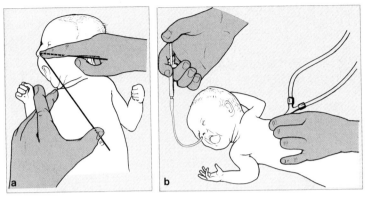

Abb. 21.14 a, b. Prüfung der Ösophagusdurchgängigkeit. **a** Messen der benötigten Sondenlänge, **b** Kontrolle der Luftpassage

21.3 Untersuchung des älteren Säuglings, des Klein- und Schulkindes

Von den bei Kindern anzuwendenden Untersuchungsmethoden werden nur einige besonders besprochen: Einmal neurologische Untersuchungsmethoden, soweit sie der Früherkennung zerebraler Störungen der motorischen Entwicklung im 2. und 3. Lebenshalbjahr dienen. Zum anderen Palpations-, Perkussions- und Auskultationstechniken, soweit altersspezifische Modifikationen anzuwenden sind und die Interpretation der Befunde von derjenigen bei Erwachsenen abweicht. Untersuchungen zur Beurteilung von Länge, Gewicht und Reifung sind pädiatriespezifische Techniken. Im übrigen gelten die Regeln der allgemeinen und speziellen Methoden der Befunderhebung auch für Kinder.

21.3.1 Erkennung wichtiger Abweichungen von der normalen Entwicklung des Zentralnervensystems

Die Methoden der Früherkennung einer zerebral bedingten Störung der motorischen Entwicklung lassen sich auf einfache Prinzipien zurückführen. Es werden Reflexe und Bewegungsmuster geprüft, die in bestimmten Lebensabschnitten bei einem Säugling normalerweise vor-

handen sind. Bei Frühgeborenen verschiebt sich der Zeitraum der Nach-
weisbarkeit oder Manifestation um die Anzahl von Wochen, die diese
Kinder vor dem errechneten Termin geboren wurden. Weiterhin gibt es
Reflexe und Bewegungsmuster, die in einem bestimmten Lebensalter
normalerweise nicht mehr vorhanden sind. Ihr Überdauern weist auf eine
zerebrale Störung hin. Schließlich wird nach pathologischen Bewegungsmustern gesucht, die sich infolge der zerebralen Bewegungsstörung entwickelt haben. Für deren Früherkennung haben in diesem Rahmen u. a.
die nun zu besprechenden beiden ersten Gruppen von Reflexen und Bewegungsmustern Bedeutung.

Normalerweise vorhandene Reflexe und Bewegungsmuster

1. Lebenstag. Am 1. Lebenstag sind vorhanden:
- Suchreflex
- Saugreflex
- Schluckreflex
- Licht- und Kornealreflex

Erste Lebenstage. Von den ersten Lebenstagen an sind vorhanden:
- Greifreflexe an Händen und Füßen
- Plantarreflex
- Mororeflex
- Puppenaugenphänomen
- Glabella-Lid-Reflex
- Galantreflex

Erste Lebensmonate. Im Verlauf des ersten Lebenjahrs lassen sich verschiedene Reaktionen beobachten:

- *Stellreaktionen* (Abb. 21.15)

  – Stellreaktion vom Kopf auf den Rumpf bzw. (vom Kind besser ak-
    zeptiert) *vom Schultergürtel auf den Rumpf:* Die an Kopf bzw.
    Schultern passiv eingeleitete Rotation wird vom Hüftgürtel mitge-
    macht und dann vom obenliegenden Bein aktiv überholt. Diese Re-
    aktion kommt mit etwa 1 Lebensmonat, verschwindet mit etwa
    4 Monaten.
  – Stellreaktion vom Rumpf auf den Kopf (besser: *vom Hüftgürtel auf*
    den Rumpf und Kopf): Das Kind wird an beiden Beinen gefaßt und ro-
    tiert. Die vom unteren Rumpfende eingeleitete passive Rotation wird

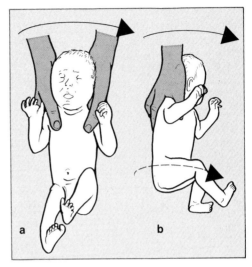

Abb. 21.15 a, b. Stellreaktion des Schultergürtels aus der Ausgangslage **(a)** auf den passiv gedrehten Kopf **(b)**

von Kopf und Schultergürtel mitgemacht und vom obenliegenden Arm aktiv überholt. Diese Reaktion kommt mit 5–6 Monaten, kann allerdings auch vorher an-trainiert werden (Bobath-Gymnastik). Die Reaktion ist etwa ab 10 Lebensmonaten in der Regel nicht mehr auslösbar, wenn das Kind beginnt, willkürlich entgegen zu arbeiten.

Die Stellreaktion vom Rumpf auf den Kopf ist die sensibelste Untersuchung zum Aufspüren *halbseitiger Bewegungsstörungen*. Das Funktionieren dieser Reaktion ist Voraussetzung für das aktive Wälzen und Rotieren sowie für Kriechen und Krabbeln.

● *Landau-Reaktion* (Abb. 21.16)

Bei Anheben des Kindes aus der Bauchlage in eine horizontale Position werden der Kopf und das Becken mit mehr oder weniger gestreckten Beinen hochgehalten (Position I). Bei passiver Beugung des Kopfes wird die Becken- und Rückenmuskulatur entspannt. Das Becken senkt sich, die Oberschenkel werden im Hüftgelenk gebeugt (Position II).

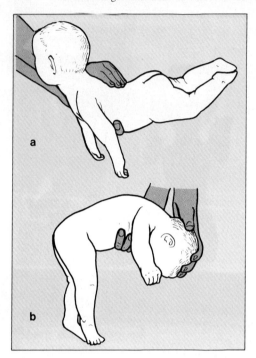

Abb. 21.16 a, b. Position I **(a)** und II **(b)** der Landau-Reaktion

Die Reaktion ist meist vom 6. Lebensmonat an, im 9. Monat sicher nachweisbar. Eine unvollständige Ausbildung oder ein Ausbleiben der Landau-Reaktion führt zur **Behinderung des Kriechens, des Vierfüßlerstandes und des Krabbelns.**

● **Plazierreaktion der Arme** („Placing reaction", Sprungbereitschaft, Fallschirmreaktion, Fallbereitschaft, Abb. 21.17):

Das von einer Hand des Untersuchers am Brustkorb gehaltene Kind wird rasch in schräger Haltung nach unten gegen eine Unterlage bewegt. Das Kind streckt die beiden Arme stützend nach unten aus. Die vorher geschlossene Faust muß dabei spontan geöffnet werden. Beide

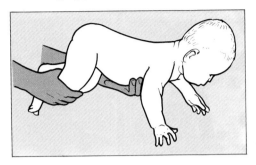

Abb. 21.17. Plazierreaktion der Arme

Arme müssen symmetrisch plaziert werden. Dabei werden die Finger gespreizt, die Hände leicht nach dorsal extendiert.

Voraussetzung ist, daß das Kind sehen kann, da der Seheindruck der sich nähernden Unterlage der adäquate Reiz zur Auslösung dieses Bewegungsmusters ist. Bei blinden Kindern ist der adäquate Reiz zum Abstützen und Handöffnen eine langsame Streichbewegung der Hände über die Unterlage, d. h. der Reflex wird über taktile Afferenzen ausgelöst.

Die Reaktion ist vom 7. Monat an in der Regel, im 9. Lebensmonat sicher vorhanden. Ihr Ausbleiben kann eine Behinderung der *Aufrichtung des Körpers* aus der Bauchlage zur Folge haben. Konstantes Nichtöffnen einer Hand und Einschlagen eines im Ellbogen angewinkelten Armes an den Rumpf sind ebenso pathologische Bewegungsmuster wie das Plazieren eines Armes zu weit außen. Sie sind einer der sichersten Hinweise auf das Vorliegen eines *Halbseitensyndroms*.

● *Kopfheben aus Rückenlage*: Diese Leistung kann vom 6. Lebensmonat an erbracht werden. Sie ist eine Voraussetzung für die Aufrichtung des Körpers aus der Rückenlage.

● *Gleichgewichtsreaktionen*: Sie sind in Bauchlage für das Kriechen, für die Entwicklung des Krabbelns, für die Aufrichtung zum Vierfüßlerstand sowie für das Greifen von Gegenständen aus der Bauchlage erforderlich. Sie sind im 6. Lebensmonat vorhanden. Wenig später treten Gleichgewichtsreaktionen im Sitzen mit Abstützen nach vorne und v. a. nach beiden Seiten (Abb. 21.18) auf. Diese sind eine Voraussetzung für die Aufrichtung des Körpers zum Sitzen und zum Stehen.

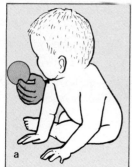 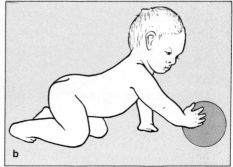

Abb. 21.18 a, b. Gleichgewichtsreaktion. **a** Sitzen mit Abstützen nach vorn und zur Seite. **b** Vierfüßlerstand

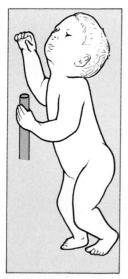 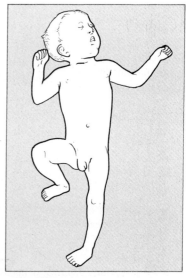

Abb. 21.19. Gleichgewichts-reaktion im Stehen mit An-halten

Abb. 21.20. Spontaner asymmetrisch-to-nischer Nackenreflex bei einem Säugling mit Zerebralparese

Ein Ausbleiben der Gleichgewichtsreaktionen ist ein Hinweis auf eine *zerebrale Störung*. Einseitiges mangelhaftes oder fehlendes Abstützen durch konstanten Faustschluß oder Einknicken des Armes ist ein Hinweis auf eine Hemiparese oder ein zerebelläres Defizit.

Ende des 1. Lebensjahres. Am Ende des 1. Lebensjahres sind erkennbar:
- *Gleichgewichtsreaktionen im Vierfüßlerstand* („supporting reaction", Abb. 21.18): Sie sind im 10. Lebensmonat in der Regel, spätestens im 12. Lebensmonat vorhanden. Sie stellen eine Voraussetzung für die Aufrichtung zum *Vierfüßlerstand* aus der Bauchlage sowie wie für das *Krabbeln* dar.
- *Gleichgewichtsreaktion im Stehen* (Abb. 21.19): Sie tritt zwischen dem 10. und 15. Lebensmonat auf und ist eine Voraussetzung für das Aufrichten in den Stand und das Laufen. Gehen ohne Gleichgewicht ist um die Wende des 1. Lebensjahres dagegen mit Unterstützung in der Regel möglich.

Ab einem bestimmten Lebensalter normalerweise nicht mehr nachweisbare Reflexe und Bewegungsmuster
Vom *2. bis 3. Monat* an:
- Puppenaugenphänomen
- Schreitphänomen (automatisches Laufen)
- Plazierreaktion der Beine (automatisches Aufstellen der Beine, ein Analogon des automatischen Kriechens „Bauerreaktion".

Diese Reaktionen wurden bei der Untersuchung des Neugeborenen und des jungen Säuglings bereits beschrieben.
- Asymmetrisch-tonischer Nackenreflex (ATNR):

> Bei Drehung des Kopfes zur Seite Streckung der Extremitäten auf der nasalen und Beugung der Extremitäten auf der okzipitalen Seite (Abb. 21.20). Dieser Reflex hat seinen Höhepunkt im 2. und 3. Lebensmonat und verschwindet dann normalerweise wieder. Er kann bei tiefgreifender Schädigung des Gehirns persistieren oder wieder auftreten (auch beim Erwachsenen). Ein persistierender ATNR stört den Hand-Auge-Kontakt und die Entwicklung des Greifens und Wälzens.

Vom *4. Lebensmonat* an:
- Moro-Reaktion
- Handgreifreflex. Der Handgreifreflex wird vom 5. Lebensmonat an von aktivem und gezielten Greifen abgelöst.

Im *mittleren Säuglingsalter* besteht eine physiologische Stehunfähigkeit (Astasie), der dann *im 2. Lebenshalbjahr* eine Plazierreaktion der Füße und der Hände folgt.

Gegen *Ende des 2. Lebenshalbjahres:*
- Fußgreifreflex
- Landau-Reaktion
- Plantarreflex.

Man prüfe den neurologischen Status von Säuglingen verschiedenen Alters bei jeder sich bietenden Gelegenheit.

21.3.2 Untersuchung des Thorax, der Atmung und der Lungen

Inspektion
Der kindliche Thorax hat bis zum 3.–4. Lebensjahr einen relativ großen Tiefendurchmesser, woraus ein mehr „rundovaler" Querschnitt resultiert. Die Rippen stehen relativ horizontal, die Abdominalatmung überwiegt die thorakale. Im Vorschulkindesalter wird der Thoraxquerschnitt flacher („breitoval"). Eine hinreichend zuverlässige Projektion der Lungenlappengrenzen auf die Thoraxwand ist im Kindesalter nicht möglich und spielt praktisch keine Rolle.

Chronische Erkrankungen der Atemwege, die mit einer rezidivierenden oder chronischen expiratorischen Dyspnoe einhergehen, können die Form des Thorax verändern. Charakteristisch ist der *glocken-* oder *birnenförmige Thorax* (Thorax piriformis) bei Asthma bronchiale. Eine Erweichung der Knochen, z. B. bei Rachitis, kann zu bleibenden Einziehungen im lateralen unteren Thoraxbereich führen (*Harrison-Furche*). In diesen Fällen wird sich auch an den Knorpelknochengrenzen des Thorax eine Auftreibung tasten lassen (rachitischer Rosenkranz). Andere Thoraxdeformitäten wie eine Trichter- oder Kielbrust, sind konstitutioneller Natur. Sie nehmen in der Regel an Intensität zu, solange das Wachstum andauert.

In Ruhe atmet der Säugling im In- und Expirium durch die Nase und hat eine abdominale Atmung. Das Kleinkind atmet, wie im späteren Lebensalter auch, nur noch im Inspirium durch die Nase, während im Expirium nicht selten Mundatmung beobachtet wird. Sein Atemtyp ist eine Mischform zwischen thorakaler und abdominaler Atmung. Beim Schulkind überwiegt die thorakale gegenüber der abdominalen Atmung.

Eine seitenungleiche Beatmung des Thorax (Nachschleifen) ist immer als pathologisch anzusehen. *Leitsymptome der inspiratorischen Dyspnoe* sind:
- Nasenflügeln
- Einziehungen an der oberen (jugulär) und unteren (epigastrisch und in den Flanken) Thoraxapertur.

Leitsymptome der exspiratorischen Dyspnoe sind:
- Verlängertes Exspirium
- Zeichen der Überblähung in Form einer Vorwölbung im oberen Sternalbereich und tiefstehende Lungenzwerchfellgrenzen

Ausgetragene Neugeborene haben in der 1. Lebenswoche (ebenso wie Frühgeborene) im Wachzustand und im aktiven Schlaf häufig einen unregelmäßigen, im ruhigen (REM –) Schlaf einen regelmäßigen Rhythmus der Atmung. Bei Säuglingen und Kleinkindern schwankt das zeitliche Verhältnis von In- und Exspirium, zwischen 1:2 bis 2:3. Das Atemgeräusch hat bei der Auskultation im Exspirium relativ frequente Obertöne. Diese und das relativ längere Exspirium bestimmen den Charakter des *puerilen Atemgeräusches*. Etwa ab 10. Lebensjahr ist ein vesikuläres Atemgeräusch wie beim Erwachsenen zu hören.

Ursache dieser andersartigen Schallempfindung sind die unterschiedlichen Auskultationsbedingungen: Bei Säuglingen und Kleinkindern ist die Distanz zwischen Schallentstehung und Schallaufnahme durch den Trichter des Stethoskops wesentlich kürzer als beim Erwachsenen.

Die *Atemfrequenz* kann durch viele Faktoren beeinflußt werden, und daher auch ohne krankhafte Ursache in weiten Grenzen schwanken. Richtlinien der *Ruheatemfrequenz* sind:
- Neugeborene: 40–60/min
- Säuglinge: 30–40/min
- Einjährige: 20–30/min
- Kleinkinder: 20–24/min
- Schulkinder: 16–20/min

Der *Charakter des Hustens* weist auf den *Entstehungsort* hin: Ein *trockener, bellender Husten* findet sich ebenso wie Heiserkeit bei Erkrankungen des Larynx. Bei *katarrhalischem, rasselndem Husten* sind Trachea und Bronchien betroffen. Ein *gepreßter Reizhusten* findet sich bei Affektionen der Pleura und der Lunge. Ein *bitonaler Husten* entsteht durch eine Trachealeinengung, ein *Stakkatohusten* kommt beim *Keuchhusten* vor.

Ein *trockenes Schniefen* bei der Atmung weist auf eine Behinderung der Nasenatmung hin, *feuchtes Schniefen* spricht für eine vermehrte Se-

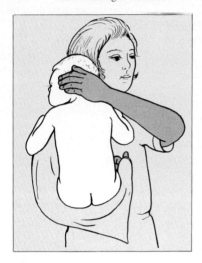

Abb. 21.21. Haltung des Kleinkindes bei der Perkussion und Auskultation der Lunge. (Nach Gädeke 1990)

kretion im Bereich der Nase oder für eine Pharyngitis. Nebengeräusche im Inspirium weisen auf den Sitz der Erkrankung hin. *Schnorcheln* kommt durch eine Ansammlung von Schleim im Nasen-Rachen-Raum zustande. Ein *inspiratorischer Stridor* entsteht durch Hinternisse bis etwa in die Mitte der Trachea. Ein *expiratorischer Stridor* hat abhängig von der Lokalisation und Entstehung verschiedenen Charakter. Er entsteht durch ein Hindernis, das vom subglottischen Raum bis knapp distal der Mündung der Hauptbronchien lokalisiert sein kann. Giemen, Pfeiffen und Brummen werden als *trockene Nebengeräusche* zusammengefaßt. Sie entstehen durch eine Obstruktion im Bereich kleiner Bronchien und Bronchiolen. Beim kleinen Säugling sind bereits geringe Lichtungseinengungen hinreichend, trockene Nebengeräusche zu erzeugen (obstruktive Bronchitis). *Grobblasiges Rasseln* wird bei Schleimansammlung in der Trachea, *feinblasiges Rasseln* beim Lungenödem beobachtet. (Neuere Nomenklatur der Nebengeräusche s. S. 147).

Perkussion

Auf eine streng symmentrische Haltung bei der Perkussion ist zu achten. Diese soll stets leise und streng vergleichend durchgeführt werden. Mit der Perkussion können bei Säuglingen nur grobe Abweichungen, wie z.B. größere Flüssigkeits- oder Luftansammlungen (Pleuraerguß, Pneumothorax), festgestellt werden. Allerdings können auch wichtige Befunde wie z.b. Störungen der Lungenbelüftung (Atelektasen) oder ein Pneumothorax der Diagnose entgehen. Relativ zuverlässig lassen sich jedoch *Seitenunterschiede im Luftgehalt* (Fremdkörperaspiration) bei vergleichender Perkussion feststellen.

Die Perkussion der vorderen Thoraxpartie kann bei Säuglingen und jungen Kleinkindern im Liegen ausgeführt werden. Die hinteren Partien werden auf dem Arm der Mutter perkutiert (Abb. 21.21). Bei Kleinkindern kann die Verschieblichkeit der Lungengrenzen nur bei Spontanatmung orientierend geprüft werden.

Auskultation

Bereits ohne Stethoskop können nicht selten wesentliche Nebengeräusche (Stridor) festgestellt werden. Bei der Auskultation ist die Größe des Trichters der des Thorax und seiner Rundung anzupassen. Ebenso wie bei der Perkussion ist auf eine streng symmetrische Untersuchung zu achten. Bei Beachtung des puerilen Atemgeräuchs ist die Beurteilung der Nebengeräusche dem Erwachsenen gleich. Es ist jedoch darauf hinzuweisen, daß insbesondere bei Kleinkindern ohrferne (nicht klingende) feuchte Nebengeräusche häufig von trockenen Nebengeräuschen überlagert werden.

21.3.3 Untersuchung des Herzens und des Kreislaufs

Inspektion
Bei der Inspektion ist zunächst auf die Hautfarbe zu achten, die durch die kapilläre Hautdurchblutung geprägt ist. Eine *Zyanose* kann diskret oder ausgeprägt sein, gelegentlich tritt sie nur bei Belastung (Nahrungsaufnahme) in Erscheinung. Bei Polyglobulie (Neugeborene) ist sie stärker, bei Anämie schwächer sichtbar. Sie ist im Bereich der Finger- und Zehenägel, Ohren und Wangen (Mitralisbäckchen) am besten zu erkennen. Auf *Uhrglasnägel* und *Trommelschlegelbildung* ist besonders an den Fingern zu achten. Sie treten meist erst nach dem 6. Lebensmonat auf. Der *Herzspitzenstoß* beim Gesunden ist nur bei außergewöhnlich dünner Interkostalmuskulatur sichtbar. Ein *Herzbuckel* (Voussure) ist bei Patienten mit angeborenen Herzfehlern keineswegs immer vorhanden.

Palpation

Wegen der engen Zwischenrippenräume ist der *Spitzenstoß* bei jungen Kindern schwieriger zu tasten als bei Erwachsenen. Er ist bei Säuglingen in oder dicht neben der Medioklavikularlinie (MCL), bei Kleinkindern in oder (etwa ab 13. Lebensjahr) medial der MCL im 4.–5. Interkostalraum (ICR) zu tasten.

> Die Lokalisation des Spitzenstoßes gelingt am sichersten folgendermaßen: Von der vorderen Axillarlinie ausgehend tastet man mit drei leicht aufgelegten Fingerkuppen, von denen je eine im 3., 4. und 5. ICR liegt, gegen das Sternum vor. Der Spitzenstoß ist normalerweise kurz pochend zu tasten, ein hebender oder verbreiteter Spitzenstoß ist neben der Lateralisation ein Hinweis auf eine *Hypertrophie des linken Herzventrikels.* In schwierigen Fällen kann der Befund beim nach vorne geneigten Kind sicherer erhoben werden.

Bei einigen angeborenen Herzfehlern läßt sich die Turbulenz im Blutstrom als *Schwirren* an den Projektionspunkten auf dem Thorax fühlen (z. B. Ventrikelseptumdefekt, offener Ductus arteriosus, Pulmonal-, Aortenstenose). Bei der Palpation dürfen nur die Spitzen der Finger behutsam aufgelegt werden.

> Eine verstärkte Herzaktion als Ausdruck einer *rechtsventrikulären Mehrbelastung* ist im Epigastrium und links parasternal zu tasten. Dabei wird bei der parasternalen Palpations mit den Fingerspitzen ein leichter Druck ausgeübt.

Diese Zeichen einer Hypertrophie stehen unter den *Leitsymptomen,* die auf eine hämodynamisch *bedeutsame kardiovaskuläre Erkrankung* hinweisen, an erster Stelle.

Beim Säugling werden an Stelle der manchmal schwierig zu tastenden Aa. radiales besser die Aa. brachiales, außerdem, wie bei allen Kindern, die Aa. femorales, die Aa. dorsales pedis oder tibiales posteriores getastet.

Perkussion

Die Perkussionsbefunde sind bei Säuglingen und Kleinkindern nur bedingt zu verwerten. Sie werden heute in der Regel durch eine Röntgenuntersuchung des Thorax oder eine Ultraschalluntersuchung ersetzt.

Auskultation

> Der Durchmesser des Stethoskoptrichters soll weniger als 20 mm betragen. Das Kind muß ruhig sein; das Stethoskop wird rechts parasternal in Höhe des 4. ICR aufgesetzt und bis unterhalb der Klavikula nach kranial geführt. Es wandert dann von der gleichen Höhe ausgehend links parasternal nach kaudal bis zum 4. ICR. Von dort wird es senkrecht nach lateral bis zur vorderen Axillarlinie bewegt (Abb. 21.22). Bei diesem Vorgehen werden alle wichtigen Auskultationspunkte berührt. Außerdem wird am Rücken beiderseits paravertebral zwischen den Schulterblättern auskultiert.

Bei der Auskultation werden *Frequenz* und *Rhythmus* der *Herztöne* beurteilt. Bei pathologischen *Herzgeräuschen* sind deren Einfall (systolisch, diastolisch), Lautstärke und Punctum maximum zu bestimmen. Sie können bei angeborenen Herzfehlern erst nach Tagen, gelegentlich erst nach Wochen auftreten. Eine Verlagerung der Herztöne weist entweder auf eine Lageverschiebung des Herzens und damit auf eine Raumforderung im Thoraxbereich oder eine Drehungsanomalie hin.

Zwar ist die Beurteilung der Lautstärke subjektiv, dennoch ist sie erforderlich für Verlaufsbeobachtungen.

> Stärke 1: Sehr leise, erst nach längerer Auskultation zu hören.
> Stärke 2: Leises Geräusch, sofort zu hören.
> Stärke 3: Lautes Geräusch, ohne Schwirren (kein Preßstrahlcharakter).
> Stärke 4: Lautes Geräusch mit geringem Schwirren.
> Stärke 5: Lautes Geräusch mit lautem Schwirren.
> Stärke 6: Bereits zu hören, wenn Stethoskop 1 cm von der Thoraxwand entfernt ist.

Über der Basis des Herzens kann bei Neugeborenen und jungen Säuglingen eine Spaltung des 2. Herztones gehört werden, die durch das nicht gleichzeitige Schließen von Aorten- und Pulmonalklappe entsteht. Ein physiologischer *3. Herzton* ist bei älteren Kindern und Jugendlichen über der Spitze zu auskultieren. Er ist jedoch meist so niederfrequent, daß er nur phonokardiographisch zu registrieren ist.

Als *Galopprhythmus* wird ein Dreierrhythmus bezeichnet, der durch einen 3. oder 4. Herzton bedingt wird. Der 3. Ton entsteht bei verstärktem

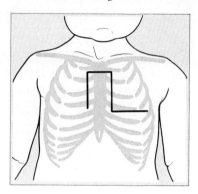

Abb. 21.22. Vorgehen bei der Auskultation des Herzens

Bluteinstrom in die Ventrikel, der 4. durch eine verstärkte Tätigkeit der
Vorhöfe. Galopprhythmen kommen besonders bei Herzinsuffizienz und
bei Vitien mit großem Rezirkulationsvolumen vor.

Bei 75% aller Kinder lassen sich sogenannte *akzidentelle Herzgeräusche* bis zu mittlerer Intensität (Stärke 3) auskultieren, deren Maximum
meist über dem 2.–4. ICR links parasternal liegt. Die Geräusche sind lage-
variabel, über dem Rücken nicht klar zu hören und nicht von Hypertrophiezeichen begleitet.

Die großen Schwankungen der Herzfrequenz werden durch verschie-
dene Ursachen, nicht zuletzt psychische Faktoren, hervorgerufen. Die
Herzfrequenz nimmt bei vielen Kindern in der Einatmung zu und in der
Ausatmung ab *(respiratorische Arrhythmie)*.

Die Richtzahlen der Ruheherzfrequenz gibt Tabelle 21.1 an.

Bei der Messung des *Blutdrucks* soll die *Manschettenbreite* am Oberarm etwa die Hälfte des Oberarmumfangs betragen. Entsprechend
wird bei Säuglingen und Kleinkindern eine Manschettenbreite von
4–6 cm, bei Schulkindern bis 10 Jahren von 8 cm und darüber von
12 cm empfohlen.

Die Blutdruckmessung bei Säuglingen und jungen Kleinkindern mit der
„Flush-Methode" ist durch das Ultraschalldopplerverfahren (Arterio-
Sonde) und durch oszillatorische Methoden überholt.

Die in der Literatur angegebenen normalen Blutdruckwerte schwanken beträchtlich. Richtwerte zeigt Tabelle 21.2.

Tabelle 21.1 Richtzahlen der Ruheherzfrequenz

Altersgruppe	Mittlere Pulsfrequenz	Schwankung
Neugeborene u. Säuglinge	120/min	(80–160)
Kleinkinder	100/min	(80–130)
Schulkinder		
bis einschließlich 10 Jahre	90/min	(70/110)
älter als 10 Jahre	80/min	(64–92)

Tabelle 21.2. Richtwerte des Blutdrucks in Ruhe

Altersgruppe	Systolischer Druck	Diastolischer Druck
Säuglinge	90+/− 25 mm Hg	60+/− 10 mm Hg
Kleinkinder	100+/− 20 mm Hg	65+/− 10 mm Hg
Schulkinder	110+/− 15 mm Hg	70+/− 10 mm Hg

Zu hohe Werte werden gemessen bei zu schmalen Manschetten, dicken Armen, unruhigen und ausgekühlten Patienten. Zu niedrige Werte werden bei zu breiten Manschetten und dünnen Armen ermittelt.

Zeichen einer *Herzinsuffizienz* sind als Ausdruck einer therapiebedürftigen myokardialen Überbelastung von den Hypertrophiezeichen, die nur für eine Mehrbelastung des Herzens sprechen, streng zu trennen. Zeichen der *Rechtsherzinsuffizienz* sind: Stauung der Halsvenen, die in aufrechter Körperhaltung zu beurteilen ist, kardiogene Lebervergrößerung und Ödeme, die durch Palpation festzustellen sind. Zeichen der *Linksherzinsuffizienz* sind: kardiogene Tachypnoe, Stauungshusten und Symptome des Lungenödems (feuchte Nebengeräusche). *Allgemeine Herzinsuffizienzzeichen* sind: kardiogene Tachykardie, periphere Zyanose, Herzvergrößerung.

21.3.4 Untersuchung von Abdomen, Leistenbeuge, Anus und Genitale

Inspektion

Bei Neugeborenen und jungen Säuglingen ist der *Nabel* auf die Beschaffenheit des Nabelschnurrestes, auf Nabelgranulome, das Vorliegen einer Nabelentzündung oder eines Nabelbruchs zu beurteilen. Bei der Inspektion der Bauchdecken zum Ausschluß einer Rektusdiastase kann der Kopf des Kindes leicht angehoben werden. Auf sichtbare *Peristaltik* ist insbesondere bei Verdacht auf Pylorusstenose und bei Verdacht auf Ileus zu achten. Dabei kann die Peristaltik gelegentlich durch leichtes Klopfen mit den Fingern auf die Bauchdecken ausgelöst werden. Beim Jungen ist das *Genitale* auf vollständigen Deszensus, Hydrozele und Leistenhernie zu untersuchen. Bei Knaben unter 3 Jahren ist das Zurückstreifen des Praeputiums zu unterlassen, da hier noch eine *„physiologische Phimose"* vorliegt. Beim neugeborenen Mädchen ist auf die Größe der Klitoris zu achten.

Die *Inspektion des Anus* soll beim Neugeborenen eine Analatresie, bei älteren Kindern v. a. bei Obstipation Entzündungen der Haut und Rhagaden ausschließen. Dabei wird die Kuppe des Kleinfingers vorsichtig eingeführt, und dadurch die Haut des Analrings entfaltet.

Palpation des Abdomens

Bei schreienden Kindern sind die Befunde in der Regel nicht zu verwerten. Die Bauchdecken können durch Hochlagern des Kopfes und des Gesäßes entspannt werden (Abb. 21.23). Manche Kinder lassen sich leichter untersuchen, wenn man die Bettdecke nicht wegnimmt, sondern mit der Hand unter der liegenden Bettdecke das Abdomen abtastet. Auch besteht die Möglichkeit, das Abdomen eines Kindes, das auf dem Schoß oder dem Arm der Mutter entspannt sitzt, zu palpieren. In beiden Fällen ist zur Erhebung pathologischer Befunde einige Erfahrung nötig. Das Palpationsvorgang erfolgt zweckmäßig segmental von oben nach unten. Bei der *Palpation* von *Leber, Nieren und Milz* muß das Kind ruhig sein, seine Bauchdecken müssen entspannt sein. Leber und Milz können mit lockeren Fingerspitzen, die vorsichtig bei jeder Ausatmung tiefer tasten, von kranial her getastet werden (Abb. 21.23 b) . Um erhebliche Vergrößerungen der Organe nicht zu übersehen, muß weit genug nach kaudal palpiert werden. Die Nieren werden mit dem Daumen von vertral her getastet. Die vier anderen Finger werden dorsal aufgelegt, ohne einen Zangengriff anzuwenden (Abb. 21.23 a).

Die Leber überragt in der MCL normalerweise den Rippenbogen um 0,5–2 cm. Die Milz ist unter normalen Bedingungen nicht, der untere Nierenpol links bei tiefer Palpation lateral zu tasten. Eine Vergrößerung der Milz erfordert die weiteren diagnostischen Maßnahmen zum Ausschluß einer Systemerkrankung.

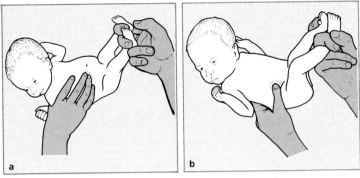

Abb. 21.23 a, b. Untersuchung des Abdomens beim jungen Säugling. **a** Leberpalaption **b** Nierenpalpation

Zum Nachweis von *Resistenzen* oder bei *Schmerzen im Bauchbereich* beginnt man, durch leichtes Auflegen der Fingerspitzen, behutsam zu palpieren, wobei insbesondere das Gesicht des Patienten sorgfältig auf Schmerzreaktionen beobachtet wird. Man bemüht sich, auf diese Weise nicht allein auf die Angaben des Patienten angewiesen zu sein. Es wird in einer Region begonnen in der keine oder nur geringe Schmerzen geklagt werden. Anschließend wird die ganze Bauchregion abgetastet. Bei *Verdacht auf Invagination* ist nach einem walzenförmigen Tumor zu fanden. Nach *Supraumbilikalhernien* wird gesucht, indem man bei aktiv angehobenem Kopf die Rektusfaszie abtastet.

Bei der *Palpation des männlichen Genitales* steht die Prüfung des Deszensus der Hoden im Vordergrund. Diese Prüfung wird bimanuell im Liegen und im Stehen unter Ausstreichen des Leistenkanals vorgenommen. Die Palpation wird bei unvollständigem Deszensus bimanuell ausgeführt, wobei die Fingerspitzen der einen Hand unter leichtem Druck einen im Leistenkanal befindlichen Hoden herunterzustreichen versuchen, den die Finger der anderen Hand fixieren helfen (Abb. 21.24).

Ist der Hoden auch bei sorgfältiger Palpation nicht im Leistenkanal zu tasten, liegt ein *Kryptorchismus* vor. Der *Leistenhoden* (Retentio testis inguinalis) kann aus dem Leistenkanal nicht in das Skrotum ausgestrichen werden. Ein *Gleithoden* kann wegen eines relativ kurzen Gefäßstrangs nur in die oberen Partien des Skrotums hineingeschoben werden. Ein *Pendel-*

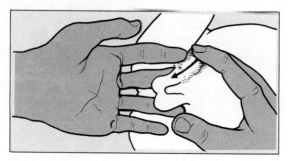

Abb. 21.24. Bimanuelle Untersuchung bei unvollständigem Descensus testis

oder *Tauchhoden* wird durch Verkürzung der Mm. cremaster zwar im Eingang des Leistenkanals fixiert, läßt sich aber meist bereits im Stehen und bei Pressen, immer aber in der Wärme ganz in das Skrotum ausstreichen. Er bedarf im Gegensatz zu den anderen Störungen keiner Behandlung.

Die *Hodengröße* verändert sich zwischen Säuglings- und Kleinkindalter nur wenig und nimmt auch im Schulkindesalter bis zu 10 Jahren kaum zu. Eine zuverlässige Bestimmung der Hodengröße in ml erlaubt das Orchidometer nach Prader (Abb. 21.25).

Zum *Ausschluß einer Phimose* genügt in den ersten 3 Lebensjahren die Freilegung der Harnröhrenöffnung und ihrer Umgebung. Vorhautverklebungen sind nicht zu lösen.

Die Palpation der Leistenbeuge zur Kontrolle der Leistenpulse und die Palpation der Lymphknoten ist wegen des Beugetonus bei Neugeborenen nicht immer einfach, aber z. B. zur frühzeitigen Erkennung einer Aortenisthmusstenose unerläßlich.

21.3.5 Untersuchung von Mundhöhle, Gaumen, Rachen, Nase, Gehörgang und Trommelfell

Nach Möglichkeit sollten diese Untersuchungen am Ende der gesamten Beurteilung stehen. Neugeborene und junge Säuglinge werden durch den Untersucher an der dorsalen Halsseite gehalten. Der Ra-

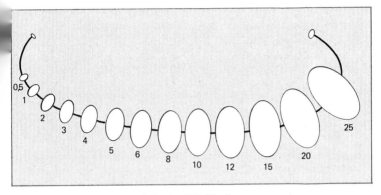

Abb. 21.25. Orchidometer nach Prader (0,5–25 ml)

chen wird von ventral und kranial inspiziert. Falls das Kind heftig ab-
wehrt, kann eine Hilfsperson den Kopf des auf dem Rücken liegenden
Säuglings zwischen seinem hochgezogenen Armen fixieren. Ältere
Säuglinge und Kleinkinder sitzen auf dem Schoß einer Hilfsperson.
Diese fixiert die Beine des Kindes zwischen ihren Beinen. Arme und
Körper des Kindes werden mit dem linken Arm der Hilfsperson, der
Kopf mit der rechten über die Stirn zu fassenden Hand gegen den Leib
der Hilfsperson fixiert.

Es werden zunächst die Lippen und Mundwinkel, danach das Vestibulum
oris und schließlich die Wangenschleimhaut, die Gingiva und die Zähne
inspiziert. Dabei werden die rechte und linke Seite im Ober- und Unter-
kieferbereich getrennt untersucht. Danach erfolgt die Inspektion der
Zunge, des harten und des weichen Gaumens, der Tonsillen und der Rachenhinterwand. Die Untersuchung der Nase schließt sich an. Hierzu
wird ein Otoskop mit großem Trichter benutzt. Zum Abschluß erfolgt die
Inspektion des Gehörgangs und des Trommelfells mit einem schmalem
Trichter unter leichtem Zug an der Ohrmuschel nach oben und hinten.

   Bei der *Beurteilung der Schleimhäute* ist auf ihre Farbe und Durchblutung, sowie beim Säugling vor allem auch Befeuchtung zu achten. Nach
Blutungen und *Schleimhautdefekten* (Rhagaden, Aphten, Ulzera) ist zu
fahnden. *Beläge* (Soorrasen auf der Wangenschleimhaut, Beläge auf den
Tonsillen) sind festzustellen. Schließlich ist auf lokale Entzündungszeichen und *Enantheme* zu achten.

Eine besondere Bedeutung hat die Beurteilung der *Zahnentwicklung.* Von seinem Milchgebiß soll ein Kind mit 12 Monaten mindestens 6 Zähne haben, mit 18 Monaten 12 Zähne, mit 24 Monaten mindestens 16–18 Zähne und mit 30 Monaten 20–24 Zähne (Abb. 21.26). Es kann als *Faustregel* gelten:

> Ein Kind soll die um 6 verminderte Zahl seiner Lebensmonate an Zähnen haben.

Der *Zahnwechsel* beginnt mit 6 Jahren und endet mit Ausnahme des Durchbruchs der Weisheitszähne mit 12 Jahren. Neben der Vollständigkeit des Gebisses ist auf die Stellung der Zähne insbesondere bei der Okklusion des Mundes zu achten, sowie auf eine eventuell vorliegende Karies.

Bei der *Inspektion des Gaumens* ist auf Deformitäten, bei der Uvula auf ihre Beweglichkeit und eventuelle Spaltung zu achten.

Bei der *Inspektion der Tonsillen* ist auf ihre Größe, Form, Farbe und auf eventuelle Beläge zu achten. An der Rachenhinterwand weist eine Schleimstraße z. B. auf eine Entzündung im Bereich des Epipharynx hin.

Bei der *Untersuchung der Nase* ist auf das Vorhandensein und die Art des Nasensekretes zu achten (glasig, serös, mucös, eitrig). Ferner ist die Feststellung der Schleimhautfarbe von Bedeutung. Bei allergischen Reaktio-

				II	I	I	II			
a				I		I				
			IV	II	I	I	II	IV		
b			IV	II	I	I	II	IV		
		IV	III	II	I	I	II	III	IV	
c		IV	III	II	I	I	II	III	IV	
	V	IV	III	II	I	I	II	III	IV	V
d	V	IV	III	II	I	I	II	III	IV	V

Abb. 21.26 a–d. Zahnformeln mit 12 (**a**), 18 (**b**), 24 (**c**) und 30 Monaten (**d**)

nen findet sich in der Regel eine livide Farbe bei einer mehr oder weniger
ausgeprägten Schwellung der Schleimhaut. Bei Infektionen ist die
Schleimhaut deutlich rot gefärbt. Die Luftpassage durch die Nase kann
durch einen forcierten Atemstoß geprüft werden.

Bei der **Inspektion der Ohren** kommt es für den Arzt vor allem auf die
Feststellung entzündlicher Veränderungen im Bereich des **Gehörgangs**
oder des **Mittelohrs** an, auch Blutungen und Sekretablagerungen verdie-
nen der Beachtung.

Diese Untersuchung erfolgt am besten mit einem Lupenotoskop, mit
dem bei der Inspektion des Trommelfells die Farbe und der Licht-
reflex, sowie ein eventueller Sekretgehalt (serös, mucös, eitrig) festgestellt werden kann. Wichtig ist der Ausschluß einer **Perforation,** sei sie
zentral oder randständig mit einer Beteiligung des Knochens am Ent-
zündungsvorgang.

21.4 Vorsorgeuntersuchungen im Kindesalter (U 1 bis U 9)

Bereits bestehende oder neu auftretende Krankheiten sowie Störungen
der körperlichen, geistigen und seelischen Entwicklung sind während des
Säuglings- und Kindesalters nicht jederzeit mit gleicher Treffsicherheit zu
erfassen. Meilensteine der Entwicklung müssen regelmäßig überprüft
werden. Aus diesem Grunde wurden Vorsorgeuntersuchungen im Kindesalter eingeführt, die von den Kostenträgern finanziert werden.

21.4.1 Termine der Vorsorgeuntersuchungen

U 1   unmittelbar nach Geburt
U 2   3. bis 10. Lebenstag, besser jedoch: einmal möglichst bald nach
       der Geburt, ein zweites Mal gegen Ende der 1. Lebenswoche, da
       sonst aufgrund symptomfreier Intervalle manche Störungen
       nicht rechtzeitig erfaßt werden.
U 3   4. bis 6. Lebenswoche
U 4   3. bis 4. Lebensmonat
U 5   6. bis 7. Lebensmonat

U 6   10. bis 12. Lebensmonat
U 7   21. bis 24. Lebensmonat
U 8   3¹/₂ Jahre
U 9   5 Jahre

21.4.2 Erste orientierende Untersuchung U 1 unmittelbar nach Geburt

Vitalität. Die Vitalität des Kindes wird anhand des *Apgar-Schemas* nach 1, 5 und 10 Minuten post partum registriert (Tabelle 21.3).

Eine Punktesumme von 8 bis 10 ist normal; nach 5 und 10 Minuten sind 9 bis 10 Punkte bei gesunden Kindern in der Regel erreicht. Ein niedriger Wert 1 Minute nach der Geburt sagt nicht viel aus, weshalb er in neueren Auflagen der Vorsorgehefte nicht mehr dokumentiert wird.

Nabelschnurarterien-pH. Werte über 7,20 sind normal (nicht zu verwechseln mit dem normalen ph-Wert des arteriellen Blutes: 7,35 bis 7,42!).

Mißbildungen. Orientierende Untersuchungen auf äußere sichtbare Mißbildungen, wichtig ist insbesondere die Besichtigung aller Körperöffnungen. Beispielsweise muß ein Verschluß der Nase und des Oesophagus (Untersuchungstechnik siehe S. 293) ausgeschlossen werden.

Tabelle 21.3. Apgar-Schema zur Beurteilung von Neugeborenen nach 1, 5 und 10 min. (Virginia Apgar, 1953)

Kriterien		0	1	2
A	= Aussehen Hautfarbe	Blaß oder blau	Stamm rosig, Extremitäten blau	Rosig
P	= Puls oder Herzschlag	Keiner	Unter 100/min	Über 100/min
G	= Grimassieren beim Absaugen	Keines	Verziehen des Gesichts	Schreien
A	= Aktivität, Muskeltonus	Keine Bewegung schlaff	Geringe Beugung der Extremitäten	Aktive Bewegung
R	= Respiration	Keine	Unregelmäßig, langsam	Kräftiges Schreien

(Aus v. Harnack und Heimann 1990)

Genaue Beobachtung der Atmung. Hinweise auf Gefahren sind eine Tachypnoe (normale Atemfrequenz des Neugeborenen 40/min) oder eine Dyspnoe (inspiratorische Einziehungen, expiratorisches Stöhnen).

Hautfarbe. Achten muß man auf *Blässe* (Anämie, Blutverlust, unzureichende Atemfunktion, auch bei Infektionen). *Zyanose* tritt auf bei Störungen der Atmung, bei bestimmten angeborenen Herzmißbildungen, aber auch bei Plethora (Blutüberfüllung durch maternofetale Transfusion oder, häufiger, plazento-infantile Transfusion; rotes Blutbild mehrfach kontrollieren!). Ein am ersten bis zweiten Tag nach der Geburt auftretender *Ikterus* ist praktisch immer durch eine klinisch relevante Blutgruppenunverträglichkeit bedingt.

Beachtung der Körpermaße. Sowohl untergewichtige Kinder (Mangelgeborene bei Plazentainsuffizienz) als auch übergewichtige Kinder (stets Verdacht auf diabetische Fetopathie) sind durch *Hypoglykämie* gefährdet. Hier sind Blutzuckerüberwachung und Frühfütterung nötig.

21.4.3 Kinderärztliche Neugeborenenuntersuchung U 2

Eine komplette Untersuchung des Kindes erfolgt wie in den vorangegangenen Kapiteln beschrieben. Es gibt jedoch einige Besonderheiten, die zu beachten sind.

Herzgeräusche. Am 1. und 2. Lebenstag haben Herzgeräusche nicht unbedingt etwas zu sagen, die meisten verschwinden vom 3. Tag an. Daher sollte man diese nicht mit den Eltern erörtern, sofern nicht weitere Symptome vorliegen, die an Herzfehler denken lassen (verstärkte präkordiale Aktivität, Zyanose trotz ungestörter Atmung). Die meisten durch einen Herzfehler bedingten Geräusche werden erst gegen Ende der ersten Lebenswoche, d. h. nach vollständiger Umstellung der Kreislaufverhältnisse hörbar.

Hüftgelenke. Ein positives Ortolani-Phänomen findet sich häufig nur am 1. und 2. Lebenstag. Es folgt dann ein symptomfreies Intervall. Gegen Ende der ersten Lebenswoche kann man bei Vorliegen einer Hüftgelenksdysplasie dann in der Regel eine Abspreizhemmung der Oberschenkel beobachten. Weitere Einzelheiten s. Kapitel 17.

Diese beiden Beispiele erklären, warum die *U 2 zweckmäßigerweise doppelt* durchgeführt wird: einmal möglichst bald nach der Geburt, einmal gegen Ende der ersten Lebenswoche.

Biochemische Suchtests: Am 6. Lebenstag, notfalls bereits am 5. Lebenstag entnimmt man Kapillarblut auf spezielles Filterpapier. Die Probe wird an ein zentrales Laboratorium eingesandt, wo Suchtests auf Hypothyreose (TSH-Messung), Phenylketonurie, Galaktosaemie, in einigen Bundesländern auch auf Glukose-6-Phosphat-Dehydrogenase-Mangel, Biotinidasemangel und Trypsinogenmangel durchgeführt werden. Zusätzlich empfehlenswert, wenngleich nicht vorgeschrieben sind ein BM-Test auf Mukoviszidose mit der ersten Mekoniumportion (Eiweißnachweis) sowie stichprobenartige Messung von Blutzucker und Hämoglobin vom 1. auf den 2. Lebenstag.

21.4.4 Orientierende Beurteilung des Körperwachstums

Bei jeder Vorsorgeuntersuchung, zweckmäßigerweise aber auch bei Untersuchungen zwischen diesen Terminen, sollen fronto-okzipitaler Kopfumfang, Länge und Körpergewicht gemessen werden. Diese Werte sollen unbedingt in die Diagramme im Vorsorgeheft eingetragen werden. Nicht selten läßt sich aus dem Ausscheren der Meßwerte aus den Normkurven bereits eine Diagnose stellen. Gestillte Kinder sollte man in den ersten 4 bis 5 Lebensmonaten zweimal wöchentlich wiegen und das Gewicht notieren lassen!

21.4.5 Orientierende Beurteilung der motorischen Entwicklung

Bei der Inspektion muß festgestellt werden, ob Bewegungen, Lage und Haltung seitengleich sind.

- *U 3* (4. bis 6. Lebenswoche):
  - Muskeltonus und Primitivreflexe seitengleich?
  - Minimale Kopfkontrolle vorhanden?
- *U 4* (3. bis 4. Lebensmonat):
  - Kopfkontrolle vorhanden?
  - Werden Hände geöffnet? Kopfheben aus Bauchlage?
  - Symmetrie der Bewegungen und Reflexe?
- *U 5* (6. bis 7. Lebensmonat):
  - Mitwirkung beim passiven Hochziehen?
  - Passiver Sitz?

- Sicheres Greifen?
- Stellreaktion vom Rumpf auf den Kopf beiderseits auslösbar?
- ATNR verschwunden?
- Primitivreflexe an den Armen verschwunden?
- **U 6** (10. bis 12. Lebensmonat):
  - Krabbeln?
  - Sitzen?
  - Aktives Wälzen?
  - Stehbereitschaft bzw. Stellen?
  - Fallbereitschaft (Stützreaktion)?
- **U 7** (21.–24. Lebensmonat):
  - Freies Laufen, symmetrisch?
  - Spielen mit Gegenständen?
- **U 8** (mit $3^1/_2$ Jahren):
  - Laufen, Springen, Zehen- und Hackengang, Einbeinhüpfen (ab 4 Jahren), Klettern auf Möbel, Rennen
  - Zusammenstecken von Gegenständen, z. B. Kappe auf Stift, Schrauben
  - Selbst an- und ausziehen
- **U 9** (mit 5 bis $5^1/_2$ Jahren):
  - Ballspielen, Kicken, Einbeinhüpfen, Gehen auf einer Linie
  - grobe Kraft prüfen
  - Feinbewegungen wie z. B. Nadel einfädeln, Schuhe schnüren

21.4.6 Orientierende Beurteilung der sensorischen, geistigen, emotionalen und sozialen Entwicklung

- **U 3:**
  - Fixieren, langsames Folgen mit dem Blick?
  - Reaktives Lächeln?
  - Reaktion auf Geräusche (Erschrecken, Auropalpebral-Reflex auf Händeklatschen)?
- **U 4:**
  - Emotionale Reaktion auf Personen (meist erfreutes Lachen noch ohne Unterscheidung von Personen)
  - Wiedererkennen bekannter Gegenstände von Bedeutung (Spielzeug, Flasche)
- **U 5:**
  - Lebhafte emotionale Reaktionen auf Personen (erfreutes Strampeln, Krähen)
  - Interesse und Neugier

- Greifen nach Gegenständen
- Orten von Geräuschquellen (auditoriscche Zuwendungsreaktion bis wenigstens 45° zur Sagittalebene)
- Reaktives Ausstoßen von Lauten

● *U 6:*
- Unterschiedliche emotionale Reaktionen auf bekannte und unbekannte Personen (Fremdeln)
- Aufsuchen und Ergreifen interessierender Gegenstände
- Silbenlallen
- Auditorische Zuwendungsreaktion bis über 90° zur Sagittalebene

● *U 7:*
- Sprechen von Einzelworten und Dreiwortsätzen
- Ausführen einfacher Aufforderungen, z. T. selbst Ausziehen, Versuche, sich selbst anzuziehen
- Zeigen von benannten Körperteilen
- Kann Bauklötze aufeinander türmen

● *U 8:*
- Sicheres Benennen von Körperteilen
- z. T. richtiges Benennen von Farben
- Kann sich aus- und anziehen (will es aber häufig nicht!)
- ißt mit Besteck
- baut Türme
- Ab 4 Jahren gute Kontakte zu Altersgenossen und kooperatives Spielen (Kindergarten-Fähigkeit)
- S. a. Abschnitte über Prüfung von Gesicht und Gehör!

● *U 9:*
- Kennen und Benennen von Gegensätzen (groß-klein, dick-dünn, lang-kurz)
- Gut artikulierte verständliche Sprache in längeren Hauptsätzen
- Zeichnen einfacher Objekte (Männchen, Haus, Auto).

21.4.7 Orientierende Beurteilung des Sehens

● *U 3:*
- Fixieren und langsames Folgen mit dem Blick

● *U 4 bis U 6:*
- Prüfung von Licht und Bedrohreflex (Zwinkern auf plötzliches Nähern der Hand oder eines Gegenstandes an das Auge)

● *U 5:*
- Werden Spiegelbilder einer entfernten Lichtquelle (z. B. Fenster) auf beiden Hornhäuten korrespondierend (Abb. 21.27) abgebildet?

U 6:
- die gleiche Prüfung, zusätzlich Prüfung der Koordination der Augenbewegungen beim Verfolgen von Objekten
- Wiedererkennen von Gegenständen?

U 7:
- Prüfung der Koordination der Augenbewegungen unter Beobachtung der Spiegelbildchen
- Prüfen, ob Figuren in Bilderbüchern oder auf Sehtafeln erkannt und benannt werden

U 8:
- Zusätzlich Prüfung des Visus mit Bildersehtafeln, getrennt für beide Augen
- Man achte ferner auf Fehlhaltungen des Kopfes beim Fixieren (sogenannter okulärer Schiefhals)

U 9:
- Visusprüfung mit Sehtafeln, getrennt für beide Augen
- apparative Prüfung des räumlichen Sehens (Stereotest)

21.4.8 Orientierende Beurteilung des Hörens und Sprechens

U 3:
- Prüfung des Auropalpebralreflexes (Lidschlag nach plötzlichem Schallreiz, z. B. Händeklatschen).

U 4:
- Prüfung des Auropalpebralreflexes
- Prüfen ob das Kind bei Tönen Aufmerksamkeitsverhalten zeigt

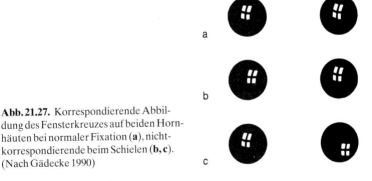

Abb. 21.27. Korrespondierende Abbildung des Fensterkreuzes auf beiden Hornhäuten bei normaler Fixation (**a**), nichtkorrespondierende beim Schielen (**b, c**). (Nach Gädecke 1990)

● *U 5:*
- Prüfung der auditorischen Zuwendungsreaktion (45 bis 60° zur Sa gittalebene)
- Achten auf Babyplappern.

● *U 6:*
- Prüfung der auditorischen Zuwendungsreaktion bis über 120° zur Sagittalachse
- Prüfen, ob Silbenlallen vorhanden ist

● *U 7:*
- Nachsprechen von Zweiwortsätzen
- Ausführen von Aufträgen
- spontanes Sprechen von Zweiwortsätzen
- Verstehen von Flüstersprache ohne visuellen Lippenkontakt

Spricht das Kind mit zwei Jahren noch nicht, so muß dies nicht unbedingt krankhaft sein. Dennoch ist dies Anlaß, eine Hörstörung ausschließen zu lassen. Verzögerter Sprachbeginn findet sich trotz guten Hörens z. B. bei Teilleistungsschwächen wie der Lese-Rechtschreib-Schwäche (Legasthenie), die sich dann im Grundschulalter manifestiert.

● *U 8:*
- Volles Sprachverständnis?
- Man achte auf Sprachfehler.
- Befragen der Eltern ob sich das Hörvermögen möglicherweise verschlechtert hat. Stets die Differentialdiagnose bedenken, ob das Kind nicht hören will oder nicht hören kann. Bei Hörstörung besteht oft noch ein gutes Sprachverständnis bei visuellem Lippenkontakt, jedoch kein Verständnis mehr bei abgewandtem Sprechen.

Diagnostischer Trick: Die mit abgewandtem Gesicht geflüsterte Frage „Willst Du ein Eis?"

- Man achte auch darauf, ob das Kind sinnvolle oder nicht sinngerechte Antworten gibt, was bei nur noch partiellem Sprachverständnis vorzukommen pflegt.
- Hörstörungen in diesem Alter beruhen häufig auf einer Minderbelüftung des Mittelohrs bei Vorliegen hypertropher Rachenmandeln (Adenoide), wobei es zu einem Mukoserotympanon mit Schallleitungsstörung kommt (Trommelfelle inspizieren!).

• *U 9:*
  – Hörtest mit Screeningaudiometer

Hörstörungen werden immer noch in der Regel zu spät erkannt, bzw. erheblich später, als es eigentlich möglich wäre. Zu späte Erkennung einer Hörstörung zieht eine *Störung der Sprachentwicklung* nach sich. Vorsicht bei Innenohr-Schwerhörigkeit: Diese wird häufig nicht erkannt, weil die Kinder auf sehr laute Schallreize oft überschießend reagiern: Bei vielen Innenohrschwerhörigkeiten ist zwar die Hörschwelle stark angehoben, es kommt aber gleichzeitig zu einer Versteilung des Dynamikbereiches (sogenanntes positives Recruitment), wodurch Sprache zwar gehört, aber nicht verstanden werden kann und außerdem die Schmerzgrenze schnell erreicht wird, ein für den Betroffenen außerordentlich quälender Zustand, der notwendigerweise auch psychische Auffälligkeiten nach sich zieht.

21.5 Beurteilung des Wachstums, der Skelettreifung und der Pubertätsentwicklung

21.5.1 Länge und Gewicht

Bei der *Bestimmung der Körpergröße* entstehen die häufigsten Fehler durch eine falsche Haltung des Kopfes und der Beine sowie durch eine ungenügende Aufrichtung des Rumpfes und des Halses. Die ermittelte Meßgröße wird mit Daten verglichen, die getrennt nach Geschlecht bei einer großen Zahl von Kindern verschiedenen Alters ermittelt wurden. Wie alle biologischen Meßwerte schwanken sie zufällig um einen Mittelwert, weil die verschiedenen Faktoren, von denen die jeweilige Größe bestimmt wird, sich auf die Individuen zufällig verteilen. Im Falle von Körpergröße und Gewicht sind sowohl genetische als auch Umweltfaktoren zu nennen. Die Schwankungen der einzelnen Meßgrößen um den Mittelwert entsprechen bei hinreichend großen Stichproben in vielen Fällen einer sogenannten Normalverteilung.

Die früher häufig verwandten Somatogramme werden heute kaum noch benutzt, da sie bei beträchtlichen Abweichungen vom Mittelwert keine ausreichende Beurteilung erlauben, weil der angegebene Schwankungsbereich rund 95% aller zufälligen Schwankungen um den Mittelwert einschließt. Auch lassen sie im Rahmen einer Verlaufsbeobachtung

Abweichungen weniger gut erkennen. Deswegen werden auch wegen ihrer Vorteile in der Beurteilung des Wachstumsverlauf die *Perzentilenkurven* vorgezogen (Abb. 21.28). Ihrer Konstruktion kann die Gauß-Verteilung der Zufallsschwankungen um den Mittelwert oder eine schiefe Verteilung der zufälligen Abweichungen zugrunde liegen. Ihr Bezugsmaß ist die Angabe, wieviel Prozent aller Individuen gleichen Alters von einem beliebigen individuellen Meßwert positiv oder negativ zufällig abweichen. Entspricht z. B. ein Meßwert der Körpergröße der 50. Perzentile heißt dies, daß 50% gleich groß, größer oder kleiner sind. Liegt er auf der 10. Perzentile, sind nur 10% der Individuen gleich groß oder kleiner, während 90% gleich groß oder größer sind (Abb. 21.28).

Verständlicherweise ist die Grenze, welche beachtenswerte Abweichungen der Längen- und Gewichtsentwicklung bezeichnet, eine Verabredung und statistisch zu definieren. Meßwerte, welche die *90. Perzentile über-* und die *10. Perzentile unterschreiten,* d. h. den Bereich verlassen, der definitionsgemäß genau 80% der Individuen eines kollektivs umschließt, werden in sofern als auffällig angesehen, als sie auf eine pathologische Entwicklung hinweisen können und der Kontrolle bedürfen. Ein *Überschreiten der 97.* und ein *Unterschreiten der 3. Perzentile* wird als krankhaft bezeichnet. Bereits ein Wechsel von der 97. über die 75. zur 50. Perzentile, der innerhalb Jahresfrist auftritt, kann auf die Möglichkeit einer krankhaften Störung hinweisen.

Deswegen erlauben Perzentilenkurven eine differenzierte Beurteilung bei der Verlaufsbeobachtung von Kindern, deren Längen- und Gewichtsentwicklung ungewöhnlich ist. Dies zeigen schematische Verlaufskurven verschiedener Wachstumsstörungen (Abb. 21.29).

Bei der Bestimmung des Körpergewichtes wird ähnlich verfahren. Zum Vergleich der Längen- und Gewichtsentwicklung hat es sich bewährt, die in Kapitel 21.5.4 definierten Stadien der Pubertätsentwicklung gleichzeitig zu bewerten (Abb. 21.28).

Deutlicher als die Aufzeichnung der Körpergröße zeigt die Bewertung der *Wachstumsgeschwindigkeit,* daß die jährliche Zunahme der Körperlänge (Wachstumsgeschwindigkeit) im 1. Lebensjahr am größten, und im 2. und 3. Jahr mit Ausnahme des Pubertätswachstumsschubs größer ist als im übrigen Klein- und Schulkindesalter.

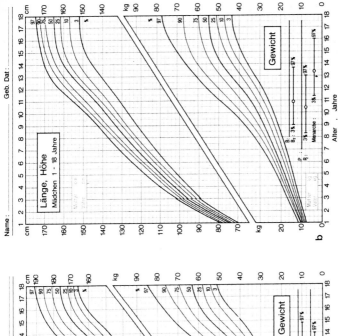

Abb. 21.28a, b. Percentilen für Länge und Gewicht, Pubertätsentwicklung bei **a** Jungen und **b** Mädchen. (Aus Keller und Wiskott 1991)

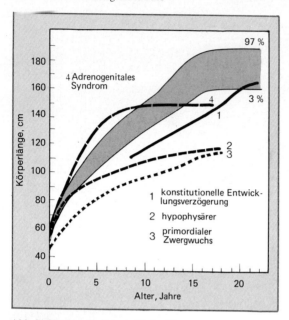

Abb. 21.29. Standardisierte Verlaufskurven verschiedener Wachstumsstörungen.
[Nach Prader und Franconi]

21.5.2 Kopfumfang

Die Messung des *frontookzipitalen Kopfumfangs* hat unter zwei Gesichtspunkten Bedeutung: Im Säuglingsalter weist ein unverhältnismäßig
schnell wachsender Kopfumfang auf die Entwicklung einer *intrakraniel-
len Raumforderung,* meist eines Hydrozephalus, hin. Bei schweren Zere-
bralschäden kann ein *geringes Wachstum* des Gehirns ein entsprechend
vermindertes Wachstum des Schädels bedingen. Ebenso wie bei Länge
und Gewicht verläuft das Wachstum des Schädels geschlechtsspezifisch
(Abb. 21.30).

21.5.3 Prinzipien einer Beurteilung der Skelettreifung

Ein Röntgenbild der Hand eignet sich zur Feststellung des Knochen-
und Skelettalters deshalb am besten, weil zeitliche Unterschiede im
Auftreten der *Verknöcherung einzelner Handwurzelkerne* im Mittel den

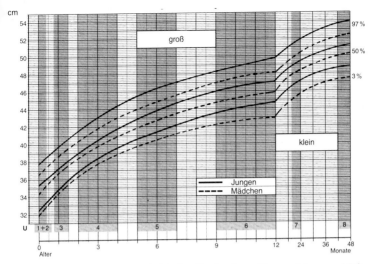

Abb. 21.30. Verlauf des frontookzipitalen Kopfumfangs bis zum Alter von 4 Jahren. Schraffierte Felder geben den jeweiligen Zeitraum der Vorsorgeuntersuchungen (U 1–U 8) an. Beachte, daß der Auffälligkeitsbereich abweichend von S. 324 >97. und <3. Perzentile angegeben wird. (Aus dem Kinderuntersuchungsheft)

Zeitraum zwischen dem 5. Lebensmonat und dem 9. Lebensjahr umfassen.

Als *Faustregel* kann für das Kleinkindesalter gelten, daß die Zahl der verkalkten Handwurzelkerne etwa dem Lebensalter in Jahren entspricht.

Durch die gleichzeitige Größenbestimmung der Kerne und die Registrierung des Auftretens der Epiphysenkerne an Metakarpalia und Phalangen sind mit Hilfe spezieller, auf empirischen Beobachtungen beruhender Tabellen oder Atlanten für praktische Zwecke ausreichende Angaben über das Knochenalter für das ganze Kindesalter möglich (Abb. 21.31).

Abweichungen des Knochenalters vom chronologischen Alter bis zu +/− 20% fallen noch in den *normalen Schwankungsbereich.* In der Regel gilt, daß Kinder, deren somatische Entwicklung und Reifung relativ frühzeitig abläuft, auch mit der Skelettreifung dem Altersdurchschnitt vorauseilen und umgekehrt.

Deswegen erlaubt die Bestimmung des Knochenalters die Beurteilung eines **auffälligen Längenwachstums**. Eine Verzögerung der Knochenreifung kommt z. B. bei der unbehandelten konnatalen Hypothyreose, beim hypophysären Minderwuchs und bei der konstitutionellen Entwicklungsverzögerung vor. Eine Beschleunigung der Skelettreifung wird dagegen z. B. bei der Pubertas praecox und beim adrenogenitalen Syndrom beobachtet. Bei anderen Störungen des Längenwachstums wie z. B. dem konstitutionellen Minderwuchs, sind keine wesentlichen Verzögerungen der Skelettreifung festzustellen.

Als Faustregel zur **Erstellung von Wachstumsprognosen** gilt, daß Knaben mit 11 Jahren 80% und mit $13^1/_2$ Jahren 90% der Erwachsenengröße erreicht haben. Bei Mädchen ist dies im Durchschnitt mit 9 und $11^1/_2$ Jahren der Fall. Die enge biologische Verknüpfung von Längenwachstum

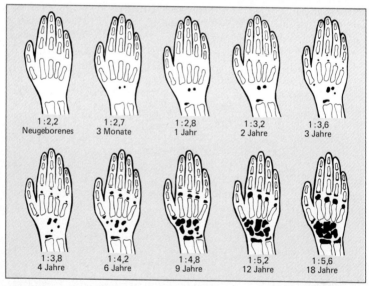

1:2,2
Neugeborenes

1:2,7
3 Monate

1:2,8
1 Jahr

1:3,2
2 Jahre

1:3,6
3 Jahre

1:3,8
4 Jahre

1:4,2
6 Jahre

1:4,8
9 Jahre

1:5,2
12 Jahre

1:5,6
18 Jahre

Abb. 21.31. Handwurzelverknöcherung im Kindesalter nach Röntgenbildern der linken Hand

und Skelettreifung erlaubt es, Voraussagen über die *endgültige Körper-länge* zu machen, welche allerdings eine nennenswerte Schwankungsbreite haben. Dazu wird neben einem speziellem Atlas zur Festlegung des Skelettalters eine empirisch erstellte Prognosetabelle benötigt. Endgrößenschätzungen haben praktische Bedeutung bei Patienten mit konstitutionellem Minderwuchs und konstitutioneller Entwicklungsverzögerung. Außerdem sind sie zur Indikationsstellung für eine hormonale Wachstumsbremsung bei Kindern mit zu erwartendem extremen Hochwuchs von Bedeutung.

21.5.4 Pubertät

Zur orientierenden *Beurteilung der Pubertätsentwicklung* eignet sich ein von Tanner vorgeschlagenes Schema, das für die Entwicklung des Genitales bei Knaben, für die Entwicklung der Brust bei Mädchen und für die Schambehaarung bei beiden Geschlechtern bestimmte Stadien definiert (Tabelle 21.4). Die Beschreibung der einzelnen Beurteilungskriterien zeigt allerdings, daß das Schema mehr Nutzen bringen kann, wenn es zur Beurteilung des Ablaufs der Pubertät verwendet wird, als wenn mit seiner Hilfe bei einer einmaligen Untersuchung die Einzelstadien exakt festgelegt werden sollen. Das liegt daran, daß manche Kriterien nur unscharf formuliert werden können, und daß außerdem beträchtliche individuelle Schwankungen vorkommen.

Die *Genitalentwicklung bei Knaben* nimmt zwischen dem Stadium G2 und G4 etwa 2 Jahre in Anspruch. Sie liegt durchschnittlich zwischen 12 und 14 Jahren. Es dauert dann mindestens noch 2 Jahre, bis mit G5 die Geschlechtsreife erreicht ist.

Die *Entwicklung der Schambehaarung* unterliegt beträchtlichen zeitlichen Schwankungen. Sie kann gelegentlich bereits nach 2 Jahren, im Durchschnitt nach 4 Jahren, aber auch nach 6 Jahren abgeschlossen sein. Der Zeitraum liegt bei Mädchen am häufigsten im Alter von 12–14, bei Knaben von 12–18 Jahren (Tabelle 21.5). Das Auftreten der Schambehaarung wird als *Pubarche* bezeichnet.

Die *Brustentwicklung der Mädchen* zeigt ebenfalls beträchtliche zeitliche Variationen. Sie kann im Alter von 8–13 Jahren, im Durchschnitt mit 11 Jahren beginnen. Das Stadium B5 wird im Durchschnitt mit 14 Jahren erreicht. Der Beginn der Brustentwicklung wird als *Thelarche* bezeichnet. Zwischen dem Wachstum der Körperlänge und dem Wachstum von Testes und Penis bestehen sehr enge zeitliche Beziehungen. Das gleiche gilt für die zeitliche Verknüpfung zwischen Auftreten der Brustknospe, dem Höhe-

Tabelle 21.4. Stadien der Genitalentwicklung bei Knaben, der Brustentwicklung bei Mädchen sowie der Schambehaarung bei Mädchen und Knaben. (Nach Tanner)

	Knaben	Knaben und Mädchen	Mädchen
Stadien	Genitale (G=genital)	Schambehaarung (PH=pubic hair)	Brustentwicklung (B=breast)
1	Testes, Skrotum, Penis entsprechen nach Proportion und Größe der Kleinkinderzeit (Vorpubertät)	Keine Schambehaarung (Vorpubertät)	Ausschließliches Hervortreten der Mamille (Vorpubertät)
2	Testes und Skrotum deutlich, Penis kaum vergrößert; Rötung und Strukturänderung der Skrotalhaut	An Peniswurzel und im Bereich der Labien lange, leicht pigmentierte, daunenfederartige Haare	Drüsenkörper und Mamille treten als halbkugelige Erhebung vor, Warzenhof vergrößert (Knospenbrust)
3	Testes und Skrotum wachsen weiter; Längenwachstum des Penis > Dickenwachstum	Behaarung dunkler, gröber und stärker gelockt; spärliche Ausbreitung über das Schamdreieck	Weitere Vergrößerung und Vorwölbung der Brust und des Warzenhofs, Kontur einheitlich
4	Testes und Skrotum wachsen weiter; Ausbildung der Glans am größer und dicker werdenden Penis; Dunkelfärbung der Skrotalhaut	Ausbildung der Haare vom Erwachsenentyp; Haarfeld kleiner als beim Erwachsenen	Gesonderte Vorwölbung von Warzenhof und Mamille als zweite halbkugelige Erhebung über der Kontur der übrigen Brust
5	Genitale hat Erwachsenengröße und Form	Behaarung wie beim Erwachsenen	Erwachsenentyp: Warzenhof Teil der Brustkontur; nur Mamille tritt gesondert hervor.

Schätzung des Hodenvolumens mit Hilfe des Orchidometers (s. S. 313).

punkt des Pubertätswachstumsschubes und der Menarche. Dagegen sind die zeitlichen Korrelationen zwischen Schaumbehaarung, Geschlechtsreife und Längenwachstum nicht ganz so eng. Die Einordnung dieser Reifungsvorgänge in den zeitlichen Ablauf der Pubertät zeigt (Abb. 21.32).

Zur Abgrenzung der normalen Pubertät gegen pathologische oder auffällige Verlaufsformen sind folgende *Definitionen* nützlich:

● *Pubertas praecox:* Bei Mädchen wird das Auftreten der ersten Pubertätsmerkmale vor dem 6. und das Eintreten der ersten Regelblutung (Menarche) vor dem 8., beim Jungen ein Auftreten der ersten Pubertätsmerkmale vor dem 8. und die Beobachtung von Samenergüssen (Pollutionen) vor dem 10. Lebensjahr als Pubertas praecox bezeichnet. Nicht selten sind Krankheiten die Ursache der Entwicklung.

Tabelle 21.5. Alter (Jahre) bei Auftreten der Pubertätsmerkmale (Aus Keller und Wiscott 1991)

	Mädchen *Mittleres Auftreten*	Streu-bereich	Jungen *Mittleres Auftreten*	Streu-bereich
Gipfel des pubertären Wachstumsschubes	*12,2*	9,5–15,0	*13,9*	11,5–16,0
Pubeshehaarung				
PH 2	*10,4*	8,0–14,0	*12,2*	9,0–15,5
3	*12,2*	9,0–15,0	*13,2*	10,0–16,0
4	*13,0*	10,0–16,0	*14,1*	11,0–16,5
5	*14,0*	11,5–17,5	*14,9*	12,5–17,5
Brustentwicklung				
B 2	*10,9*	8,0–14,5		
3	*12,2*	9,0–15,5		
4	*13,2*	10,0–15,5		
5	*14,0*	12,0–18,0		
Genitalentwicklung				
G 2			*11,2*	8,5–15,5
3			*12,9*	10,0–16,0
4			*13,8*	11,5–16,5
5			*14,7*	12,5–17,5
Menarche	*13,4*	10,5–17,0		
Stimmbruch			*14,6*	12,0–17,0

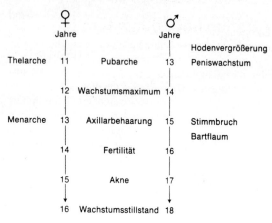

Abb. 21.32. Physiologische Pubertätsentwicklung

● **Pubertas tarda:** Verzögert sich beim Mädchen das Auftreten der Pubarche bis zum 13. Lebensjahr und der Eintritt der Menarche über das vollendete 16. Lebensjahr hinaus, oder sind bei Knaben im Alter von 14 Jahren Hoden und Penis noch nicht im Stadium G2 und nach dem vollendetem 18. Lebensjahr Pollutionen noch nicht aufgetreten, liegt eine Pubertas tarda vor. Die Entwicklungsverzögerung kann durch Krankheit, nicht selten jedoch konstitutionell bedingt sein; d. h. sie kann verspätet zur Geschlechtsreife sein und zu einer normalen Endgröße führen.

22   Dokumentation und Integration der erhobenen Befunde

F. Anschütz

22.1 Dokumentation

Der Arzt ist verpflichtet, seine erhobenen Befunde zu dokumentieren.

Die persönlichen *identifizierenden Daten* des Patienten (z. B. Name, Alter, Beruf usw.) werden notiert. Die bei der Anamneseerhebung und bei der körperlichen Untersuchung sowie die später in der Therapie eingesetzten Maßnahmen und der Verlauf einer Erkrankung müssen *schriftlich* in Stichworten oder sogar ausführlicher niedergelegt werden.

Dafür sind die verschiedensten Formen von *systematisierten Vordrucken* entwickelt worden. Anamnesebögen, die von dem Patienten in Ruhe beantwortet, d. h. ausgefüllt werden können, haben den Vorteil vollständiger Angaben über Daten und Vorerkrankungen, die in einem Gespräch leicht vergessen werden können. Ein anamnestisches Gespräch wird durch sie nicht ersetzt. In den Praxen sind die unterschiedlichsten *Karteikarten* im Gebrauch, das gleiche gilt für *Krankheitsgeschichts-Vordrucke* in den *Krankenhäusern*. Hier werden sog. *„Fieberkurven"* geführt, auf denen heute die Diagnose, die Differentialdiagnose, die Vermutungsdiagnosen sowie alle technischen angeordneten oder bereits durchgeführten Maßnahmen, die Ergebnisse der Daten, aber auch der Verlauf eingetragen wird. Zusammen mit den von anderen diagnostischen Instituten, wie z. B. dem chemischen Labor, der Pathologie oder der Röntgenabteilung eingehenden Befunden und dem als Abschlußbericht mit endgültiger Diagnose, mit Verlauf und Prognose zusammenfassenden Arztbrief wird das *Krankenblatt* erstellt. Dieses wird archiviert und ist dann die Grundlage für weitere Behandlungen, Gutachten und verwaltungstechnische Fragen.

Diese Dokumentation wird leider oft nachlässig gehandhabt. Die EDV wird Veränderungen und wohl auch Verbesserungen der Dokumentation bringen.

Das **problemorientierte Krankenblatt** geht nicht mehr allein von einer Diagnose, sondern von den für den Patienten zu lösenden und genau formulierten Problemen eines Krankheitszustandes aus und stellt die Lösungen dieser Probleme in den Vordergrund. Beispielsweise heißt die Diagnose nicht „Myokardinfarkt", sondern „Myokardinfarkt mit therapieresistenter Extrasystolie".

22.2 Integration der erhobenen Befunde für Diagnose und Therapie

Die Ergebnisse des Routinelabors (regelhaft bei jedem Patienten angestellte Laboruntersuchungen, z. B. Urinstatus, BSG, Blutbild, Blutzucker usw.) und der gezielt eingesetzten labortechnischen und apparativen Untersuchungen (z. B. aufwendige Labortests, immunologische Techniken, Biopsien, Kathetertechniken usw.) bestätigen die vorläufige Diagnose oder schließen diese aus, so daß weitere Überprüfungen stattfinden müssen. Aus dem jeweiligen Kenntnisstand der Durchschauung einer Erkrankung und der Notwendigkeit ergibt sich der Einsatz einer Therapie.

Am Abschluß einer gut durchgeführten Anamnese und einer eingehenden körperlichen Untersuchung steht – wie zuvor ausgeführt – die geistige Verarbeitung und das Zusammensetzen der erhobenen Befunde zur sog. **vorläufigen Diagnose**. Aus der Kombination von Klagen und körperlichen Befunden wird aufgrund ärztlich-medizinischen Wissens eine Krankheitsursache vermutet.

Integration bedeutet also die Zusammenfassung und das Inbeziehungsetzen aller erhobenen Befunde, zur **Gesamtdiagnose**, die dann die Grundlage der Therapie wird.

Der **Wert der Anamneseerhebung und der körperlichen Untersuchung** kann gar nicht überschätzt werden, da – jedenfalls für die Allgemeinpraxis – angenommen wird, daß bei ca. 80–90% von Patienten nur aufgrund dieser Untersuchungsmethoden eine Diagnose gestellt werden kann, die zu einer Therapie berechtigt.

Kritik am Diagnosebegriff

Leider ist dieser so klar dargestellte und erstrebenswerte Bezug zwischen Befund, Diagnose und Therapie nicht immer erreichbar. In Wirklichkeit stehen grundsätzliche Schwierigkeiten einer klaren Diagnosebeurteilung im Wege.

Die Genauigkeit einer Diagnose wird mit der Wahl des *„diagnostischen Endpunktes"* durch den Arzt, begrenzt. Es ist durchaus zu verantworten, daß bei leichten Beschwerden, bei Kenntnis des Patienten, kurz bei dem sog. Bagatellfall, nur die Anamnese und eine körperliche Untersuchung ohne weitere labortechnische Maßnahmen eingesetzt werden. Die Schwierigkeit dieser Begrenzung und die hohe Verantwortung des Arztes können bei derartigen Entscheidungen an dieser Stelle nur genannt werden. Darüber hinaus ist es gerade in der Akutmedizin oft unmöglich, eine genaue Diagnose zu stellen. Hier muß sofort gehandelt werden, manchmal in Minuten und Sekunden, wie dies z. B. bei der Defibrillation des Kammerflimmern einsichtig ist: Ob dieses Flimmern auf einem Myokardinfarkt bei koronarer Herzkrankheit oder auf einer Myokarditis durch Coxsackie B 4 beruht, ist zu diesem Zeitpunkt vollkommen gleichgültig. Hier wird also das Symptom behandelt. Die Indikation zu einer Appendektomie beruht selten auf einer wirklich exakten Diagnose, sondern nur auf einer Vermutung und ist hauptsächlich begründet durch die schlechte Prognose im Falle der unterlassenen Operation.

Bei der Behandlung älterer Menschen muß die „Wahl des diagnostischen Endpunktes" oft sogar ausgesprochen eng ausfallen. Wenn ein alter kachektischer Mensch mit palpablem Abdominaltumor zur Untersuchung kommt, genügt der Nachweis von Metastasen. Die Suche nach einem Primärtumor ist unnötig. Ganz allgemein gilt, daß man, je höher das Risiko eines diagnostischen Eingriffs bei einer invasiven Maßnahme ist, desto eher die Frage nach der therapeutischen Konsequenz einer Diagnose stellen muß und so auf eine exakte Diagnose verzichtet wird.

Die Diagnose hat nur eine *statistische Wahrscheinlichkeit.* Eine exakte, unwidersprechbare, naturwissenschaftlich begründete Diagnose kann kaum gestellt werden. Es wird immer eine vorläufige Diagnose angenommen werden müssen, deren Wahrscheinlichkeitswert bis 90%, selten höher geschätzt werden kann. Erst die erfolgreiche Therapie bestätigt eine Diagnose. Die Differentialdiagnose bedeutet, daß andere Möglichkeiten bestehen und bedacht werden müssen. Die Wertigkeit eines Symptoms für ein bestimmtes Krankheitsbild ist bestimmbar, und die Sicherheit einer Diagnose läßt sich sogar mit Methoden der Wahrscheinlichkeitsrechnung abschätzen. Man kann nach Kenntnis der Häufigkeit einer Krankheit die Harmlosigkeit bzw. die Gefährlichkeit sowie die Mißerfolgsquote einer Therapie statistisch berechnen.

Als *permanente Integration* bezeichnet man das Anpassen der jeweiligen Diagnose unter Einbeziehung neuer Gesichtspunkte während eines Krankheitsverlaufs. Die nosologische Diagnose der klassischen Medizin als feststehender, nicht veränderter Zustand wird damit in Frage gestellt. Gefordert wird ein operationales Vorgehen, welches die Diagnose und damit die Therapiedauer dem jeweiligen Krankheitszustand, der Verschlechterung, der Besserung, den Stimmungen des Kranken, auch den äußeren Verhältnissen der Umwelt anpaßt. Dies ist nur durch die dauernde Kommunikation mit dem Kranken und der dauernden weiteren körperlichen Kontrolluntersuchung und Beurteilung von weiteren labortechnischen Befunden möglich.

Permanente Integration ist die Grundlage der Führung und Behandlung der vielen chronisch Kranken in der Praxis.

Die Diagnostik am Krankenbett mit dem Einsatz von technischen und invasiven Methoden der Physik (z. B. EKG, Röntgen) oder der Chemie (z. B. klinisch-chemisches Labor) bedarf eines sehr differenzierten Vorgehens. Die Diagnose ist Erkenntnis und Handlung zugleich, es gibt *keine Diagnostik ohne therapeutische Konsequenzen,* denn die Medizin ist eine handelnde Wissenschaft. Erkenntnisstreben ist nur dann sinnvoll, ja nur dann erlaubt, wenn sich daraus eine Handlung, also eine Therapie ableiten läßt. Diese wiederum muß sich der individuellen Persönlichkeit des Kranken anpassen: *es muß eine Indikation zur Handlung bestehen.* Die Indikation zum ärztlichen Handeln muß nicht nur Diagnose, sondern auch Prognose berücksichtigen, soziale Möglichkeiten, Anpassungsfähigkeit und Einsicht des Patienten in den meist chronischen Krankheitsverlauf (s. dazu Anschütz 1982).

Quellenverzeichnis der Abbildungen

Boenninghaus H-G (1990) Hals-Nasen-Ohrenheilkunde für Medizinstudenten. 8. Aufl. Springer, Berlin Heidelberg New York Tokyo

Debrunner H U (1971) Gelenkmessung (Neutral-0-Methode), Längenmessung, Umfangmessung. In: Bulletin. Offizielles Organ der Schweizerischen Arbeitsgemeinschaft für Osteosynthesefragen, Bern

Gädeke R (1990) Diagnostische und therapeutische Techniken in der Pädiatrie. 4. Aufl. Springer, Berlin Heidelberg New York Tokyo

Harnack G-A von, Heimann G (Hrsg) (1990) Kinderheilkunde. 8. Aufl. Springer, Berlin Heidelberg New York Tokyo

Jäger M, Wirth C J (1986) Praxis der Orthopädie. Thieme, Stuttgart New York

Keller W, Wiskott A (1991) Betke K, Künzer W, Schaub J (Hrsg) Lehrbuch der Kinderheilkunde. 6. Aufl. Thieme, Stuttgart New York

Krämer J (1989) Orthopädie. Begleittext zum Gegenstandskatalog. 2. Aufl. Springer, Berlin Heidelberg New York Tokyo

Niethard F U, Pfeil J (1989) Orthopädie. Hippokrates, Stuttgart

Savić B (Hrsg) (1978) Allgemeine klinische Untersuchungen. Springer, Berlin Heidelberg New York

Sachverzeichnis

Springer-Verlag und Umwelt

Als internationaler wissenschaftlicher Verlag sind wir uns unserer besonderen Verpflichtung der Umwelt gegenüber bewußt und beziehen umweltorientierte Grundsätze in Unternehmensentscheidungen mit ein.

Von unseren Geschäftspartnern (Druckereien, Papierfabriken, Verpackungsherstellern usw.) verlangen wir, daß sie sowohl beim Herstellungsprozeß selbst als auch beim Einsatz der zur Verwendung kommenden Materialien ökologische Gesichtspunkte berücksichtigen.

Das für dieses Buch verwendete Papier ist aus chlorfrei bzw. chlorarm hergestelltem Zellstoff gefertigt und im ph-Wert neutral.

A. D. T. Govan, Glasgow; **P. S. Macfarlane,
R. Callander,** University of Glasgow

Allgemeine Pathologie

Ein Bilderlehrbuch

Aus dem Englischen übersetzt und bearbeitet
von G. Bornhöft

1991. X, 281 S. 485 Abb. Brosch. DM 32,–
ISBN 3-540-50946-1

So macht Pathologie Spaß! Leicht wie ein Kinderspiel,
einfallsreich illustriert wie ein Comic, spannend wie ein
Krimi – der Einstieg in die Allgemeine Pathologie war noch
nie so einfach wie mit diesem Lehrbuch. Der leicht verständliche, didaktisch aufbereitete Text wird durch die Fülle von
fast 500 Abbildungen und Verlaufsdiagrammen ergänzt. Mit
klarem Blick für das Wesentliche beleuchtet der Zeichner die
wichtigsten Fakten und Zusammenhänge. Der Leser/
Betrachter begreift sofort, worauf es ankommt und prägt sich
das Gelernte mit Leichtigkeit ein.
Egal, ob Sie eine Einführung in das Fach suchen,
in den Vorlesungen erworbenes Wissen festigen
wollen oder sich auf das erste Staatsexamen
vorbereiten müssen, mit diesem
Bilderlehrbuch sind Sie
gut beraten.

*Preisänderungen
vorbehalten*

Springer-Lehrbuch

W. Buselmaier, G. Tariverdian,
Universität Heidelberg

Humangenetik

Begleittext zum Gegenstandskatalog

1991. XIV, 501 S. 277 Abb. 116 Übersichten.
Brosch. DM 36,– ISBN 3-540-54095-4

Ein Lehrbuch für Studium und Prüfung und ein
Nachschlagewerk für Klinik und Praxis;
– orientiert am Gegenstandskatalog
– knapp und leicht verständlich
– mit zahlreichen Beispielen und Abbildungen
– mit Zusammenfassungen, Merksätzen und
  Glossar
– mit einem Verzeichnis der genetischen
  Beratungsstellen und pränatal-
  diagnostischen Laboratorien

Preisänderungen
vorbehalten

Springer-Lehrbuch